口腔美学修复实用教程

中国医药学术原创精品图书出版工程

椅旁数字化修复实战——从入门到精通

Practice of
Chair-side Digitized Dental
Restoration
——from Beginner to Master

主 编 刘 峰

编 者（以姓氏笔画为序）

田 宇	包旭东	冯 琳	师晓蕊
刘 星	刘冬冬	刘欣然	刘诗铭
刘星纲	李 祎	杨 坚	余 涛
张振生	徐明明	郭 航	彭 勃

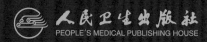

人民卫生出版社
PEOPLE'S MEDICAL PUBLISHING HOUSE

U0319356

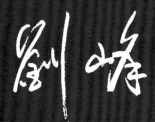 ## 主编简介

主任医师

北京大学口腔医院门诊部副主任、门诊部培训中心主任、综合科主任

中华口腔医学会·口腔美学专业委员会 常务委员

中华口腔医学会·口腔修复专业委员会 委员

全国卫生产业企业管理协会·数字化口腔产业分会 主任委员兼名誉会长

中国整形美容协会·口腔整形美容分会 常务委员

北京医学会·医学美学与美容分会 委员

欧洲美容牙科学会（ESCD） 中国区主席·认证医师

国际计算机牙科学会（ISCD） 认证国际培训师

美国美容牙科学会（AACD） 会员

日本审美齿科学会（JEAD） 会员

核心期刊发表论文、讲座 50 余篇

担任《中华口腔医学杂志》、《口腔颌面修复学杂志》等多种学术期刊的编委、审稿专家

主编、主译出版专著 17 本

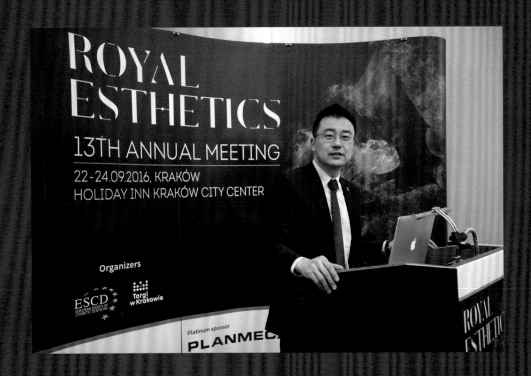

1. 刘峰 . 口腔数码摄影 . 北京：人民卫生出版社，2006

2. 刘峰 . 口腔美学修复临床实战 . 北京：人民卫生出版社，2007

3. 刘峰，李颖 . 美从牙开始 . 北京：人民军医出版社，2007

4. Stephen J.Chu, Alessandro Devigus, Adam Mieleszko. 口腔美学比色 . 郭航，刘峰，译 . 北京：人民军医出版社，2008

5. 韩科，刘峰 . 美容口腔医学 . 北京：人民卫生出版社，2010

6. 刘峰 . 口腔数码摄影 . 第 2 版 . 北京：人民卫生出版社，2011

7. 刘峰 . 纤维桩修复技术 . 北京：人民卫生出版社，2012

8. 刘峰 . 美学修复牙体预备 . 北京：人民卫生出版社，2013

9. 刘峰 . 精细印模技术 . 北京：人民卫生出版社，2013

10. 刘峰 . 美容牙科（北京市医疗美容主诊医师培训教材）. 北京：中国医药科技出版社，2014

11. 刘峰，王世明 . 明明白白去看牙 . 北京：人民卫生出版社，2014

12. 王兴 . 中国口腔牙齿美学病例精选 2015. 刘峰 . 执行主编 . 北京：人民卫生出版社，2015

13. 刘峰，李祎 . 口腔临床摄影口袋宝典 . 北京：人民卫生出版社，2016

14. Stefano Inglese. 口腔美学修复策略 . 刘峰，师晓蕊，译 . 沈阳：辽宁科学技术出版社，2016

15. 刘峰 . 口腔数码摄影 . 第 3 版 . 北京：人民卫生出版社，2017

16. 刘峰 . 瓷贴面修复技术——从标准到微创无预备 . 北京：人民卫生出版社，2017

17. Florin Lăzărescu. 口腔综合审美治疗精要 . 刘峰，许桐楷，译 . 沈阳：辽宁科学技术出版社，2017

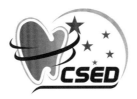
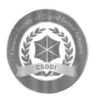

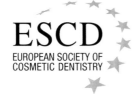
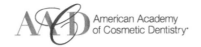
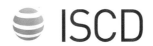

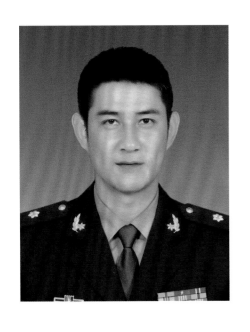

田 宇

医学博士，副教授、副主任医师，硕士研究生导师，第四军医大学口腔医院牙体牙髓病科副主任。美国陆军齿科和创伤研究所留学经历。中华口腔医学会牙体牙髓病学专业委员会委员，全国卫生产业企业管理协会数字化口腔产业分会常委委员，陕西省口腔医学会牙体牙髓病学专业委员会副主任委员。作为项目负责人承担国家自然科学基金 3 项，省部级科研基金 4 项，参编专著 6 部、参译 2 部，获陕西省科技进步一等奖 1 项。临床专长为牙体缺损的椅旁 CAD/CAM 修复技术。主持国家级继续教育学习班"后牙缺损 CAD/CAM 修复技术学习班"8 期，在国内进行相关学术讲座 30 余次，以推广椅旁 CAD/CAM 修复技术在临床的应用。

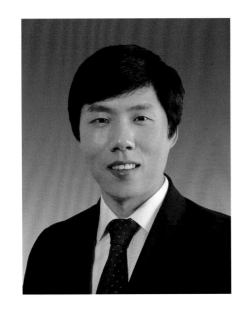

包旭东

副主任医师，副教授。2008 年毕业于北京大学口腔医学院，获牙体牙髓病学博士学位。2012~2013 年在荷兰阿姆斯特丹大学 ACTA 学院进行博士后工作。中华口腔医学会牙体牙髓病学专业委员会青年委员，全国卫生产业企业管理协会数字化口腔产业分会委员，椅旁 CAD/CAM 亚洲培训师。主要研究方向：龋病微生物学和根管治疗牙的粘接修复。从事牙体牙髓疾病的临床、教学和科研工作。擅长疑难牙髓根尖周病的诊治、复合树脂美学修复和椅旁 CAD/CAM 全瓷修复。参编《牙体牙髓病学》（第 2 版）和《微创牙体修复技术图谱》。

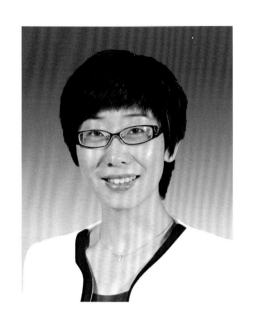

冯 琳

副主任医师，北京大学口腔医学院牙体牙髓科医师，全国卫生企业产业管理协会数字化口腔产业分会委员。毕业于北京医科大学口腔医学院，1998年获硕士学位，2004年获博士学位。2011~2012年作为访问学者在美国罗切斯特大学伊曼牙科研究所进行研究工作。专业特长和研究方向为复合树脂直接粘接美学修复、椅旁CAD/CAM全瓷修复、牙齿美白，以及复杂牙髓病、根尖周病的诊治，承担相应的国家级继续教育课程及医患沟通教学工作。参编《牙体牙髓病学》（北京大学口腔医学教材），参译《牙髓外科实用教程》《口腔材料学》等专著。

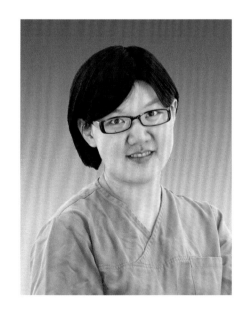

师晓蕊

主治医师，口腔修复学博士，2010年毕业于北京大学口腔医学院。中华口腔医学会口腔美学专业委员会青年委员，全国卫生产业企业管理协会数字化口腔产业分会青年委员，欧洲美容牙科学会（ESCD）会员，日本审美齿科学会（JEAD）会员。关注咬合异常的临床检查、诊断及多学科综合分析，病例收入《中国口腔牙齿美学病例精选2015》一书中。参与国际多中心合作项目2项，并参与《口腔数码摄影》系列专著、《纤维桩修复技术》《美学修复牙体预备》《精细印模技术》和《瓷贴面修复技术》等临床专著，以及《口腔固定修复学》（口腔医学专业研究生教材）的编写；完成多项国内外专业培训，担任维也纳大学第一届跨学科咬合重建学习班全程翻译。2016年获欧洲美容牙科学会（ESCD）年会Poster比赛第一名；2016~2017年奥地利维也纳大学访问学者。

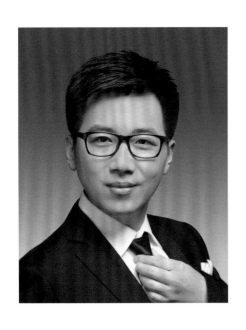

刘 星

北京大学口腔医院门诊部综合科医师，中华口腔医学会会员，欧洲美容牙科学会（ESCD）会员。2014 年毕业于北京大学口腔医学院，师从于邓旭亮教授，获得口腔修复学博士学位。临床方面主要侧重于固定修复学、综合性美学治疗、口腔医学数字化的工作及研究，科研方面主要致力于骨再生及材料生物组织相互作用的相关课题。2016 年获第二届 CEREC 好声音比赛全国第三名。

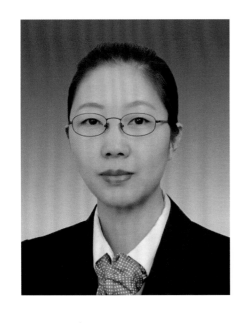

刘冬冬

毕业于武汉大学口腔医学专业，从事口腔修复临床工作 11 年。2013 年加入西诺德公司，任职 CAD/CAM 培训讲师。擅长 CEREC 全瓷贴面、全口重建数字化软件操作，近年来在国内多个城市进行 CEREC 临床结合和软件运用的培训与授课。

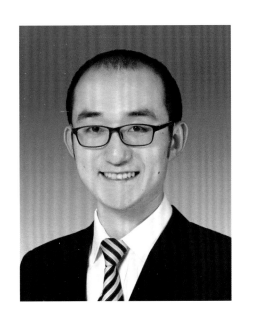

刘欣然

毕业于北京大学口腔医学院，2013 年取得博士学位。全国卫生产业企业管理协会数字化口腔产业分会青年委员，欧洲美容牙科学会（ESCD）会员。毕业后就职于北京大学口腔医院门诊部综合科，临床主要专注于各类口腔直接、间接固定修复以及综合性口腔美学治疗。参与《中国口腔牙齿美学病例精选 2015》《口腔数码摄影》（第 3 版）和美容牙科（北京市医疗美容主诊医师培训教材）等专著的编写。在中华口腔医学会口腔美学专业委员会"一步一步做好口腔美学临床摄影"工作中担任实习教师。

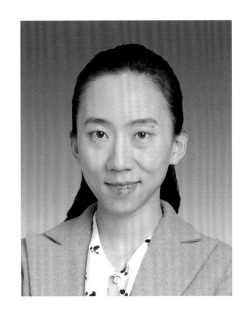

刘诗铭

毕业于北京大学口腔医学院，口腔修复学博士。中华口腔医学会会员，中华口腔医学会口腔修复学专业委员会会员，欧洲美容牙科学会（ESCD）会员。关注口腔修复材料相关的临床和基础研究，擅长牙体缺损修复设计，牙列缺损的多学科综合治疗以及种植修复，发表多篇国内核心期刊、EI 以及 SCI 收录文章。参与《口腔固定修复学》（口腔医学专业研究生教材），及《纤维桩修复技术》《瓷贴面修复》等多部专著的编写。自 2012 年起参与北京大学口腔医院门诊部培训中心美学牙科培训，担任维也纳大学第三届 VieSID 跨学科咬合重建中国区课程翻译。2016 年赴瑞士日内瓦大学访问学习，参与瑞士日内瓦大学固定修复与生物材料合作项目。

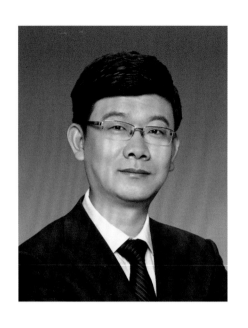

刘星纲

副主任医师，北京口腔医学会修复专委会青年委员，北京口腔医学会美学专委会委员。2002~2007年就读于北京大学口腔医学院，口腔修复学博士。2007年~至今就职于北京口腔医院修复科，主要业务方向为椅旁数字化全瓷美学修复、种植修复与可摘局部义齿修复。参与863、省部级等多项科研课题，主持局级及院校多项科研与教学课题。在国内外专业期刊发表多篇中英文文章，参编多部固定修复与数字化修复的专著。

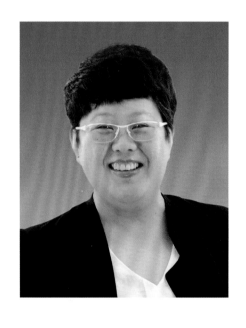

李　祎

副主任医师，北京大学口腔医院门诊部综合科医师，中华口腔医学会会员，日本审美齿科学会（JAED）会员。一直从事口腔美学修复的临床和教学工作。2012年获得首届VITA杯医技修复技术比赛全国第二名；中华口腔医学会口腔美学专业委员会临床摄影规范专家组成员。参与编写《口腔数码摄影》系列专著，均为第二主编；参编《纤维桩修复技术》《美学修复牙体预备》《精细印模技术》和《瓷贴面修复技术——从标准到无创无预备》等专业书籍。

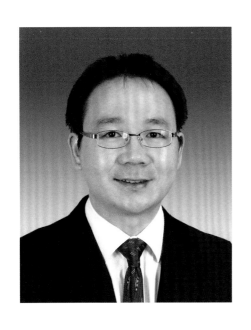

杨 坚

医学博士，主治医师，口腔修复专科医师，全国卫生产业企业管理协会数字化口腔产业分会青年委员。1999年获上海铁道大学（现同济大学）口腔医学学士学位，2008年获北京大学口腔修复学临床型博士学位。2013年在美国康涅狄格大学作为访问学者1年，主修全瓷材料和种植修复，师从国际牙科材料协会主席Kelly教授。对基于数字化的微创美学修复有较深入的研究和丰富的临床经验，数字化临床病例获2015年日本国际修复会议最佳奖项。多次就数字化微创美学修复在全国范围演讲，并参加国家级美学继续学习班教学。临床专业特长包括数字化微创美学修复、种植修复和复杂病例的治疗设计。发表相关论文多篇，参编多部专著。

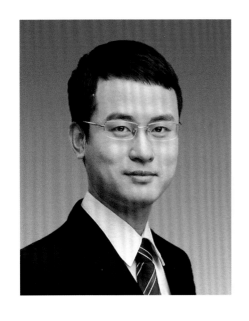

余 涛

口腔综合医师，就职于北京大学口腔医院门诊部综合科。2015年毕业于北京大学口腔医学院，获口腔医学临床博士学位。在国内核心期刊发表数篇论文，参编专著1部，参译论著2部。

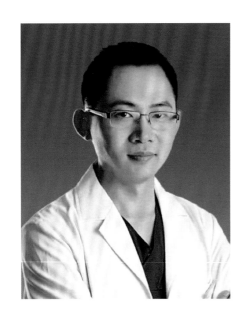

张振生

德倍尔数字化口腔创始人、院长。全国卫生产业企业管理协会数字化口腔产业分会会长、副主任委员，国际计算机牙科协会（ISCD）认证国际培训师，欧洲美容牙科学会（ESCD）会员，国际瓷睿刻（CEREC）培训讲师，国际种植牙医师协会（ICOI）会员，华人美学牙科协会常务理事，美国牙医协会（ADA）会员，西诺德（SIRONA）牙科学院顾问，西诺德（SIRONA）CEREC 好声音大赛总评委。义获嘉伟瓦登特（IVOCLAR VIVIDENT）2016 病例大赛入围亚太 TOP10，欧洲美容牙科学会 ESCD2016 年会口腔美容病例 Poster 比赛一等奖。擅长数字化 CAD/CAM 美学修复，同时对种植牙、全口重建也有较深的造诣。

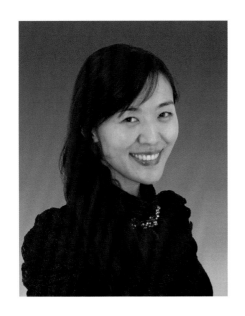

徐明明

博士，北京大学口腔医院特诊科副主任医师，科研处副处长。中华口腔医学会口腔修复学专业委员会委员，全国卫生产业企业管理协会数字化口腔产业分会委员，中国生物材料学会青年委员，国际计算机牙科学会（ISCD）认证国际培训师，欧洲美容牙科学会（ESCD）会员。专注于口腔美学修复、功能性颌骨缺损数字化修复及口腔材料学研究。参与国家 863 计划、国家支撑计划、国家自然科学基金等多个研究项目课题，实现了重度颌骨缺损的数字化序列修复；致力于多中心口腔医学临床研究和数字化医学研究平台建设，作为负责人组织建立了我国第一个以口腔医学临床研究为目的、多点多层多中心的网络平台，并将此平台在基层推广应用。发表相关文章 16 篇，其中 SCI 论文 6 篇，主译论著 1 部。

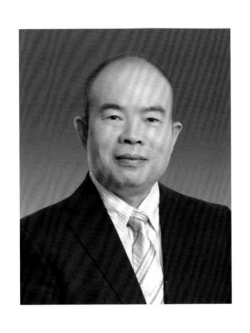

郭 航

瑞尔集团瑞泰口腔医院院长，博士，主任医师。1986年毕业于原第四军医大学口腔系，1991年获口腔修复学博士学位。2003年任北京大学口腔医院第三门诊部医疗主任、特需门诊主任医师。2011年任瑞尔集团瑞泰口腔医院院长，瑞泰口腔技术委员会主任。

国际牙医师学院院士，华人美学牙科学会副会长，中华口腔医学会口腔美学专业委员会委员，中华医学会医学美学与美容学分会委员，中国整形美容协会口腔整形美容分会委员，全国卫生产业企业管理协会数字化口腔产业分会常务理事、专家委员会成员，ISCD认证培训师，西诺德牙科学院顾问，椅旁数字化修复讲师。

发表专业论文40余篇，主编、参编著作4册，主持科研课题6项，获各类科技进步奖5项。

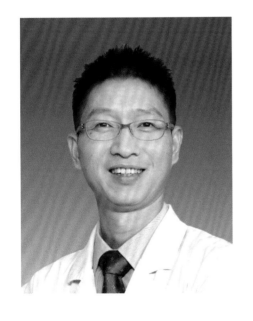

彭 勃

瑞尔齿科深圳地区医务总监，资深美容修复专科医生。1996年毕业于中南大学湘雅口腔医学院（原湖南医科大学）。美国美容牙科协会（AACD）会员，欧洲美容牙科学会（ESCD）会员，国际计算机牙科学会（ISCD）认证国际培训师，中国整形美容协会口腔整形美容分会委员，中华口腔医学会口腔美学专业委员会委员，全国卫生产业企业管理协会数字化口腔产业分会专家委员会常务委员。曾赴韩国、美国及德国进行美学修复专业学习与深造，在口腔美学修复及口腔数码摄影等方面积累了丰富经验。

发表多篇美学修复临床专业论文。《中国口腔牙齿美学病例精选2015》特邀编委。

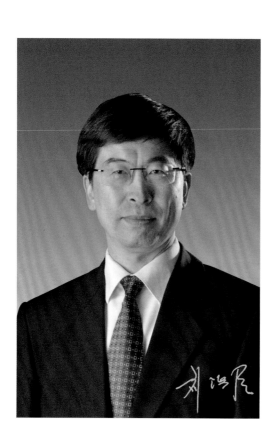

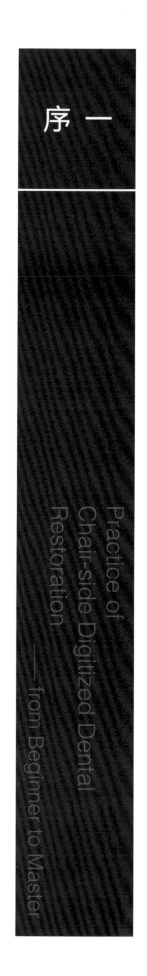

序 一

Practice of
Chair-side Digitized Dental
Restoration
——from Beginner to Master

椅旁数字化修复技术已有 30 多年的历史，进入到我国也有近 20 年的历史，但被口腔临床医师接受、相对广泛地应用于临床中时间并不久。

椅旁数字化修复可以实现更便捷、更快速的治疗，满足患者短周期就诊、更舒适诊疗的需求，被很多患者所接受；并且随着技术的快速发展、成熟，其临床易用性已经获得了快速的提升，因此，越来越受到国内外口腔医学界的广泛关注，目前已在国内医院及诊所广泛开展应用。2017 年初，欣闻刘峰医师和一个年轻的团队共同编著的新书《椅旁数字化修复实战——从入门到精通》即将出版，该书是国内许多从事数字化口腔医学工作的专家经验结晶，系统地向广大口腔医师同仁介绍椅旁数字化修复技能。作为口腔修复同行，我十分愿意为其新作作序。

书中不仅有对椅旁数字化修复系统的设计理念精髓和操作技巧细节的清晰讲解，还有多位医师提供的精美病例，生动地展示了椅旁数字化修复系统的独到之处，适合各级医师系统地学习并掌握口腔数字化修复。

刘峰医师已经从事数字化口腔医学工作多年，是一位具有较丰富数字化口腔修复经验的青年专家。在该书中，也将他和他的团队在临床工作的思考和经验做一总结，奉献给广大同仁，为我国数字化口腔医学发展作出自己的贡献。相信并期待刘峰医师和其团队继续保持精神，在专业理论和专业技术方面有所突破，取得学术新成就，以飨读者。

中国人民解放军总医院口腔医学中心　主任

中华口腔医学会副会长

中华口腔医学会口腔修复学专业委员会主任委员

中国整形美容协会副会长

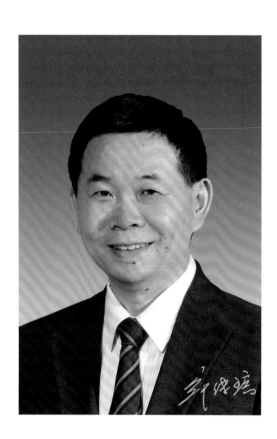

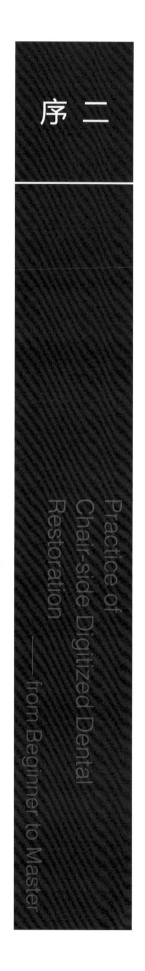

Practice of
Chair-side Digitized Dental
Restoration
——from Beginner to Master

14

数字技术是口腔医学技术发展的一个重要方向。近十几年来，该技术在临床上的逐步普及应用很大程度上提高了口腔疾病的诊疗水平。目前世界各地，尤其是发达国家都在关注着该技术的发展和应用，各种先进设备不断涌现，日新月异。很多口腔医疗机构都在购置使用这些先进设备，有些口腔医疗机构甚至建立了以数字技术应用为主导的诊室或技工加工中心。数字技术的迅速发展越来越清晰地表明，它正在快速改变着口腔临床诊疗模式。

我国口腔医学领域在20世纪80、90年代就开始关注数字技术在口腔医学的研究和应用。比如，1997年原卫生部口腔医学计算机应用工程技术研究中心（原卫生部部级科研基地）在原北京医科大学口腔医学院成立；2011年经国家发改委批准，北京大学口腔医学院与安泰科技合作建立了口腔数字化医疗技术和材料国家工程实验室。这些研究机构的成立与运行为我国口腔数字化技术研究与应用做出了重要贡献。中华口腔医学会在2008年成立了口腔医学计算机专业委员会，又将2015年起的后3年学术活动主题定为"数字化口腔医学"。各方面的努力极大地推动了我国数字口腔医疗事业的发展。

北京大学口腔医学院在数字化技术的研发与应用上不但较早开展工作，在临床中也很早引进了 CAD/CAM 等数字化设备，并广泛应用于临床，因此在数字技术研发和临床应用方面均有很丰富的经验。为使口腔数字化技术得到普及推广，北京大学口腔医学院早在本科生、研究生及进修生的教学工作中进行了口腔数字技术的授课讲解和实习与临床应用指导，并编写了相关教材。在此基础上，还不定期举办了不同层级的继续教育学习班，为推广这项技术做出了重要贡献，得到各方好评。

椅旁数字化 CAD/CAM 技术是和临床医师距离最近的一类数字化技术与设备，是临床应用较广、临床医师最易接触到的数字化设备。它可以实现便捷快速的治疗，满足患者需求；也吸引着越来越多的临床医师关注、学习和使用这一设备。

由于该设备是先进的数字化设备，操作者要熟练使用并成功应用于临床，必须具有计算机应用基础、软件操作知识、修复设计经验、临床操作技能等多方面能力。这些能力的获取需要学习和培训，而一本能满足这些能力培养需求的参考书就变得尤为重要。

北京大学口腔医院刘峰等医师历经 2 年多时间，几易其稿，结合了大量自身经验和体会，终于完成了《椅旁数字化修复实战——从入门到精通》一书。该书既有全面系统的理论知识介绍，又有凝聚作者丰富临床经验的实践解读，能满足上述各种能力培养的需求。读者读此书时会有身临其境的感觉，既能学到相关的理论知识，又能将其作为一本手边工具书指导临床工作。该书是一本关于数字化口腔临床技术的、不可多得的参考用书。

衷心祝愿这本书能为椅旁数字化修复技术的推广普及起到积极的作用。

北京大学口腔医学院　院长

中国医师协会口腔医师分会会长

中华口腔医学会副会长

2017 年 1 月 31 日于北京

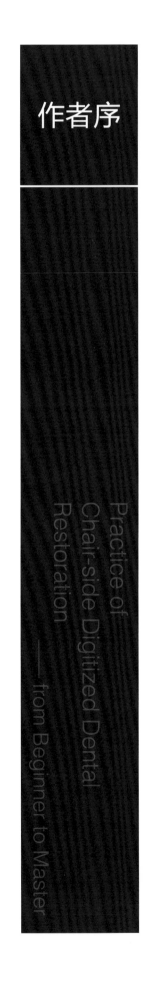

作者序

历时 2 年半时间，前后几易其稿，《椅旁数字化修复实战——从入门到精通》一书终于成稿，面向广大读者。

数字化是当今时代发展的主旋律，也是口腔医学发展的大趋势。数字化技术的不断引入，正在快速改变着口腔医学的诊疗模式。口腔数字化的范畴非常广泛，比如数字化美学设计、种植导板技术、口腔固定修复和种植修复的 CAD/CAM 技术、数字化正畸、口腔颌面外科数字化手术设计和导航等。这一系列技术的应用代表着数字化理念的不断推演与落实，这改变了我们传统印象中的口腔诊疗，且将越来越大地改变口腔医学的方方面面。

在我国，随着政府、院校、专家、产业对数字化领域投入的逐步加大，数字化口腔的临床应用已经在全国范围内逐步普及，并在很多技术和领域积累了相当的经验。经过多年的发展和努力，数字化的梦想，已经照耀到我们口腔医疗的现实中来。当然，我们也需要认识到，我们在数字化口腔的产业水平、行业规范、技术转化等诸多方面，与国际上口腔医学发展最发达的国家相比，差距仍然比较明显。

椅旁数字化 CAD/CAM 技术是和口腔临床医师距离最近的一类"数字化技术"，其中一个非常具有代表性的设备系统就是 CEREC 系统，许多口腔临床医师都是从这一椅旁数字化修复系统开始，逐步接触、熟悉口腔数字化技术。

2014 年，随着口腔医师对椅旁数字化接受程度的迅速提高，很多临床医师都非常渴望读到有关椅旁数字化修复的专业指导书籍。于是，我们一批对椅旁数字化修复非常感兴趣、愿意投入大量时间和精力的医师一起萌发了写这样一本工具书的想法。

但是，在书写过程中，每位作者的时间精力和书写能力都有差距，收稿时间不断推迟，伴随而来的却是应用软件系统的不断更新以及硬件系统的升级，于是书稿又需要不断修改、完善，才能够和最新的发展相匹配。这一拖，就是2年半的时间。

当然，在这2年半的时间里，整个编写团队对椅旁数字化修复，乃至口腔数字化的认识都在不断提升、不断沉淀，也令本书最终的成文较2年半之前更加成熟。

这本书的编者，既有我自己临床教学团队中的骨干力量，也包括更年轻的新生力量；既有北大口腔相关领域的专家学者，也包括其他专业院校中的著名行业专家；既有国内应用椅旁数字化修复技术最早、最多的实战型专家，也包括获得国际计算机牙科学会（ISCD）认证的、近年来活跃在推广椅旁数字化修复技术讲台上的讲师。这是一个强大的编写团体，使这本书的内容从理论到实践都很丰富、很扎实。

希望这本书的出现，可以使广大临床医师比较全面地了解椅旁数字化修复领域的进展情况，能够帮助希望迅速掌握 CEREC 椅旁数字化修复系统的临床医师快速入门、熟练掌握这一操作技术中的技巧和精髓。

2016年是数字化口腔发展的重要一年。

中华口腔医学会将近3年命名为数字化口腔年，在各种学术会议乃至学会年会上都在不断强化数字化口腔的理念。我本人和姚江武院长在 CDS 年会上一起负责了数字化口腔临床现场体验区的活动，对这一思想有了更深刻的认识。

同样是在2016年12月18日，在国家卫生计生委"全国卫生产业企业管理协会"的领导下，在口腔医学领域成立了第一个二级分会——数字化口腔产业分会。这个分会成立的目的是希望集合专业和产业的优势，大力推动我国数字化口腔产业的进步，力争创造技术和产业的互动、互利、共生、共赢的良性发展环境，为我国数字化口腔产业，乃至整个口腔医学领域的进一步腾飞提供助力。

这是一个年轻的学会，年轻的专业委员会，在成立的过程中获得了国家卫生计生委、各大口腔专业院校、许多专业产业的支持。分会的专家委员会委员们涵盖了全国各地专业院校、口腔专科医院、综合医院、大型民营机构、品牌民营机构的专家，涉及口腔修复、口腔种植、牙体牙髓、正畸、颌面外科等多个关注口腔数字化的专业领域，常务理事会涵盖了国内、外数字化口腔医学领域的领军企业，以及很多新型的、非常具有活力的企业。

作为一名投身于数字化口腔领域的年轻专家，因我以往所做的工作得到了业内同行的认可，故被推举为首任专家委员会主任委员，这令我感到非常荣幸，同时更是一种激励。在未来，我们所有的专家将共同努力，为数字化口腔专业发展、产业发展做一些切实有益的工作，更好地服务于我们的专业、我们的产业，还有我们的患者。同时，我们还将致力于努力提高中国口腔医学专业和产业在这一领域的国际地位和国际影响。

这本书的所有作者，都是新成立的"全国卫生产业企业管理协会数字化口腔产业分会"的成员。这本书的成稿，恰恰可以成为我们献给新成立的学会的一份礼物，更可以成为新成立的学会向广大口腔医学同仁们奉献的一份礼物。

希望它可以帮助更多的同仁，快速、顺利地走上口腔数字化的发展道路。

刘峰

2016 年 12 月 29 日

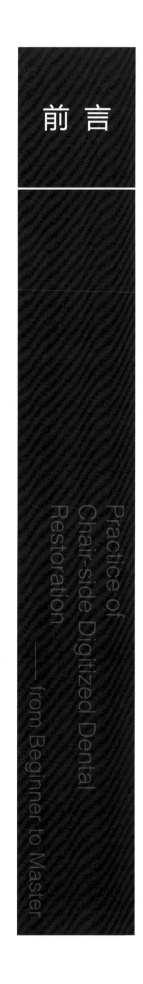

前言

Practice of
Chair-side Digitized Dental
Restoration
——from Beginner to Master

椅旁数字化修复技术的成功应用，需要临床操作者具有较好的计算机应用基础，才能快速掌握相应软件系统的基本流程；需要操作者具有良好的三维想象能力和操作能力，才能逐渐培养较为特殊的三维设计能力；同时也需要操作者具有优秀的临床操作能力，才能迅速理解、把握椅旁数字化修复的特点，满足椅旁数字化修复的临床要求，最终获得成功的椅旁数字化修复结果。

本书立足于椅旁数字化修复这一新兴领域，以目前最为成熟的 CEREC 系统为例，从椅旁数字化修复设备和材料、临床病例设计、牙体预备、数字化三维设计、修复体后处理和粘接等角度，系统地介绍、剖析了椅旁数字化修复相关的知识要点和临床技巧。

全书共有 9 个章节，涵盖椅旁数字化修复系统的历史和发展、椅旁数字化修复材料、牙体缺损的椅旁数字化修复设计和牙体预备、CEREC 患者资料建立和数字印模技术、CEREC 修复数字化设计、牙列缺损的 CEREC 修复、修复体切削后处理和粘接、CEREC 椅旁数字化修复病例实战、椅旁数字化修复的未来等内容。

本书理论和实践相结合，理论部分系统且全面，实践部分则详尽且清晰。

本书既可以作为学习、了解椅旁口腔数字化修复整体概况的系统参考书，同时又可以作为学习椅旁数字化修复（CEREC）技术的入门指导工具书。

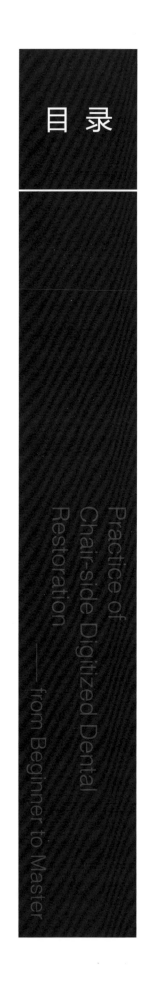

目 录

第三章　牙体缺损的椅旁数字化修复设计和牙体预备　53

第四章　CEREC 患者资料建立和数字印模技术　131

第五章 CEREC 修复数字化设计 163

第六章　牙列缺损的 CEREC 修复　239

第七章　修复体切削后处理和粘接　291

第八章　CEREC 椅旁数字化修复病例实战　335

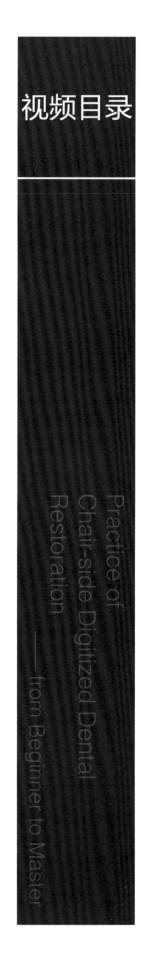

视频目录

Practice of
Chair-side Digitized Dental
Restoration

——from Beginner to Master

扫二维码看视频

1. 手机扫描书后带有涂层的二维码，按界面提示注册新用户。

2. 刮开涂层，输入激活码"激活"后，按界面提示下载"人卫图书增值"APP。

3. 点击 APP 进入登录界面。用 APP 中"扫码"功能扫描书中二维码，即可观看视频。

注：已下载 APP 的用户，可直接用 APP 中"扫码"功能扫描书中二维码，输入激活码后即可观看视频。

第一章

椅旁数字化修复系统的历史和发展

计算机辅助设计（computer aided design，CAD）和计算机辅助制作（computer aided manufacture，CAM）技术简称 CAD/CAM，目前已被广泛用于口腔科修复体的加工和制作。

CAD 主要指以计算机技术来生成和运用各种数字信息和图形信息，辅助进行修复体的设计；而 CAM 则是指采用计算机来控制数字化的加工设备来进行自动加工成型，获得修复体。基于 CAD/CAM 技术的数字化修复当前业已成为口腔修复学的重要发展方向之一，而椅旁数字化修复系统可以更加方便地为医师和患者提供快速、高效、椅旁一次完成的临床治疗手段。问世至今，椅旁数字化修复系统已走过 30 余年的历史。

目前市售的口腔科 CAD/CAM 加工系统非常多，Cercon、Lava、Procera、Everest、CEREC inlab 等系统都是较为常见的系统，其中大部分用在口腔科技工室中来完成修复体的设计与加工。

椅旁数字化修复设备设计用于在椅旁完成修复体的设计与加工，可尽量缩短患者的就诊时间。较成熟的椅旁数字化修复系统包括 CEREC 系统（德国 Sirona 公司）、E4D 系统（美国 E4D 公司）、Lava C.O.S. 系统（美国 3M 公司）、iTero 系统（美国 Cadent/Straumann 公司）等。近年来，有更多可用于椅旁的数字化修复设备陆续被推上市场，如 CS Restore、Digident 等，国内相关设备的研发也有了很大的进展，口腔医师开始有了更多选择。

CEREC 系统是进入市场最早、应用时间最长的椅旁数字化修复系统，它的演进历程可看作是椅旁 CAD/CAM 系统进化的历史。

第一节　CEREC 椅旁数字化修复系统的历史

一、CEREC 系统的诞生

1971 年，法国的 Francois Duret 医师首次提出将光学印模的方法结合计算机技术获取基牙的数字模型并用于加工牙冠，并基于此创立了称为 Sopha 系统的椅旁数字化修复系统。然而受限于当时的计算机技术，该系统在精度和使用便利性方面均受限较多，难以与口腔临床工作很好地结合。

1980 年，瑞士苏黎世大学的 Werner H.Mörmann 教授在自己的脑海中建立了椅旁数字化修复系统的构想，随后他就开始着手建立这样一个系统。终于在 1985 年，在苏黎世大学，世界上第一个椅旁数字化修复系统问世（图 1-1），并命名为 CEREC 系统（chair-side economical restorations of esthetic ceramics，椅旁经济型美学全瓷修复）。

CEREC 系统中集成了一台低分辨率摄像机来获得修复体的光学印模，集成了一台 8 位计算机系统和一个小型的单色显示器，配备了一部内置的液压单金刚砂铣轮，能通过研磨单个的全瓷瓷块加工全瓷嵌体。Mörmann 教授和 Brandestini 医师一起使用该系统，采用了当时首款可用于椅旁 CAD/CAM 加工的瓷块——Vitablocs Mark I，为患者成功地进行了椅旁修复治疗（图 1-2）。

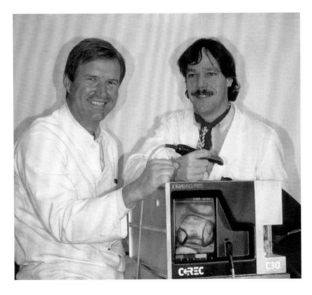

图 1-1　CEREC 系统原型机和其发明人 Werner Mörmann 博士（左）和 Marco Brandestini 博士

二、CEREC 系统的不断更新

（一）CEREC 2 系统

1994 年，CEREC 2 系统进入市场（图 1-3）。

CEREC 2 更换了性能更强的快速微处理器，使用了更高分辨率的摄影机以获得更精确的光学印模，系统的驱动软件也进行了升级；研磨单元加入了一个金刚砂磨盘和一根铣钻，使 CEREC 2 系统可进行嵌体和高嵌体拾面的研磨。

当时的 CEREC 2 系统尚不能完成全冠的研磨制作，所能加工的修复体限于嵌体、高嵌体和全瓷贴面。

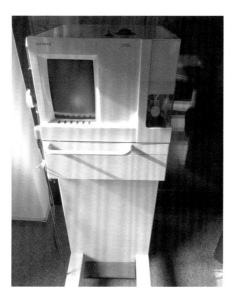

图 1-2　CEREC 系统

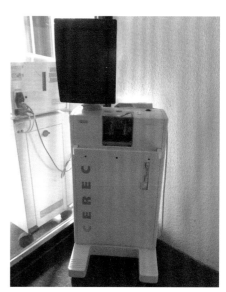

图 1-3　CEREC 2 系统

（二）CEREC 3 系统

2000 年，CEREC 3 系统问世。

CEREC 3 系统基于微软 Windows 平台开发了操控软件；系统的研磨和图像单元分开成独立的组件，简化了 CEREC 3 系统的椅旁组件，使它占用的空间更小（图 1-4）。

通过软硬件的升级，CEREC 3 系统可以设计并加工出嵌体、高嵌体、全冠、部分冠以及贴面等多种全瓷修复体。但此时的系统配套软件只能显示修复体的二维平面设计图，可进行宽度和长度的测量，尚不能在设计阶段实现修复体全貌的可视化（图 1-5），要将口腔科专业人员训练成可以熟练操作 CEREC 3 系统的专业人员，一般需要 3~6 个月的时间，因此这一系统的智能化仍然不足。

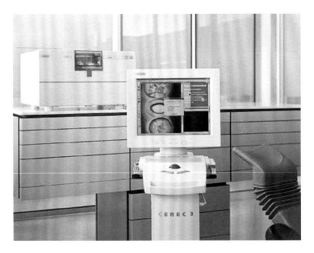

图 1-4　CEREC 3 的图像采集系统 / 设计与切削系统分开布局

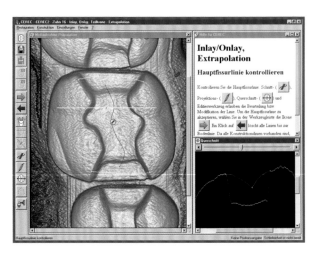

图 1-5　CEREC 3 的修复体的二维平面设计图

（三）CEREC 3D 系统

2003 年，在美国召开的辛曼（Hinman）牙科会议上，与会代表首次见到了 CEREC 3D 系统（图 1-6）。

CEREC 3D 系统在修复体设计阶段就能够展示出多维的、高度直观的软件界面（图 1-7），给用户呈现出预备体以及修复体的实感三维图像，减少了用户在头脑中进行空间想象的工作，这使得操作 CEREC 3D 系统的学习时间缩短至数天。

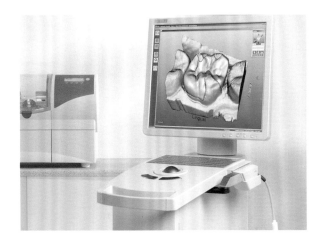

图 1-6　CEREC 3D 系统

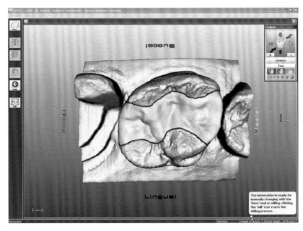

图 1-7　CEREC 3D 的修复体的三维设计图

（四）CEREC 系统近年来的更新

直至今天，CEREC 系统的配套软件、取像系统、烧结系统、研磨组件、加工材料仍在不断改进中。

2009 年面世的采集系统 CEREC AC 配备了蓝光照相机（图1-8）。该系统配备的基于蓝光的扫描系统（Bluecam）使得取像精度更高，并且景深聚焦范围广，甚至可以直接贴附在牙齿上扫描。

2012 年面世的 CEREC Omnicam 真彩摄像椅旁扫描仪，虽然手柄的体积和重量较蓝光扫描系统略大，但它无需喷粉，直接从口内连续采集彩色图像数据生成 3D 模型（图1-9），在取得精准的数字印模后可直接在显示器上显示具有天然色泽的三维图像，以便医师直观地看到预备体的表面细节，并与患者实时进行沟通。

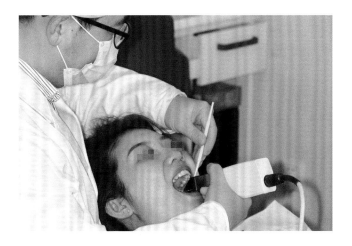

图 1-8　CEREC AC 系统配备的 Bluecam 扫描仪

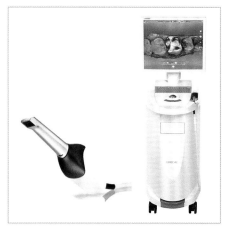

图 1-9　CEREC Omnicam 扫描头

第二节 目前常用的椅旁数字化修复系统

在口腔科治疗领域中，应用时间最久的成套椅旁数字化修复系统仍然是 CEREC 系统，其次是 E4D 系统。长期的积累形成了较成熟的系统设计格局，在此我们首先简要介绍 CEREC 和 E4D 这两个系统。

一、CEREC 系统

CEREC 系统可按照功能分为取像系统、CAD 系统和 CAM 系统三个部分。事实上，多数的椅旁 CAD/CAM 系统均包含这三个主要子系统。

（一）取像系统

目前市售的 CEREC 系统中，取像系统（如 Bluecam、Omnicam 等）的摄像头能通过自动检测获取正确的曝光参数，医师不需要操作按钮或脚踏开关，系统会自动捕捉清晰图像后释放快门。

目前 CEREC 系统扫描牙齿的扩展焦距为 14mm，这允许摄像头可根据需要停留在牙齿上，同时对牙尖和牙齿的边缘进行成像。此功能可将必要的信息保存在一个图像中，而非多个图像中，从而保证了最佳的光学影像。

Bluecam 取像系统采用波长更短的蓝光替代了早期产品使用的红外光，使数字印模更加精确，为医师计算出更高分辨率的虚拟模型，并且更接近于技工室扫描设备的成像水平，用同一或相似材料制作出的修复体在适合性及边缘精确度上与技工室扫描设备水平相当。Bluecam 取像系统的短波蓝光图像非常精确，不仅适用于单冠，也适用于多张图像采集及多个单位桥的制作。

但是 Bluecam 取像系统仍然需要在取像前进行喷粉，即采用一种反光膜粉末来优化蓝光的成像水平，这种粉末可迅速应用且很轻，可轻松地用水冲洗干净，对治疗区无污染（图 1-10，图 1-11）。但是这种喷粉操作仍然比较繁琐，操作不当易引起印模精度的下降，因此被很多口腔医师所诟病。

2012 年，Omnicam 真彩取像问世。该取像系统通过自动频闪摄像获取精确的 3D 自然色彩影像，不需喷粉即可直接扫描，在取得精准的数字印模后可直接在显示器上显示具有天然色泽的三维图像，以便医师直观地看到预备体的表面细节，并与患者实时进行沟通。

Omnicam 真彩取像系统已成为目前 CEREC 系统的标准配置。

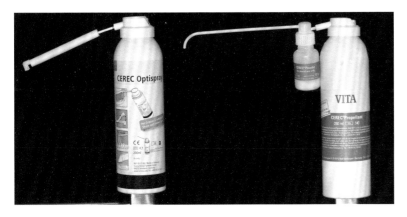

图 1-10　Bluecam 取像系统应用的喷粉

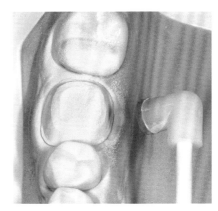

图 1-11　喷粉后的牙齿表面

（二）CAD 系统

CEREC 系统获得修复区图像后，医师可以向近中或远中移动相机以获取相邻牙齿的图像以构建虚拟模型。通过扫描 5 颗或更少的牙齿，系统可在不到 20 秒钟的时间内构建一个包含 5 颗牙齿的象限模型；版本较新的软件可帮助系统在 60~90 秒钟内获得全牙列图像，而对颌牙图像也只需数秒钟即可获得。在建立模型时无法使用的信息计算机将自动舍弃。

CEREC 系统以两种方式与对颌牙做咬合关联。

一种是扫描已预备的基牙和对颌牙的咬合记录，利用计算机内储存的殆面形态模型和计算咬合关系而设计成像，这样就不需要对颌牙的扫描图像。

另一种是分别扫描对应区域的上、下颌牙列，然后获取对应颌弓的牙尖交错位颊侧图像。将取像镜头平行于闭合牙列的颊面，一个或两个颊面的图像就足够让系统软件将患者的牙尖交错位咬合关系精确地关联，确定上颌牙列和下颌牙列的虚拟模型，确保了修复体能够与患者的咬合关系相适应。

CEREC 的 CAM 软件具有的"生物再造"模式，能自动确认现存的结构，并且能以患者不同的牙齿形态为基础重建咬合面，医师可根据不同患者的需要，通过生物再造构建牙齿模型；"复制"功能也就是一种复制、粘贴功能，能够复制预备体处理前的图像或蜡型；"镜像"功能是复制对侧同名牙齿，通过反光镜的原理创建对称的镜像模型。具体操作技术和方法详见后文。

（三）CAM 系统

CEREC 的 CAM 单元根据功能可以分为不同级别。

CEREC 3 系统简洁、实用，机床使用两支车针三维打磨和精修修复体，一支是圆锥状，另一支是平头状或阶梯状（图 1-12，图 1-13）。CEREC 3 价格较低，但只能用于单颗义齿修复体的切削，使用功能比较狭窄。

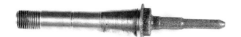

图 1-12　圆锥状研磨车针

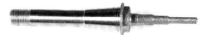

图 1-13　阶梯状研磨车针

　　CEREC MC 系列则可以进行单牙或桥体的制作，其中 CEREC MC X 具有两支研磨车针夹具，在进行不同材料研磨之间可能需要手动更换车针；CEREC MC XL 则具有四支研磨车针夹具，在进行不同材料研磨转换时可自动更换车针，使用更加便捷（图 1-14，图 1-15）。

　　无论采用哪个研磨单元，医师选择好与患者牙列匹配的瓷块后，就可以开始使用机床进行研磨，并在 10 分钟内完成全冠轮廓的制备。这种使用水溶性润滑剂的机床在连续水冷喷雾下，以间断接触程序打磨出修复体的最终形状，可以将研磨对陶瓷修复体的破坏降至最低。

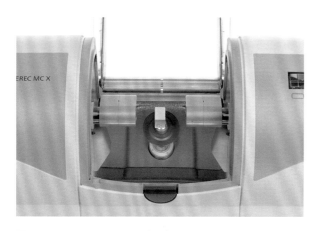

图 1-14　CEREC MC X 研磨设备

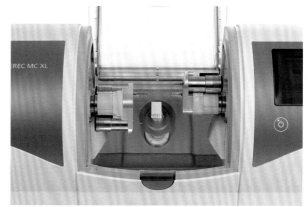

图 1-15　CEREC MC XL 研磨设备

　　在研磨完成后，医师检测修复体适合性，用车针和橡皮轮打磨、抛光陶瓷表面，然后可以用浸渍金刚石粉的硬毛刷制作出"湿润外观"表面；医师也可以在 12 分钟，甚至更短的时间内，配合使用烧结单元进行染色和上釉处理。如果患者的牙齿存在斑点、裂隙或多层色，医师可以采用单色瓷块通过染色上釉制作出与个性化特征相匹配的修复体；也可以采用多层色瓷块模拟天然牙的颜色。

　　通过培训，技师、助手等辅助人员也可完成大多数修复体的精加工。椅旁制作改变了原有的修复体工艺流程，大大缩短了修复体的制作时间。

　　以往 CEREC 的 CAM 单元均为湿性研磨单元，近年来为了配合椅旁氧化锆修复体的研磨，CEREC 系统又推出了更高端的干湿两用研磨设备，可以轻松实现椅旁氧化锆修复体的加工（图 1-16，图 1-17）。

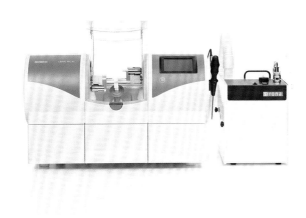

图 1-16　带有吸尘系统的 CEREC MC XL 研磨设备

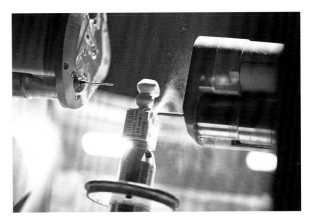

图 1-17　CEREC MC XL 的干磨状态

二、E4D 椅旁数字化修复系统

2008 年，E4D Technologies 推出了一款椅旁数字化修复系统，称为 E4D 系统。E4D 系统被 Planmeca 收购后，其商品名为 PlanScan-E4D、PlanCAD 和 PlanMill-E4D（图 1-18）。

E4D 系统的修复过程与 CEREC 系统非常类似，首先使用 PlanScan 口内扫描系统进行扫描，获取高质量的数字印模，之后采用系统配套软件进行修复体的设计，再使用 PlanMill 40 研磨设备加工成型修复体。

1. PlanScan 系统　是一种无粉扫描系统，采用波长为 450nm 且反射较强的蓝色光，基于光学相干断层成像（optical coherence tomography，OCT）和共聚焦显微技术（confocal microscopy），可以获得锐利的图像，确保精确复制临床修复所需的口内细节。

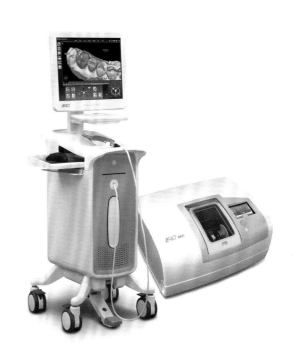

图 1-18　E4D 椅旁 CAD/CAM 系统

2. PlanCAD 系统　PlanCAD 系统软件可全部装载于 PlanCAD 便携式电脑上，系统直观、易用，具有富图像操作界面。该系统可将选定的牙齿模板进行自动定位和外形设计，将目标牙齿和真实的邻牙进行中央沟、牙尖高度以及边缘嵴的自动匹配，从而设计出个性化的修复体外形。

3. PlanMill 40 系统　是 E4D 系统的双轴自动研磨组件。该系统可以研磨各种无金属修复材料，加工出全冠、嵌体、高嵌体和贴面。研磨组件与设计组件可进行无线连接，方便布局。该系统配备了自动研磨工具选择系统，可以实现在加工过程中自动选择合适的钻针，并能自动替换磨损的钻针。

4. Romexis 软件系统　采用开放的 STL 文件格式，可与其他系统对接。用户在使用中可以将病例资料传输至第三方终端进行资料读取和修复体加工。

三、其他椅旁数字化系统

目前口腔科治疗领域中，椅旁数字化修复产品的市场已愈发多元化，除了前文提及的各种成套的系统外，很多厂商也推出了开放性组件单元，可用于配合其他设备一起组成椅旁数字化修复系统。

同时，越来越多的国内生产厂家也陆续推出了属于我国的自主品牌设备。例如，UP-4A（爱尔创公司，中国）系统是一款研磨设备，它可与 3shape 口内扫描仪及其配套 CAD 软件结合在一起，组成开放性的椅旁数字化修复系统（图 1-19）。

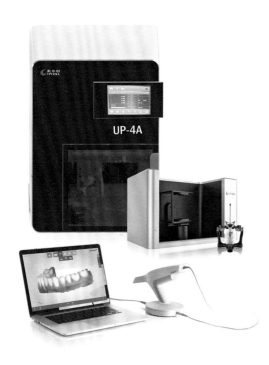

图 1-19　基于 3shape 口内扫描仪、CAD 软件和爱尔创 UP-4A 研磨设备形成的开放性椅旁修复系统

第三节　数字印模系统

除去配备了数字化修复流程中全部单元的设备外，目前市场上有很多的品牌推出了椅旁数字化印模系统，用于通过口内扫描获取修复体的数字化印模，并将印模用于后续的修复体加工。随着计算机辅助设计和计算机辅助制作技术在口腔医学中的广泛应用，口腔数字印模技术逐渐成为口腔修复学设备发展的热点之一，多种形式、品牌、技术平台支持的口腔数字印模产品的不断涌现，让口内印模的数字化成为计算机辅助修复的核心部分。

这类设备由于不需要在患者口内采制传统印模，因此舒适度明显提升；由于减少了人工修整石膏模型的步骤，人为损伤边缘的风险也明显降低；除此以外，数字印模的存储方便性明显增加。未来，如果光学扫描系统能够轻松获得龈下、出血和唾液存在部位的三维图像，那么发展足够成熟的数字印模就可以完全替代传统印模技术，为医师和患者带来福音。

目前市售的常见椅旁数字化修复系统中，除了 CEREC 和 E4D 系统，配备有成套的椅旁研磨加工单元的系统相对较少，例如美国 IOS 技术公司的 IOS FastScan 系统；而椅旁口内扫描系统很多。取像系统在椅旁数字化修复过程中，数字印模是否能够准确取得，对于后续的步骤能否准确进行十分重要。因此，在熟悉成套的椅旁修复系统的同时，也应当对数字印模系统有系统的认识。

一、常见数字印模系统的工作原理与特点

目前常见的数字印模系统有 CEREC 蓝光系统（德国 Sirona 公司）、CEREC Omnicam 系统（德国 Sirona 公司）、TRIOS（丹麦 3shape 公司）、Lava C.O.S. 系统（美国 3M 公司）、iTero 系统（美国 Cadent/Straumann 公司）和 E4D 系统（美国 E4D 公司）、IOS FastScan（美国 IOS 公司）、MIA3d™ 系统（以色列 Densys3D LTD）、DPI-3D 系统（美国 dimensional photonics international 公司）等，这些系统获取印模的方式和软件不同，各有优势（表 1-1）。

虽然作为口腔医师，并不需要透彻地了解数字印模系统中应用的全部光学原理、算法原理，但是了解不同系统的取像原理和设备特点有助于医师更合理地选购设备或者为患者选择治疗方式。近年推出的光学印模系统中，多数已不再局限于仅仅使用单一一种三维光学取像原理，这是因为还没有任何一种取像原理可以绝对完美地满足口腔椅旁治疗的全部需要。

目前应用于口内数字印模系统的主要取像原理包括：共聚焦显微成像（confocal microscopy）、光学相干断层技术（optical coherence tomography）、主动和被动立体视觉技术（active and passive

表 1-1　7 种数字印模系统的比较

	CEREC 蓝光	CEREC Omnicam	3shape	iTero	Lava C.O.S.	E4D	DPI-3D
喷粉	需要	不需要	不需要	不需要	需要	有时需要	不需要
原理	有源三角成像技术和共聚焦显微技术	连续立体摄影技术	超快光学切割技术和共聚焦显微技术	平行共聚成像技术	主动波阵面采样技术	光学相干断层成像和共聚焦显微技术	条纹干涉测量技术
光源	蓝光	未透露	未透露	红色激光	脉冲蓝光	激光	350~500nm波长激光
椅旁完成 *	是	是	否	否	否	是	否
技工室完成	是	是	是	是	是	是	未透露
应用范围	所有	所有	所有	所有	单冠、嵌体、高嵌体、四单位桥	除桥体和种植体	未透露
全口扫描	是	是	是	是	是	否	未透露

* 此处所指的椅旁完成是指应用该品牌配套的椅旁设计和加工单元,进行一次就诊过程中的修复体加工和完成

stereovision)、三角测量技术(triangulation)、干涉测量法(interferometry)等。更多的系统在设计时选择将多种取像原理整合在同一取像系统中,以结合不同技术的特点,获得更佳的取像效果,使口内取像获得更好的降噪效果(口内取像环境中被扫描对象的半透明性、反光特性不同,均会产生一定的噪声,比如牙齿、牙龈预备体、树脂等不同表面)。

(一)CEREC 蓝光扫描系统

CEREC 是最早采用椅旁修复概念的完整系统,其蓝光扫描系统具有非常高的清晰度,与静态的石膏扫描接近。CEREC 蓝光数字印模系统是融合了共聚焦显微与有源三角测量技术设计的光学取像系统。对于采用有源三角测量技术的取像系统,为了获得精确的影像,扫描的对象要求是一个完全不反光的表面。非反光层需要非常薄且均匀,以避免获取的图像数据变形,CEREC 公司提供的喷粉可满足上述条件,并可增加边缘扫描的精确性,取像后,这种材料也很容易用水清洗掉(图 1-20,图 1-21)。

CEREC 蓝光系统集成了高分辨率的蓝色发光二极管的 LED 光源,可获得高精度、高质量、精确、可靠、高效的三维图像,因此,认为此系统取得的图片几乎是无失真的。

蓝光扫描手柄在取像时,可以距离牙齿几个毫米,也可以轻轻接触牙面。通过自动取像的模式,CEREC 蓝光扫描系统可在 1 分钟之内获得一个象限的口内数字模型,在几秒钟之内就可以获得咬合信息。医师只要在需要获取图像的区域规律的顺序移动,一次操作即可获取一个象限的图像。CEREC 蓝光扫描系统内置了防抖系统并安置在图像获取手柄中,使图像在捕捉过程中,系统会自动在手柄处于静止状态时

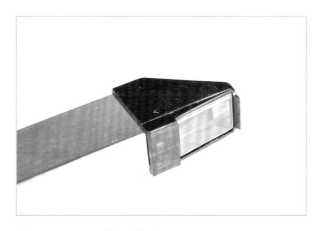

图 1-20　CEREC 蓝光系统手柄

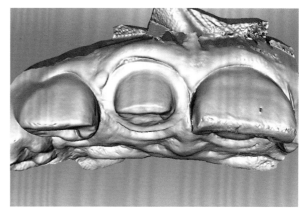

图 1-21　CEREC 蓝光系统获取的数字印模

取得影像，操作者无需特意在操作时保持手柄静止不动，CEREC 3D 软件系统可以自动删除质量不佳的照片。

　　口内扫描系统可为单冠、固定桥以及种植体支持的固定桥获取图像。对于种植体的上部结构，可直接扫描预备好的基台，或扫描连接种植体的光学部件。

　　CEREC 蓝光系统扫描获得的三维图像信息可通过其公司的服务器转换为通用的 STL 文件输出，但通常默认状态下取得的三维模型是该系统的专用格式。

（二）CEREC Omnicam 系统

　　由于 CEREC 蓝光扫描系统需要喷粉，对很多医师来讲操作不便利、影响患者感受。2012 年 8 月，德国西诺德公司发布了新一代口内扫描系统 CEREC Omnicam，此系统采用连续立体摄影的方式获取图像，再利用软件系统分析配准获得精确的口腔软硬组织全彩三维数据。

　　CEREC Omnicam 口内取像单元采用的核心技术为摄影技术，不需要喷涂遮光粉；取像探头与被拍摄物体的最佳距离为 5mm，在 0~15mm 的范围内均能得到高精度的数据信息。

　　CEREC Omnicam 口内扫描系统能与 CEREC 系统内的其他软硬件兼容，也能够通过软件以通用格式输出，将数据应用于其他系统，为更好地推广数字印模技术提供了技术性的保障（图 1-22，图 1-23）。

（三）3shape

　　丹麦的 3shape 公司于近年研发出的 TRIOS 口内扫描仪是一种技术较为先进的口内数字印模系统，取像原理基于超快光学切割（ultrafast optical sectioning）技术和共聚焦显微技术。该系统特殊设计的光源会在扫描对象表面产生光振荡的照明模式。这样的照明模式下，即使不改变扫描头与牙齿的相对位置，焦平面位置也会发生亚周期性的自动变换，从而聚焦成像，而在每一个亚周期内，系统取得的一系列影像实际上是 2D 影像。而其中的每一幅影像中，焦平面位置和光源照明时相不同。在系统对某一个像素位置成像时，会对应一个适当的焦平面，当光源振荡周期中，某一时点的焦平面恰好位于这个平面处，此时获得的 2D 影像中，这一像素恰好对焦准确，则这一像素位置的成像具有很高的对比度。

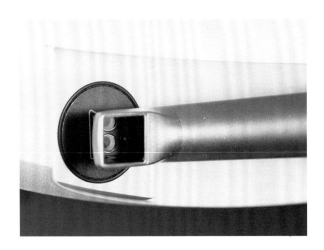

图 1-22　CEREC Omnicam 手柄

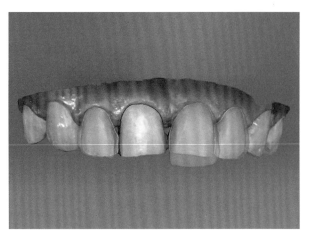

图 1-23　CEREC Omnicam 获取的全彩三维数据

　　因此，在 TRIOS 系统取得的图像中，可通过像素值随时间的变化推断出使每一个像素位置对焦清晰的焦平面的位置。正是基于这样的计算原理，TRIOS 系统可以实现扫描对象不同层面的动态连续扫描获得一系列的 2D 影像，然后逐像素地推算成像对比度与成像焦平面位置的相对关系，转换为第三维度信息，从而将这一系列的 2D 图像转化出三维影像。

　　TRIOS 系统具有很高的图像捕捉速度，每秒可捕捉超过 3000 幅二维图像，达到动态摄像的速度。这是因为根据此系统的取像原理，图像的捕捉速度必须足够快，才能消除取像探头发生不自主运动时可能产生的图像偏倚，实时地创建出三维数据。另外，TRIOS 系统的光学部件具有远心性设计，可以抑制图像的梯形畸变，并且在焦平面变换时，系统仍能维持镜头的远心性和放大率（图 1-24）。

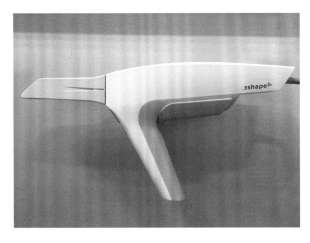

图 1-24　3shape TRIOS 数字印模取像装置

（四）iTero 系统

iTero 光学印模系统通过了 5 年的深入研究，于 2007 年面市。该系统使用平行共聚的激光和可见光作为获取三维数据的方式，用来获取牙齿和牙龈的表面形态。共聚焦显微成像技术是利用放置在光源后的照明真空和防止在检测器械的探测真空来实现电光源和点探测。光源通过照明真空发射出的光，聚焦在牙齿焦平面的某点上，该点的反射光由原光路返回，成像在探测针孔内，非聚焦范围的反射光纤均被探测针孔阻挡而不成像，从而仅获得该焦平面上牙齿的形貌数据。照明针孔与探测真空对被照射点或被探测点来说是共轭的，因此被探测点即为共焦点，被探测点所在的平面即为共焦平面（简称焦平面）。通过逐层扫描，获取牙齿不同深度的焦平面形貌数据，从而构建出牙齿的三维形貌（图 1-25）。

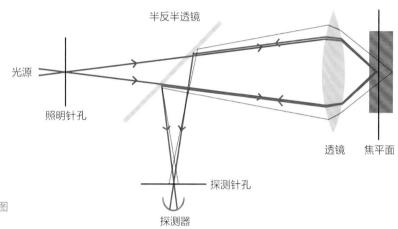

图 1-25　iTero 系统采用的成像原理示意图

iTero 系统的平行共聚扫描可以在不需要喷粉的条件下捕捉口内的所有信息。获得预备体的三维数据后，可以利用自己的系统或导出到另外的系统进行修复体的设计和加工。其获得的数据清晰度高、细节表现力好，扫描精度高，但因采用逐层扫描模式，扫描速度相对较慢（图 1-26）。

图 1-26　iTero 系统的取像操作

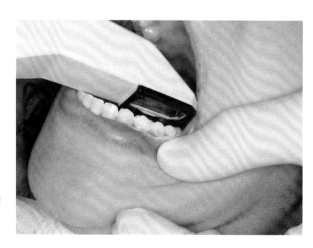

iTero 系统也是一个开放的系统，开发了面向 Straumann 等多个系统的个性化种植修复解决方案，可与多种软件以 STL 格式的文件对接，允许牙齿的光学印模导入其他可兼容的软件进行后续的设计和制作。

在进行数字印模扫描时，取像器需要放置在预备体的上方，有声音提示控制扫描的进行，当获得所有的预备体结构和边缘均已精确配准后，系统会提示已处于最理想的位置。当有抖动发生时，系统会在下一步操作之前要求重新扫描。除了取像器之外不需要其他的设备，取像后的数据以 STL 格式储存，并与其他软件兼容，后续可以应用其他系统设计加工，也可以在大型的加工中心进行加工。

对于种植体的数字印模扫描，需要在种植体上连接一个特殊的用于扫描的附件，这个附件有 3 个用于标记的球体，并且有特殊结构的表面，用于种植体位置的确定。扫描的过程与扫描预备体的过程相同。后续操作，通过软件中适宜于种植体的特殊程序来进行基台和修复体的设计。

（五）Lava C.O.S. 系统

Lava 的椅旁口内扫描系统（C.O.S.）创始于美国肯塔基州列克星敦市的 Brontes 科技公司，2006年由 3M 公司收购，并于 2008 年在密西根发布，正式走入牙科市场。该系统用于获取三维数据的原理是主动波阵面采样（AWS）（图 1-27）。

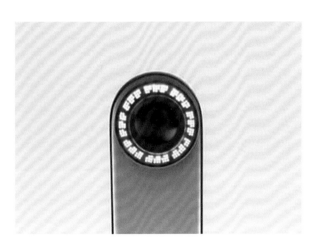

图 1-27　Lava C.O.S. 数字印模的取像单元

简单来讲，AWS 模块是在取像系统的光路中，在偏离光轴的位置设置一个偏心小孔，并且这个偏心孔会以光轴为中心沿着圆形的轨迹旋转。这样的运动会使得扫描目标点在成像平面上沿着圆形轨迹运动。根据这种失焦图像的圆形运动轨迹的直径，可以推算出扫描目标点的深度信息。而失焦图像圆形运动轨迹的直径可以根据 AWS 模块中小孔的运动轨迹直径进行计算。

理论上讲，AWS 技术可应用于任何数码成像系统使其能够进行三维成像。不同于其他取像系统需要多个摄像头捕捉才能获得扫描对象的三维形态信息，AWS 系统成像的特点在于该系统只需要取像系统具有一条光路，就能获得扫描对象的深度信息。因此，AWS 系统在开发 3D 内镜和显微镜方面被研究者看好。

Lava C.O.S. 系统中的图像处理程序和可视化的实时三维模型重建功能，对于移动三维取像的概念是革命性的。通过这个系统获得三维数字印模的速度比其他系统要快（每秒接近 20 张三维照片）。该系统取像单元的尖端仅为 13.2mm 宽，接近于一把牙刷的宽度，几乎是所有数字印模取像单元中最小的。Lava C.O.S. 系统中融合了结构光投影技术和 AWS 技术，3M 公司将这一取像技术命名为动态 3D 技术（3D-in-Motion technology）。

与 iTero 系统不同，Lava C.O.S. 进行数字印模采制时也需要像 CEREC 蓝光系统一样喷一层很薄且均匀的防止变形的粉。在完成牙体预备之后，取像的区域需要吹干并喷粉，扫描过程可由取像器或设备上的按钮启动。

在扫描的过程中，脉冲的蓝光从取像手柄中发射出来，屏幕上的三维数字印模数据能够即刻显现。扫描过程必须由后牙的咬合面开始，逐渐向前移动，然后转向颊侧和舌侧。扫描结束后，软件会识别获取的图像并进行编辑。在所有的图像编辑完成后，系统会提示是否需要补充扫描。对颌的扫描也采取相同的方法。牙尖交错位时，在患者颊侧喷粉，同时扫描上、下颌牙齿，就可以在系统中得到带有咬合关系的模型。

Lava 系统有特殊的软件针对种植体上部修复，可与兼容的种植系统基台相适应。Biomet 3i 公司协助该系统完成了种植体上部匹配扫描基台的设计，并完成了与 3i 系统种植体的匹配。后期的设计和制作与 iTero 相同，也是由 Dental Wings 软件来完成，因此这个系统被称作是半开放的（图 1-28）。

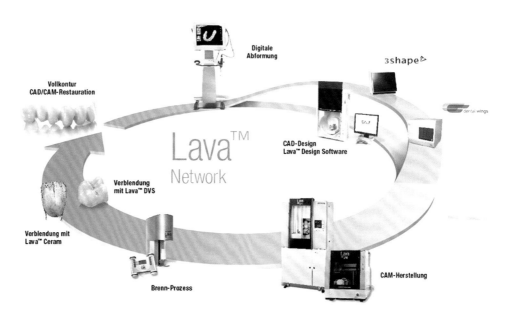

图 1-28　Lava C.O.S. 系统提供的数字解决方案

（六）E4D

E4D 系统的取像原理基于光学相干断层成像（optical coherence tomography，OCT）和共聚焦显微技术（confocal microscopy），利用红激光和每秒震动 2 万次的微镜单元，多数情况下无需喷粉，便能够获得口腔内软组织、硬组织、预备体的咬合图像，并迅速转换成三维模型。在图像获取的过程中，E4D 系统需要操作者在扫描仪与扫描表面之间保持特定的距离，因此在扫描头上装有保持距离用的足。操作者可以选择手动启动或脚控开关启动，启动后的系统可自动在对焦准确时获取数据。

（七）DPI-3D

DPI-3D 系统是由美国的 dimensional photonics international 有限公司推出的口内取像系统。该系统的取像原理基于一种条纹干涉测量法——AFI（accordion fringe interferometry）技术。这种技术是将传统的线性激光干涉测量拓展到三维空间的应用。

最早的 AFI 技术是由麻省理工学院的林肯实验室提出并实施的。截至 2014 年，这一系统仍然处于原型机测试阶段，尚未投放市场，因此目前尚未有使用此系统的报道。

从取像的原理来讲，AFI 技术有以下一些优势：①对于环境光产生的噪点较不敏感；②景深大；③取得图像精确；④对于光滑表面和透明物体有较精确的成像。

二、口内数字化取像系统的发展方向

一方面，由于便携式 X 线片机在国外市场的逐渐推广，口腔医师对数字印模设备又提出了更高的便携性要求。因此，为了满足便携式需求，丹麦 3shape 公司、美国锐科医疗集团（Carestream）、德国 GENDEX 公司、芬兰普兰梅卡公司（Planmeca）都陆续研发了便携式口内数字印模扫描仪，这种扫描仪通过 USB 接口可与普通计算机连接，通过专用软件获取和计算图像。这种设计具有很大的吸引力，尤其是在不需要集成车的情况下，使用起来更加方便，而且作为开放系统，可以与其他系统结合使用，不仅节约了使用空间，而且节约了成本。

另一方面，尽管数字化取像系统在向更加便携、精确、稳定、快速的方向发展，但是目前市售的数字化取像系统要多于椅旁数字化修复设计和加工系统。而多数厂商的产品虽然被设计成所谓开放式，但是要想获得通用的三维图像格式文件（例如 STL）是有一定难度的。

未来的口内数字化印模系统在软硬件设计方面还有很多方面需要改进。有很多研究对比了传统印模方法与数字印模的不同。尽管研究结果并不完全相同，但是多数研究认为，在正畸治疗中，数字化印模系统对于全牙列的印模制取有一定优势，可作为传统印模方法的替代。但在修复治疗中，修复体的范围通常在不超过一个象限时，数字化印模的精度和便利性较好；当修复体过多，超出一个象限甚至为全牙列修复时，数字化印模系统的表现则有待提高。

第四节　椅旁数字化修复的应用及研究现状

目前市售比较成熟的成套椅旁数字化修复设备为 CEREC 和 E4D 两种系统。其中，CEREC 系统的应用时间更长、更为成熟。目前有文献证据支持的临床研究大多是关于 CEREC 系统的研究，或者是应用 CEREC 系统的针对椅旁数字化修复材料的研究。

就目前公开发表的文献来看，椅旁数字化修复由于产品更新迅速，且相比于 CAD/CAM 数字化修复系统（包含技工室加工单元），临床应用时间仍然相对较短，所以严格的随机对照试验较少，可查询到的、公开的科学研究证据主要是前瞻性和回顾性研究。

从修复体制作流程来看，椅旁数字化系统的各个环节均对最终修复体的质量有一定影响。

目前，多数椅旁数字化修复系统支持直接进行口内扫描制取数字印模，或扫描传统印模灌制的石膏模型获得数字印模。有研究指出，在操作流程正确的前提下，尽管两种方法制作的修复体精度均在临床可以接受的范围内，但是直接口内扫描取得印模制作出的修复体精度更令人满意。而直接法口内取像获得数字印模进行修复体的设计加工，比口内取像后研磨加工出物理模型再进行修复体加工的方法产生的系统误差更小。

亦有研究对比了不同的口内扫描单元对于最终修复体加工精度的影响，认为 CEREC Bluecam 扫描取得数字印模制作的修复体相比使用红光扫描仪取得印模制作的修复体精度更高。

在取得数字印模后的设计阶段，医师也应注意对于软件中参数的设置。例如有研究指出，对于 E4D 系统而言，在设计全瓷冠修复体时，推荐将粘接剂间隙（spacer）设置在 30μm 或 60μm，会获得更好的加工精度。

而对于修复体的切削与研磨过程，有体外研究指出，CAM 系统中的研磨单元以及车针的不同会对修复体的加工精度有影响。5 轴的研磨仪可以获得最为精细的加工结果，而采用 4 轴研磨单元加工时，选择直径相对较小的车针会获得更加精细的加工结果。

从修复体的种类来看，因为早在 1985 年第一代 CEREC 系统问世时，就可以设计制作全瓷嵌体，且当时的 CEREC 系统也仅仅能进行全瓷嵌体的设计加工，因此，椅旁数字化修复设备制作的全瓷嵌体经历了最长期的临床应用和观察，至今已接近 30 年。有可靠数据支持的研究显示，椅旁数字化修复设备加工的全瓷嵌体 10 年成功率约 90%，观察延长至 16 年，成功率约 85%。

相对于全瓷嵌体，椅旁数字化修复设备加工的全瓷冠修复体临床应用时间相对较短。从其 5 年成功率来看，椅旁数字化修复设备加工的全瓷冠与全瓷嵌体及高嵌体的 5 年成功率基本相当，可达 90% 以上（不同文献报道在 92%~95%）。

在椅旁数字化修复设备加工的各种修复体中，使用髓室进行固位的牙冠5年成功率最低，约82%；其次5年成功率较低的是临床冠高度不足的全冠修复体，约88%。较多的临床研究提示，使用髓室固位来制作的牙冠可能并非一个可预测的临床选择。

目前尚缺少采用椅旁数字化修复设备设计加工多单位固定修复体的临床研究。从近年的一些研究来看，临床决策时，适应证的选择和修复体材料的选择对于预后有一定的影响。更多关于椅旁数字化修复系统加工出的不同种类和材料修复体的临床研究及其意义，将在本书的相关章节进一步详细探讨。

目前多数用于椅旁数字化修复设备的修复材料均可与 CEREC 和 E4D 系统兼容，仅有 Vitablocs Mark Ⅱ和 CEREC Blocs 两种全瓷材料，以及 Vita CAD-Temp 临时修复体用树脂材料只能在 CEREC 系统中使用。

就目前应用于椅旁数字化修复设备的全瓷材料来看，横向对比不同材料制作的相同类型修复体失败率的多个研究提示，含有氧化铝或氧化镁的全瓷材料、长石质全瓷材料和复合树脂材料制作的修复体，其5年成功率并没有明显差异。

2010年之前的文献报道认为，用于椅旁数字化修复的修复材料不仅要具有良好的可加工性能，能够在通常不超过20分钟的时间内完成研磨加工，而且还要有很短的研磨后加工时间，这样才能在一次约诊的时间内完成全部的修复治疗过程。当时的氧化锆全瓷修复材料尽管能够在 CAD/CAM 系统（并非椅旁系统）中进行加工，但是由于研磨后加工时间长达6~8小时，因此无法在一次就诊中完成修复体的试戴工作。

而近年已有厂商推出了相应的设备和材料，支持椅旁数字化修复设备加工氧化锆全瓷修复体，并且可以在很短的时间内完成氧化锆修复体的结晶，实现椅旁即刻修复（图1-29，图1-30）。但是，目前有关椅旁数字化修复设备加工的氧化锆全瓷修复体成功率的临床观察和研究数据仍然较为缺乏。

亦有越来越多的研究者开始致力于 CAD/CAM 系统设计和制作个性化种植基台和活动义齿等其他类型修复体，目前已有应用于临床的报道，其远期效果有待进一步的临床观察。

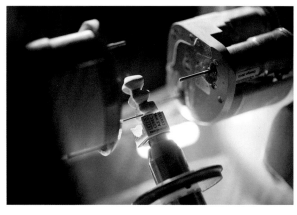

图1-29　研磨氧化锆修复体

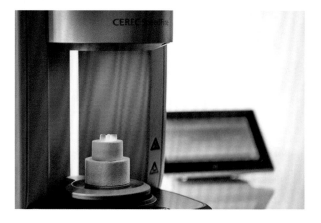

图1-30　可快速烧结氧化锆修复体的结晶炉

第五节　椅旁数字化修复的应用前景

椅旁数字化修复系统的优势与未来的进一步发展潜力是毋庸置疑的。

工业化预成和质控的修复材料可使修复体的质量得到更好的保障，有研究比较了使用数字印模配合 CAD/CAM 系统加工的修复体与传统方法加工所得修复体的边缘适合性，发现数字印模配合 CAD/CAM 系统加工出的修复体在边缘适合性方面表现更佳；数字化存储和传输使得多种多样而又多环节的治疗程序得以简化和标准化，并且医师能更加有效地管理整个加工过程。尽管目前椅旁数字化设备的购置成本较高，但是综合考虑修复体设计制作的各个环节所需要的人力、物力、耗材、空间等因素，未来的椅旁数字化修复设备终将有助于治疗成本的降低。

除去以上椅旁数字化系统所具备的优势外，椅旁数字化修复设备还拥有一次就诊完成全部修复治疗过程的巨大优势，可以大量节省患者、医师的时间，提高诊疗效率。

目前的椅旁数字化修复技术已广泛应用于牙体缺损的修复。在未来，椅旁数字化修复技术可在口腔医学的更多领域中发挥作用。

一、活动义齿修复体设计和制作

活动义齿也有可能用椅旁系统完成修复，已有厂商称可以提供全套的材料、技术和技工室支持，供医师使用 CAD/CAM 系统在两次就诊时间内完成全口义齿的设计制作和戴用。

目前有关此方面的临床研究，仅有少数个案报道见刊，甚至有报道可采用椅旁数字化修复系统进行颌面赝复体的制作。

但目前这些病例报道中，能够取得较好临床效果的前提是不存在大范围的牙列游离端缺失，较多见的是肯氏Ⅲ类可摘局部义齿修复。并且，目前尚未有观察时间较长、样本量较大的椅旁数字化修复系统制作活动义齿临床观察的研究见刊。

当前的技术难点主要集中在活动义齿的数字印模制取中，对于游离端缺失的牙列缺损病例和牙列缺失病例，使用口内三维扫描组件仍难以取得功能运动中的软组织的精确数字印模。

二、美学设计

很多 CAD 软件都在开发美学设计模块，主要思路是将口内扫描与数码照相和 CBCT 相结合，将面型、牙列和牙齿数据整体整合，按比例和美学参考数据设计牙列或牙体修复外形和牙体颜色。

设计图像可让患者参与互动点评，便于沟通术后效果和增加术后修复结果的可预测性。在一些椅旁数字化修复系统的软件中已集成了此类功能，医师已可以越来越多地在设计阶段即为患者呈现更加逼真的术后效果预览。

三、种植导板设计和制作

随着种植技术的不断发展，医师和患者对于种植手术精确性的需求不断提高。而 CAD/CAM 系统在种植导板设计和制作中的应用越来越广泛。国内、外均有报道采用计算机辅助系统设计和制作手术导板以使种植体的三维植入方向更加精确，从而提高手术安全性和微创性的病例。

目前见刊的多数文献是回顾性研究或病例报道。可见这一领域中数字化系统的使用已具有可行性，且受到广大医师的关注，并正逐步被更多地加以应用。有些数字化修复系统的设计软件中可以整合 CT 数据、数字化印模数据来完成导板的设计，而有些系统尚不能整合此类功能，此时如果希望通过数字化方法获得满意的手术导板，则需要较为复杂的操作过程，并且需要操作者具备一定的图像处理和逆向工程软件操作能力。

有研究报道，数字化系统设计的种植导板可成功应用于无牙颌患者 2~4 个种植体植入的手术中。然而在此类病例手术进行过程中，导板就位偏差会导致种植体方向的偏移。另有研究指出，在需要上颌窦提升的种植手术中，尽管可将数字化设计加工的导板作为参考，但是术者需要注意此时操作可能产生的偏倚要比不需提升的病例中的大。

多数研究认为，在复杂的种植病例中（如无牙颌患者、多个种植体同期植入、上颌窦提升等），数字化设计加工导板对于手术的指导，其精度仍应进一步提高。当然在此领域越来越多的医师和研究者正在不断尝试和改进，例如 Alessandro Pozzi 等人曾提出在 CAD/CAM 加工的导板指导下，进行微创穿牙槽嵴上颌窦提升（transcrestal guided sinus lift，TGSL），对 66 个病例中的 136 个种植体进行了长达平均 43.96 个月的观察，发现种植体周围组织愈合好，患者术后疼痛更轻。但是缺乏此类病例的长期观察研究结果。

从目前的方法看来，种植导板的数字化设计和加工过程中，与 CT 数据的结合是必须的。整体的导板加工流程步骤繁多，较为复杂，如果能减少术前从检查开始一直到导航手术的实施过程中的步骤，会为种植导板的数字化设计和加工带来很大的改善。数字化印模系统和 3D 打印系统的改进有可能会有助于种植导板的进一步完善。

四、种植修复体设计和制作

根据一些厂商公布的官方信息，椅旁数字化修复设备已可以完成个性化种植基台的加工制作。然而，目前已见报道的有关 CAD/CAM 系统制作种植基台的研究中，所采用的 CAD/CAM 系统仍然主要是非椅旁系统。即使是采用这些非椅旁 CAD/CAM 系统设计制作的种植基台，目前的长期临床观察和研究仍较为缺乏，尚不足以得出科学可靠的推论。

未来还需要大量的长期研究来检验以下一些问题：椅旁数字化设备加工的基台的成功率；椅旁加工的基台材料对种植体周围组织的影响；氧化锆基台与钛基台的长期临床效果对比等。

（刘欣然　余　涛　郭　航　刘　峰）

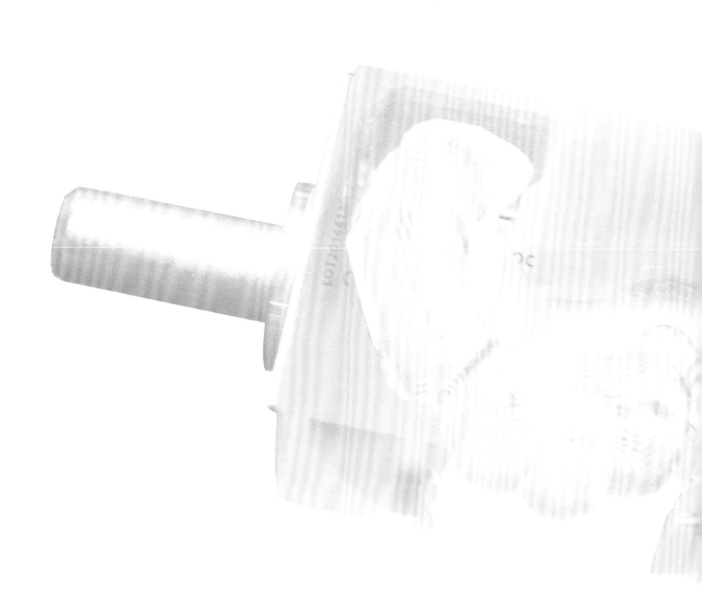

Practice of
Chair-side Digitized Dental
Restoration
——from Beginner to Master

第 二 章

椅旁数字化修复材料

20 世纪 70 年代，计算机技术迅速发展并为口腔医学领域带来了革命性的技术革新。迄今为止，开发成熟并且投放市场的口腔领域 CAD/CAM 系统数不胜数，比如 CEREC 系统、Procera 系统、Durst 系统、E4D 系统等。但多数口腔科用 CAD/CAM 系统主要应用于技工室，完全成熟的成套椅旁 CAD/CAM 系统仅有 CEREC 和 E4D 两种。

CEREC 系统是 1985 年由苏黎世大学研发并首次引入了椅旁 CAD/CAM 的概念，其应用于临床已有超过 30 年的历史；另一种椅旁 CAD/CAM 系统 E4D 是在 2008 年推出的。

椅旁 CAD/CAM 系统的工作流程具有相似性：扫描影像，修复体形态设计，研磨；适用于嵌体、高嵌体、贴面、单个全冠的制作，也可以制作小范围的桥、种植上部等中等复杂的修复体。

椅旁 CAD/CAM 系统切削制作的修复体常规为全解剖式修复体，即不分基底层和饰面层，这类修复体具有很好的均一性，修复体各部分的材料密度一致，没有层次间的孔隙，因此实现了材料强度的最大化。

椅旁 CAD/CAM 系统因患者一次就诊就要完成修复，所以要求所用材料切削效率高、美观性好、强度高且容易打磨抛光。最早出现的椅旁修复材料是含有高强度填料的预成复合树脂和口腔科陶瓷材料。近 10 年来，随着科技创新、材料科学的进步和材料加工流程的改善，大量新型材料尤其是复合型材料开始应用在椅旁 CAD/CAM 系统中。

根据不同的材料成分和加工工艺，应用于椅旁 CAD/CAM 修复体的材料可分为以下几类：

1. 强度 120~200MPa，一次加工完成材料，例如传统玻璃陶瓷、混合物材料、可切削树脂材料等。

2. 强度 400MPa 左右，需二次烧结材料，例如二硅酸锂增强型玻璃陶瓷、二氧化锆增强型玻璃陶瓷等。

3. 强度 900~1200MPa，需二次结晶材料，例如二氧化锆。

第一节　椅旁 CAD/CAM 系统修复材料分类

随着科技和材料的不断创新、进步，目前有很多材料适用于椅旁 CAD/CAM 系统（表 2-1）。每一类材料因其含有的主要成分不同，因而具有不同的临床使用特点。

最初的材料应用以玻璃陶瓷为主，例如 Vitablocs Mark Ⅱ，其玻璃相成分较多，结晶相成分较少，具有良好的透明性和中等的挠曲强度。

增强型玻璃陶瓷比传统玻璃陶瓷结晶相成分更多，例如 e.max CAD、Vita Suprinity、Celtra Duo 等，具有更好的挠曲强度和断裂韧性，但并没有达到多晶类陶瓷（氧化锆）的机械强度，其通透性相应下降。

近几年出现的新型复合型材料，例如 Vita Enamic 和 Lava Ultimate 等，这类材料的特点是易于切削，具有与复合树脂相当的韧性，又兼具陶瓷材料的强度和耐磨性。这类混合物材料在未来会有良好的应用前景。

除此之外，还有用于 CAD/CAM 的可切削树脂材料，价格比较低廉，切削速度更快，一般用于制作长期戴用的暂时修复体。

CAD/CAM 氧化锆陶瓷具有类似金属材料的机械特性，挠曲强度可达 900~1200MPa。近年来出现了通透性更好的 CAD/CAM 氧化锆陶瓷，在高强度的基础上提升美观效果，近年来已得到了非常普遍的应用。最新的氧化锆陶瓷材料可实现非常快速的烧结，能够满足即刻完成修复的要求。

表 2-1 椅旁 CAD/CAM 修复材料分类

材料分类		商品名（制造商）
传统玻璃陶瓷	长石质陶瓷	Vitablocs Mark II（Vita） CEREC Blocs（Sirona Dental System）
	白榴石玻璃陶瓷	IPS Empress CAD（Ivoclar Vivadent）
增强型 玻璃陶瓷	二硅酸锂 增强型玻璃陶瓷	IPS e.max CAD（Ivoclar Vivadent） Up.CAD（爱尔创）
	二氧化锆 增强型玻璃陶瓷	Suprinity（Vita） Celtra Duo（Densply）
混合物陶瓷	纳米树脂陶瓷	Lava Ultimate（3M ESPE） 润瓷（爱尔创） Ceramage Block（Shofu） CeraSmart（GC）
	树脂渗透陶瓷	Vita Enamic（Vita）
可切削树脂		CEREC Guide（Sirona Dental System） Telio CAD（Ivoclar Vivadent） Upcera PMMA（爱尔创）
快速结晶氧化锆陶瓷		CEREC Zirconia（Sirona Dental System）

第二节　传统玻璃陶瓷

30 多年前，玻璃陶瓷材料开始应用于椅旁 CAD/CAM 系统，并一直延续至今。玻璃陶瓷材料的优点是透明性良好，局限是材料的机械强度一般。

这类材料的成分中含有很高比例的玻璃成分，可通过氢氟酸处理、硅烷化，实现与牙齿的粘接。因此，粘接效果对玻璃陶瓷修复体的长期保存率有直接影响，不仅保证修复体的固位，并且决定了修复体的临床抗折裂强度。

一、长石质陶瓷

Vitablocs Mark Ⅱ（Vita）和 CEREC Blocs（Sirona）两种瓷块均为长石质玻璃陶瓷，材料由细粒度（4μm）、高玻璃体的长石颗粒构成。

（一）Vitablocs

Vitablocs 瓷块是最早出现的成熟的 CAD/CAM 修复材料，距今已有 30 多年的历史，通过 2000 多万个修复案例，证明这种精细结构的长石质陶瓷（feldspathic ceramics）材料是成功的。

最初的 Vitablocs Mark Ⅰ（Vita Zahnfabrik，德国）是一种细小颗粒的长石质陶瓷，压缩成预成块后，再采用 CAD/CAM 方式研磨成修复体（图 2-1）。

1991 年，Vitablocs Mark Ⅱ取代了 Vitablocs Mark Ⅰ，并一直应用至今。Vitablocs Mark Ⅱ主要成分包括二氧化硅（60%~64%）和氧化铝（20%~23%），挠曲强度为 154±15MPa，弹性模量为 45±0.5GPa，精细抛光后与天然牙釉质的磨耗性能接近。Vitablocs Mark Ⅱ作为单一颜色的瓷块，具有 10 种颜色，并可通过上色或堆瓷实现理想的美学效果，且能够被氢氟酸酸蚀，用树脂基复合树脂粘接。

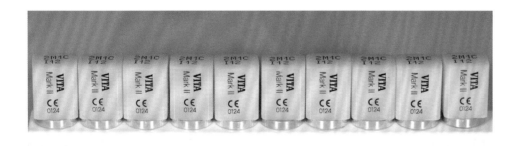

图 2-1　用于 CAD/CAM 加工工艺的长石质全瓷材料 Vitablocs

为克服美学效果上的局限，新型的多重色瓷块 Vitablocs TriLuxe、分层瓷块 Vitablocs Realife 等陆续问世。

Vitablocs TriLuxe 是由上下不同颜色的瓷粉叠加而成，可以模拟天然牙从颈部到切端的颜色分布；Vitablocs Realife 中心部分的瓷块与此前的瓷块特性相同，而最外层瓷块具有高透明度，具有自然牙（尤其是前牙）釉质层和牙本层的组织结构，能够达到接近传统人工分层堆筑烧结而表现出的前牙仿生美学效果。

Vitablocs 的适应证：所有类别的单颗牙齿修复体，包括前牙贴面、嵌体、高嵌体、单个全冠。

（二）CEREC Blocs

CEREC Blocs 是由 Sirona 公司于 2007 年推出的仿生玻璃陶瓷，但其成分实际上与 Vitablocs Mark Ⅱ基本一致（表 2-2），因此其适应范围与 Vitablocs Mark Ⅱ相同，对于各类修复体的预备空间要求也相同（表 2-3）。

表 2-2　CEREC Blocs 的组成成分

氧化物	质量百分比（wt.%）	氧化物	质量百分比（wt.%）
SiO_2	56~64	K_2O	6~8
Al_2O_3	20~23	CaO	0.3~0.6
Na_2O	6~9	TiO_2	0.0~0.1

表 2-3　Vitablocs Mark Ⅱ和 CEREC Blocs 对各类修复体的预备空间要求

	嵌体/高嵌体（mm）	贴面（mm）	前牙全冠（mm）	后牙全冠（mm）
边缘	–	0.2~0.3	1.0	1.0
轴面	–	0.5	>1.0	>1.0
前牙切端/后牙牙尖	2.0	0.5~0.7	>1.5	1.5~2.0
殆面中央/嵌体峡部	1.5	–	–	1.5

CEREC Blocs 具有 11 种颜色，但其命名形式与 Vita 色系并不相同（图 2-2，图 2-3）。

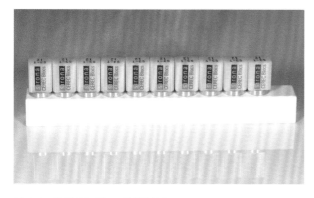

图 2-2　CEREC Blocs 陶瓷材料

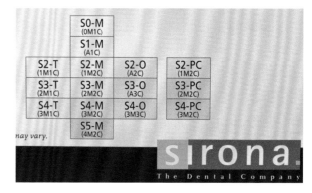

图 2-3　CEREC Blocs 与 Vita 色系的对照

二、白榴石增强型玻璃陶瓷

1998 年，最早用于椅旁 CAD/CAM 系统的白榴石玻璃陶瓷（leucite-reinforced ceramic）——ProCAD（Ivoclar Vivadent）问世，随后演化成为现今的 IPS Empress CAD。

IPS Empress CAD 是 Ivoclar Vivadent 公司专为 CEREC 3D 设计的全瓷材料，含有 35%~45% 白榴石成分，粒度为 1~5μm，挠曲强度为 160MPa，弹性模量为 62GPa。由于材料具有良好的均匀性和光的散射特性，因此具有良好的半透明性。

IPS Empress CAD 瓷块有单一颜色瓷块和复合色瓷块两种（图 2-4，图 2-5）。

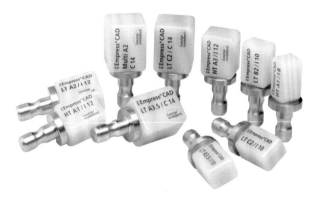

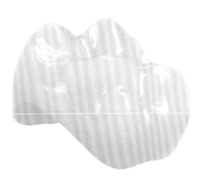

图 2-4　IPS Empress CAD 瓷块

图 2-5　IPS Empress CAD 切削的修复体

单一色 IPS Empress CAD 瓷块有高透（HT）和低透（LT）两个半透明层次的瓷块，可根据患者的个体情况选择不同颜色和透明度的瓷块。它们有 Chromascop 色系的 20 个颜色和 Vita 色系的 16 个颜色，可根据需要进行选择。此外，IPS Empress CAD LT 瓷块也提供漂白色系瓷块（BL1-BL4）。

IPS Empress CAD 复合色瓷块是从牙本质到切端的颜色的自然过渡，在不做外染色的情况下可为修复体提供更好的美学效果和自然的仿真效果。颜色选择也有 Vita 和 Chromascop 两个色系。

IPS Empress CAD 瓷块通过抛光即可实现表面光泽度，通常可不需要上釉。在有与患者牙列色度一致颜色的瓷块，并且没有金属核和桩潜在影响修复明度的情况下，IPS Empress CAD 复合色瓷块是一种合适的选择。

IPS Empress CAD 的适应证：各类单颗牙齿修复体，包括前牙贴面、嵌体、高嵌体、单个全冠，其预备空间与传统玻璃陶瓷基本一致（表 2-4）。

表 2-4　IPS Empress CAD 对各类修复体的预备空间要求

	嵌体 / 高嵌体（mm）	前牙贴面（mm）	前牙全冠（mm）	后牙全冠（mm）
边缘	–	0.6	1.0	1.0
轴面	–	0.7	1.5	1.5
前牙切端 / 后牙牙尖	2.0	0.7	2.0	2.0
骀面中央 / 嵌体峡部	1.5	–	–	1.5

三、长石质陶瓷与白榴石玻璃陶瓷的临床长期应用效果

不同类型的陶瓷材料在强度方面的差别是很多医师关心的内容。有一些材料学研究比较了长石质陶瓷和白榴石玻璃陶瓷在各个机械性能方面的差异。

长石质陶瓷与白榴石玻璃陶瓷相比硬度更高，这意味着长石质陶瓷修复体表面更耐磨，不易出现划痕；白榴石玻璃陶瓷具有更好的挠曲强度、弯曲模量以及断裂韧性，临床上具有更高的抗折强度。

Vitablocs Mark II 作为临床应用最久的椅旁 CAD/CAM 修复材料，也是很多长期临床研究的对象。

一项长期临床研究表明，纳入随访的 Vitablocs Mark II 嵌体、高嵌体修复体共 2328 个，9 年后共有 35 例修复体折断。根据 Kaplan-Meier 算法，5 年成功率为 97.4%，9 年成功率为 95.5%。

另一项研究观察了 200 个 Vitablocs Mark II 单牙修复体，其结果是 10 年成功率为 90.4%，该研究者随后报道了 Mark II 修复体的 17 年成功率为 88.7%。从 1991~2006 年，一系列研究报道了 1011 个修复体的 18 年随访结果，其 5 年保存率为 95%，7 年保存率为 91.6%，10 年保存率约为 90%，而 17 年保存率仅为 84.9%。其中，最主要的失败方式为修复体折裂，其次还包括牙齿折断、治疗后敏感等。

更长期的研究结果表明，IPS Empress CAD 用作嵌体或高嵌体修复 4.5 年成功率约为 96%，7 年成功率约为 91%。

另有临床研究比较了长石质陶瓷和白榴石玻璃陶瓷在用于椅旁 CAD/CAM 系统修复后的长期成功率，结果表明随访 3 年期间，两类修复体的成功率没有显著差别。

总体来看，长石质陶瓷与白榴石玻璃陶瓷两类传统玻璃陶瓷的临床长期应用效果接近，属于适应范围基本重叠的修复材料。

第三节　增强型玻璃陶瓷

一、二硅酸锂增强型玻璃陶瓷

（一）IPS e.max CAD

2006 年，Ivoclar Vivadent 公司推出了一种兼具强度和美观性的二硅酸锂陶瓷材料（lithium-disilicate ceramic）——IPS e.max CAD，该瓷块经烤瓷炉烧结后挠曲强度可达 360MPa，弹性模量可达 95GPa。由于 IPS e.max CAD 材料强度较高，同时仍可经过氢氟酸处理后使用树脂粘接剂，能够使材料的抗折强度进一步提升。

IPS e.max CAD 含有粒度约为 0.2~1μm 的二硅酸锂（LS2）微晶，占总体积的 40%。该材料初始表现为蓝色，此时是"软"的半成品状态，其蓝色状态与最后的色度选择无关；切削后需要一个约 20 分钟的结晶过程，使该材料获得最终强度 360MPa，并且从蓝色恢复为半透明的牙齿颜色，其最终强度和色泽是在材料完全结晶后形成的，染色和上釉可与结晶过程同时进行。结晶后二硅酸锂晶体的粒度可达到 1.5μm，体积比增加到 70%（图 2-6，图 2-7）。

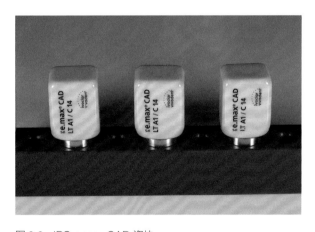

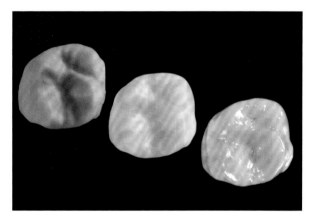

图 2-6　IPS e.max CAD 瓷块　　　　　　　　　图 2-7　IPS e.max CAD 制作的修复体

IPS e.max CAD 具有高透明度（HT）瓷块、低透明度（LT）瓷块、中等不透明（MO）瓷块以及效果瓷块等四类，适合不同类型的修复病例。

HT 瓷块（高透明度）：具有 Vita 16 色和 4 个漂白色，2 种尺寸（I12、C14）。鉴于其高度透明，适合切削较小的修复体（如嵌体、高嵌体）。由 HT 瓷块制成的修复体与剩余牙体组织的特殊颜色配合具有变色龙的效果，起到天然结合的功效。

LT 瓷块（低透明度）：具有 Vita16 色和 4 个漂白色，2 种尺寸（I12、C14）。由于其低度透明，适用于回切，制作部分冠和单冠修复体。通过使用饰瓷，或通过染色技术可获得较好的美学效果。

MO 瓷块（中等不透明）：具有 5 种颜色（MO 0~MO 4）和 1 个尺寸（C14）。由于 MO 瓷块透明度很低，适用于对中重度变色牙的遮色修复，也适用于制作基底冠并使用 IPS e.max Ceram 饰面瓷修复。

效果瓷块（Value，Opal）：分为 3 种 Value 颜色（Value 1，Value 2，Value 3）和 2 个 Opal 颜色（Opal 1，Opal 2）。这些瓷块主要用于制作薄贴面、贴面、部分冠和单冠。

IPS e.max CAD 材料含有足够的玻璃成分，具有良好的透明度，并且能够通过酸蚀处理进行粘接。因为其玻璃含量较传统玻璃陶瓷少，所以具有更高的弯曲强度，适用于一般情况下的粘接修复需要。

IPS e.max CAD 的适应证：可用于贴面、嵌体或高嵌体、部分冠或全冠，同时可进行 3~4 个单位固定桥和种植体上部结构等相对复杂的修复，其适用于各类修复体所需的预备空间较传统玻璃陶瓷可略减小（表 2-5）。

表 2-5　IPS e.max CAD 对各类修复体的预备空间要求

	嵌体 / 高嵌体（mm）	贴面（mm）	前牙全冠（mm）	后牙全冠（mm）
边缘	-	0.6	1.0	1.0
轴面	-	0.6	1.2	1.5
前牙切端 / 后牙牙尖	1.0	0.7	1.5	1.5
殆面中央 / 嵌体峡部	1.0	-	-	1.5

有一些关于 IPS e.max CAD 长期效果方面的研究，在用作全解剖冠、嵌体或高嵌体修复后牙时，2~3 年修复体保存率可达 100%。而临床研究中失败病例主要原因是牙齿继发龋以及牙根折断，而修复体折断或脱落相对少见。也有研究证实，IPS e.max CAD 材料的强度较有饰面瓷的二氧化锆全冠和陶瓷熔附金属全冠更高。

（二）Up.CAD

Up.CAD 是爱尔创公司推出的用于 CAD/CAM 工艺的二硅酸锂玻璃陶瓷瓷块（图 2-8）。采用熔融法工艺形成的 Up.CAD 瓷块在初步结晶化后呈蓝色状态，其弯曲强度为 160~180MPa，切削后再次烧结至完全结晶时弯曲强度可达 400MPa，适用于对材料强度要求较高的美学修复病例。

Up.CAD 在蓝色状态下，维氏硬度约 5400MPa，由于具有较低的硬度及特殊的晶体结构，使其具有良好的加工性能，利于磨削设备的加工。经过再次晶化后，二硅酸锂晶相含量可达 68%，并且晶体呈片状或枝状，维氏硬度提高到 6000MPa，有利于获得较高的强度和良好的质感。

Up.CAD 有高度不透明（HO）、中等不透明（MO）、低透明度（LT）和高透明度（HT）四类，瓷块尺寸有 3 种可选，适用于单个修复体或三单位固定桥的制作。

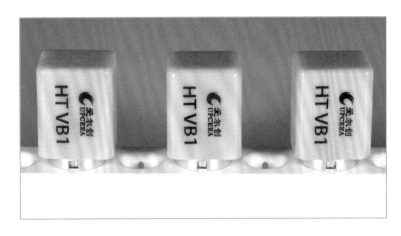

图 2-8　用于 CAD/CAM 加工工艺的二硅酸锂玻璃陶瓷块 Up.CAD

HO 瓷块：即高度不透明瓷块，分为 HO0、HO1、HO2 三种颜色，适用于重度变色牙的遮色修复，也可用于制作基底冠，采用饰面修复。

MO 瓷块：即中等不透明瓷块，有 5 种颜色（MO0~MO4）可供选择，适用于中度变色牙的遮色修复，也同样可用于制作基底冠。

LT 瓷块：即低透明度瓷块，有 Vita 16 色和 4 个漂白色。可用于制作单个修复体或三单位固定桥，通过饰面瓷或表面染色获得理想的美学效果。

HT 瓷块：即高透明度瓷块，也有 Vita 16 色和 4 个漂白色，由于其透明度高，适用于贴面、嵌体或高嵌体的修复病例。

Up.CAD 的适应证：包括贴面、嵌体或高嵌体、单个全冠、三单位固定桥等，其适用于各类修复体所需的预备空间与 IPS e.max CAD 接近（表 2-6）。

表 2-6　Up.CAD 对各类修复体的预备空间要求

	嵌体 / 高嵌体（mm）	贴面（mm）	前牙全冠（mm）	后牙全冠（mm）
边缘	–	0.6	1.0	1.0
轴面	–	0.6	1.2	1.5
前牙切端 / 后牙牙尖	1.0	0.7	1.5	1.5
𬌗面中央 / 嵌体峡部	1.0	–	–	1.5

二、氧化锆增强型玻璃陶瓷

（一）Vita Suprinity（琥珀瓷）

Vita Suprinity 是 Vita 公司于 2014 年推出的氧化锆增强型硅基锂基玻璃陶瓷，其中含有约 10%（质量比）的氧化锆成分（表 2-7）。

表 2-7　Vita Suprinity 的组成成分

陶瓷成分	质量百分比（wt.%）	陶瓷成分	质量百分比（wt.%）
二氧化锆（ZrO_2）	8~12	氧化锂（Li_2O）	15~21
二氧化硅（SiO_2）	56~64	其他	>10

Vita Suprinity 是尚未完全结晶的瓷块，呈棕黄色的糖果色，故中文商品名为琥珀瓷，此时的弯曲强度约为 180MPa；经切削、结晶完成后恢复正常的牙色，弯曲强度可达 420MPa，其弹性模量约为 70GPa（图 2-9~图 2-12）。

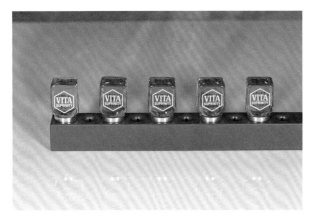

图 2-9　Vita Suprinity 瓷块

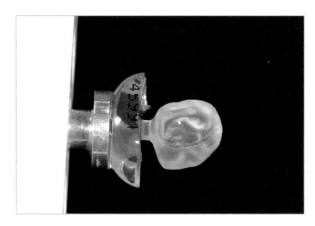

图 2-10　Vita Suprinity 修复体切削完成后

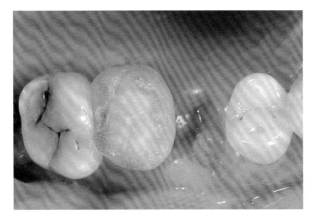

图 2-11　Vita Suprinity 修复体口内试戴

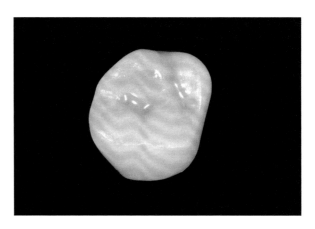

图 2-12　Vita Suprinity 修复体烧结后

Vita Suprinity 有透明度（T）瓷块和高透明度（HT）瓷块，可选择颜色有 0M1、A1、A2、A3、A3.5、B2、C2 和 D2。

Vita Suprinity 的适应证：贴面、嵌体和高嵌体、单冠、种植体上部单冠修复体，其应用于各类修复体所需的预备空间与 IPS e.max CAD 接近（表 2-8）。

表 2-8 Vita Suprinity 对各类修复体的预备空间要求

		嵌体 / 高嵌体（mm）	贴面（mm）	前牙全冠（mm）	后牙全冠（mm）
全解剖修复体 + 外染色	切端 / 𬌗面	1.0	0.7	1.5	1.5
	边缘	1.0	0.6	1.2	1.5
修复体基底 + 饰瓷	切端 / 𬌗面	–	0.4	0.8	1.3
	边缘	–	0.6	1.2	1.3

（二）Celtra Duo

Densply 公司推出的增强型玻璃陶瓷 Celtra Duo，是与 Vita Suprinity 同平台研发的另一款产品，同样属于氧化锆增强型硅基锂基陶瓷。

Celtra Duo 的材料成分中，除了二氧化硅、氧化锂之外，含有约 10% 的二氧化锆，且均匀分散于玻璃相。氧化锆成分的高度分散性可防止氧化锆成分结晶，形成不透明或低透明度的外观。Celtra Duo 的晶粒大小约为 0.6~0.8μm，小于传统二硅酸锂增强型玻璃陶瓷的晶粒（图 2-13，图 2-14）。

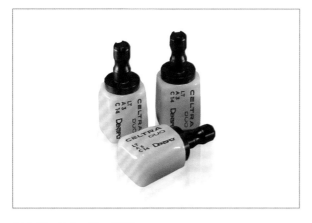

图 2-13 Celtra Duo 瓷块

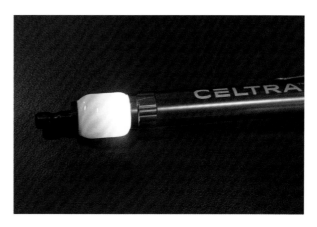

图 2-14 Celtra Duo 具有良好的透光性

与 Vita Suprinity 不同的是，Celtra Duo 瓷块是已经完全结晶的材料，这一点与以往的二硅酸锂增强型玻璃陶瓷也有所不同。Celtra Duo 瓷块初始强度为 420MPa，但在切削过后的即刻挠曲强度降低为约 10MPa，对于贴面、嵌体或高嵌体修复病例，经过调磨、规范抛光处理后可直接粘接；对于单个牙冠尤其是后牙冠等对强度要求较高的修复病例，则可再次进行烧结，经过釉烧处理后其强度可重新升高到 370MPa，可以满足较高的强度需求。

Celtra Duo 瓷块有两个透明层次，即高透明度（HT）瓷块和低透明度（LT）瓷块。高透明度瓷块有 A1、A2、A3 三种颜色可选；低透明度瓷块有 A1、A2、A3、A3.5、B2 五种颜色可选。

Celtra Duo 瓷块的粘接与传统玻璃陶瓷相同，可通过氢氟酸处理以及硅烷化增强其粘接强度。

Celtra Duo 瓷块的适应证：可用于贴面、嵌体、高嵌体及单个全冠等修复，其适用于各类修复体所需的预备空间与 Vita Suprinity 基本一致（表 2-9）。

表 2-9　Celtra Duo 对各类修复体的预备空间要求

	嵌体 / 高嵌体（mm）	贴面（mm）	前牙全冠（mm）	后牙全冠（mm）
边缘	–	0.4	1.0	1.0
轴面	–	0.6	1.5	1.5
前牙切端 / 后牙牙尖	2.0	1.0~1.5	1.5	1.5
𬌗面中央 / 嵌体峡部	1.5	–	–	1.5

第四节　混合物陶瓷

陶瓷树脂复合物属于混合物陶瓷（hybrids），是口腔修复材料技术发展过程中的一个重大革新。

这类材料的设计理念是将陶瓷和树脂两种材料相结合，融合两种材料的优势，希望获得机械强度、美学性能接近传统玻璃陶瓷且同时兼具树脂材料的高韧性特点、弥补陶瓷脆性方面不足的新型材料。

目前已有多个生产厂商推出了复合物材料，由于其研发出发点和思路不同，材料性质差异明显。以玻璃陶瓷为基础，增加树脂成分的材料，其性能更接近传统玻璃陶瓷；以传统树脂为基础，大量增加陶瓷成分的材料，其性能更接近传统树脂。目前这类材料的长期修复效果还有待临床观察和随访来进一步验证。

在未来，这类材料必将不断进步，当陶瓷和树脂的优势被完全融合后，这一类材料有可能成为未来口腔修复的主要材料。

一、Vita Enamic（弹性瓷）

2013年，Vita公司推出了Enamic，这是一种结合了全瓷材料和树脂材料优点的新型材料。Enamic是在多孔瓷材的基础上将聚合物材料渗入其中然后固化形成，是以传统玻璃陶瓷为基础研发的混合物陶瓷，中文商品名为弹性瓷（图2-15，图2-16）。

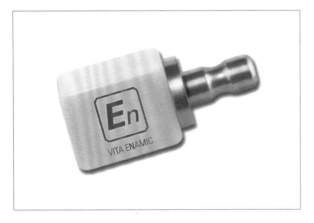

图2-15　Vita Enamic 混合物瓷块

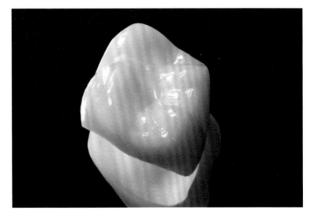

图2-16　Vita Enamic 混合物修复体

Vita Enamic 中瓷结构占 86wt%，有机聚合物材料占 14wt%。陶瓷部分出细颗粒长石类瓷材中加入氧化铝成分组成；树脂成分为 UDMA（三甲基丙烯酸脲烷酯）和 TEGDMA（二甲基丙烯酸三甘醇酯）（表2-10）。

表 2-10　Vita Enamic 的组成成分

瓷结构成分	质量百分比（wt.%）	瓷结构成分	质量百分比（wt.%）
二氧化硅（SiO_2）	58~63	氧化硼（B_2O_3）	0.5~2
氧化铝（Al_2O_3）	20~23	二氧化锆（ZrO_2）	<1
氧化钠（Na_2O）	9~11	氧化钙（CaO）	<1
氧化钾（K_2O）	4~6		

Vita Enamic 这种混合型材料是由瓷网状结构与高分子聚合物结构相互交叉形成的，两种不同材料的整合给予新材料良好的理化性能，兼具瓷材料的强度以及树脂材料的韧性。Vita Enamic 的挠曲强度为150~160MPa，弹性模量为30GPa，非常接近天然牙本质。切削性能良好，边缘连续性及完整性优于传统 CAD/CAM 玻璃陶瓷（表 2-11）。

表 2-11　Vita Enamic 的理化性能

	Vita Enamic	标准值
静态断裂载荷（N）（SD）	2890（232）	无
密度（g/cm^3）	2.1	无
挠曲强度（MPa）	150~160	ISO 10477≥50 ISO 6872≥100
弹性模量（GPa）（SD）	30（2）	无
耐磨性（μm）	与 Mark Ⅱ及饰面瓷材料相同	无
断裂延展性（%）（SD）	0.5（0.05）	无
Weibull 模量	20	无
硬度（GPa）	2.5	无
抗折强度（MPa）	1.5	无
与饰面材料粘接强度（MPa）	无硅烷：12 含硅烷：27	ISO 10477≥5
剪切强度，粘接（MPa）	RelyX Unicem：21 Variolink：27	无

除此之外，Vita Enamic 在酸性环境下结构稳定，且不易着色。经氢氟酸酸蚀处理后，树脂与陶瓷框架之间形成表面多孔结构，能够获得良好的粘接强度。

Vita Enamic 临床应用的弱点在于打磨抛光性能较传统玻璃陶瓷略低。

Vita Enamic 的适应证：可用于贴面、嵌体、高嵌体、后牙𬌗面贴面、单个全冠、种植体上部结构等多种修复类型，其中适用于嵌体、高嵌体、后牙𬌗面贴面和种植体上部结构有比较明显的意义和优势。由于其较为特殊的理化性能，其适用于各类修复体所需的预备空间也有一定的特点（表 2-12）。

表 2-12　Vita Enamic 对各类修复体的预备空间要求

	嵌体/高嵌体(mm)	前牙贴面(mm)	后牙𬌗贴面(mm)	前牙全冠(mm)	后牙全冠(mm)
边缘	–	>0.2	–	>0.8	>0.8
轴面	–	>0.3	–	>0.8	0.8~1.5
前牙切端/后牙牙尖	>1.0	>0.3	>1.0	>1.5	>1.5
嵌体峡部/𬌗面中央	>1.0	–	>1.0	–	>1.0

二、Lava Ultimate（优韧瓷）

Lava Ultimate 是 3M ESPE 公司推出的新型陶瓷树脂混合材料，是以传统树脂为基础研发的混合物材料，也被称为树脂纳米瓷（resin nano ceramic，RNC），其商品名为优韧瓷（图 2-17，图 2-18）。

Lava Ultimate 的成分主要是纳米陶瓷填料，约占 80wt.% 和 65vol.%。Ultimate 采用纳米技术，将纳米级（直径 1~100nm）的陶瓷颗粒均匀混入复合树脂中，再通过加热固化形成致密团块。陶瓷颗粒主要有两种成分，即直径 20nm 的二氧化硅和直径 4~11nm 的二氧化锆。陶瓷颗粒经过硅烷化处理后可与树脂基质紧密结合在一起，形成最终的可切削树脂陶瓷块。纳米颗粒在树脂基质中以簇状聚集形态存在，纳

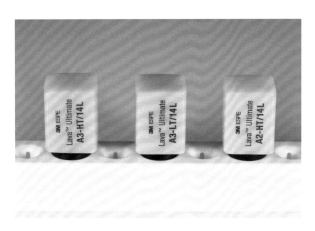

图 2-17　Lava Ultimate 瓷块

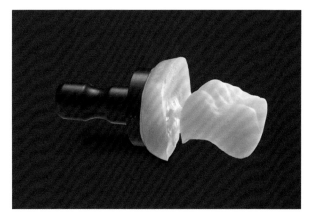

图 2-18　Lava Ultimate 修复体

米簇中不同直径的颗粒按一定比例混合在一起，能够有效减少颗粒之间的空隙，增加材料的致密度。

Ultimate 具有类似复合树脂的韧性，不易折断，挠曲强度高于普通玻璃陶瓷。同时，它具有与陶瓷材料接近的耐磨性能，调磨抛光后能够长期保持表面的光泽效果。这也使 Ultimate 具有超越复合树脂的性能。

Ultimate 的挠曲强度能够达到 204MPa，其断裂韧性优于 CAD/CAM 长石质陶瓷、白榴石玻璃陶瓷以及单纯复合树脂。

但是，Ultimate 不能有效地被氢氟酸酸蚀，可先进行喷砂处理，并配合使用 Scotchbond Universal adhesive 粘接剂（含有硅烷偶联剂成分）以及树脂基水门汀，以获得良好的粘接性能。

Lava Ultimate 刚推出时，宣布其适应证为贴面、嵌体、高嵌体、单个全冠和种植体上部结构，其适用于各类修复体所需的预备空间与传统玻璃陶瓷接近（表 2-13）。之后由于修复体脱落、折断等问题，适应证调整为仅针对贴面、嵌体、高嵌体。

表 2-13　Lava Ultimate 对各类修复体的预备空间要求

	嵌体 / 高嵌体（mm）	前牙贴面（mm）	前牙全冠（mm）	后牙全冠（mm）
边缘	–	>0.4	>1.0	>1.0
轴面	–	>0.6	>1.5	1.5
前牙切端 / 后牙牙尖	>1.5	>0.5	>1.5	>1.5
嵌体峡部 / 𬌗面中央	>1.5	–	–	>1.5

三、Hyramic（润瓷）

Hyramic（润瓷）是由我国爱尔创公司推出的 CAD/CAM 用复合树脂陶瓷混合物，其研发思路和结构与 Lava Ultimate 接近（图 2-19）。

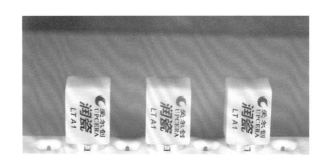

图 2-19　Hyramic（润瓷）用于 CAD/CAM 工艺的树脂纳米瓷块

Hyramic 的主要成分是树脂聚合物和无机填料，无机填料约占 82wt.%，由具有渐进式精细结构（progressive fine structure）的钡玻璃粉（0.1~1μm）和氧化硅纳米粉体（5~50nm）组成。

Hyramic 具有较高的机械性能，挠曲强度为 230MPa，抗压强度为 560MPa，断裂韧性为 $1.6MPa \cdot m^{1/2}$。由于 Hyramic 复合树脂陶瓷块致密性较好，具有较高抛光性能，抛光后光泽度可达 99，能够长期保持表面的光泽效果，菌斑不易在材料表面附着。

Hyramic 具有两种透度，即高度透明（HT）和低度透明（LT），可选择颜色有 Vita16 色和 4 个漂白色。Hyramic 也具有渐变多层色体系，能够模仿天然牙齿颜色由牙颈部至切端渐变的特点，与天然牙具有更高的相似度，可以提高修复体的美学效果。并且，Hyramic 具有很好的颜色稳定性，在口腔环境中不易着色。

Hyramic 复合树脂陶瓷材料在加工过程中无需热处理，易于切削加工，操作便捷，易于抛光，边缘适应性好。与 Lava Ultimate 类似，Hyramic 不能有效地被氢氟酸酸蚀，也不能与硅烷偶联剂发生有效反应，粘接前需要通过喷砂处理提高粘接强度。另外，Hyramic 还可以使用光固化复合树脂进行口内调整和修复。

生产厂商建议 Hyramic 的适应证：包括贴面、嵌体、高嵌体、单个全冠和种植体上部结构等多种修复体。

四、Ceramage Block（聚合瓷）

Ceramage Block（聚合瓷）是由日本松风公司推出的类瓷树脂材料，其成分为 73% 的硅锆微瓷填料以及聚氨酯类树脂基质。第 1 代聚合瓷材料具有一定流动性，由医师或技师塑造理想形态后进行光固化；最新一代的 Ceramage Block 以固化后的块体形式问世，可通过计算机辅助设计及制作，切削成理想的形态（图 2-20）。

Ceramage Block 与以往的聚合瓷材料一样，颜色多样，不仅能够覆盖 Vita16 色从 A 到 D 的所有色度，

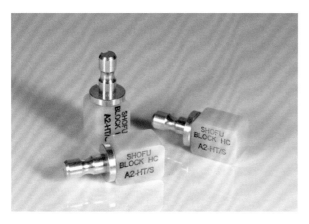

图 2-20　Ceramage Block 类陶瓷树脂

并且还分有不同的透明度和亮度。除此之外，Ceramage Block 还有多种牙龈颜色瓷块可供选择，能够满足不同类型的修复体，尤其是种植体上部结构需要模拟人工牙龈的。

Ceramage Block 的抗压强度约为 354MPa，与玻璃陶瓷材料强度接近；抗张强度和挠曲强度分别为 62MPa 和 146MPa，高于传统玻璃陶瓷材料，具有更好的韧性，内在延展性好。聚合瓷材料的表面硬度和挠曲强度与天然牙牙本质的强度十分接近，材料自身具有较高的耐磨耗性，并且不会对天然牙造成磨损。粘接前预处理并使用树脂水门汀可确保粘接效果。

目前，Ceramage Block 在日本应用范围较广，有较多的短期研究证明其应用效果良好，但该材料的长期应用效果还需要临床研究加以证实。

Ceramage Block 的适应证： 嵌体或高嵌体、贴面、全冠、种植体上部结构、套筒冠或精密附着体的外部结构、牙龈区的恢复或个性化制作。

五、Cerasmart

Cerasmart 是日本 GC 公司推出的含有纳米填料的类瓷树脂材料，挠曲强度为 231MPa，其在日本也有较多的应用（图 2-21）。

Cerasmart 有常规使用的低透明度（LT）和高透明度（HT）材料，可选择颜色有 A1、A2、A3、A3.5 和 B1，除此之外还有一种漂白色材料。该材料具有与天然牙体组织非常接近的乳光效果和荧光效果。

Cerasmart 在粘接前可使用粒度为 25~50μm 的氧化铝进行喷砂（压力为 0.2MPa），如果没有喷砂条件，也可以用 5% 的氢氟酸酸蚀 60 秒钟，然后涂布硅烷偶联剂，以增强粘接强度。

厂商推荐 Cerasmart 的适应证： 包括贴面、嵌体、高嵌体、单个全冠、种植体上部结构等多种修复形式。

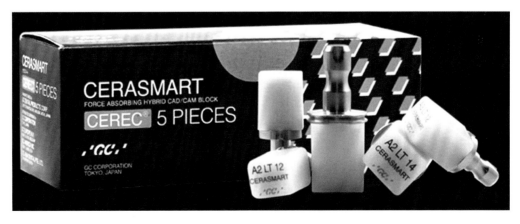

图 2-21　Cerasmart 类陶瓷树脂

第五节　可切削聚合树脂

一、切削暂时修复体

当修复基牙需要恢复形态以及功能，但又能直接完成永久修复体时，医师可选择可切削聚合树脂材料制作暂时修复体。这类材料主要成分为聚甲基丙烯酸甲酯 PMMA，易于加工，具有较好的机械性能以及耐磨性，抛光性能良好，可实现粘接固位。常见材料包括以下几种：

（一）Vita CAD-Temp（图 2-22，图 2-23）

Vita CAD-Temp 是由 Vita 公司推出的、用于制作长期戴用的修复体的 PMMA 树脂块，内部含有微填料成分，具有类似复合树脂的磨耗性能，可临床戴用至少 2 年。

Vita CAD-Temp 系列树脂块可分为 monoColor 均一颜色和 multiColor，每种切削块有 0M1、1M2、2M2、3M2 四种颜色可选。monoColor 具有两种尺寸：CT-40（15.5mm×19mm×39mm）和 CT-55（15.5mm×19mm×55mm）；multiColor 的美学效果更佳，具有两种尺寸：CTM-40（15.5mm×19mm×39mm）和 CTM-85/40（18mm×40mm×85mm）。

Vita CAD-Temp 可切削块可支持最长 7 个单位冠桥修复体，以及种植体支持式暂时修复体的切削与制作。Vita CAD-Temp 不仅有适用于 CEREC 系统的可切削块，同时还有适用于开放系统的可切削盘。

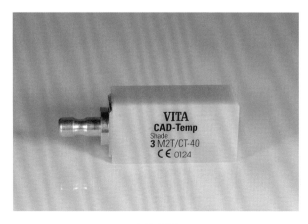

图 2-22　Vita CAD-Temp 树脂材料

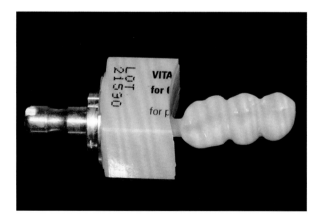

图 2-23　Vita CAD-Temp 树脂修复体

（二）Telio CAD（图2-24，图2-25）

Telio CAD 是由义获嘉公司推出的可切削 PMMA 树脂块，适用于长期戴用（最长可达 12 个月）的暂时修复体。

Telio CAD 有 6 种颜色可选择，包括 BL3、A1、A2、A3、A3.5、B1，颜色稳定性好，并且具有天然牙的荧光效果。该材料用于制作冠桥修复体时，最多允许存在两个连续桥体结构；也可制作种植体上部结构。

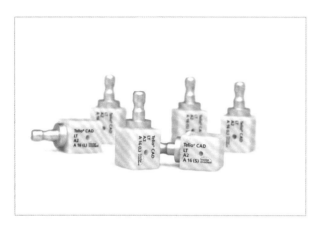

图 2-24　Telio CAD 树脂材料

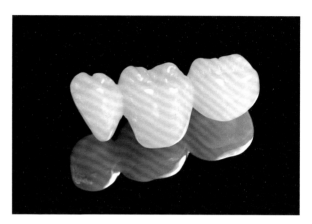

图 2-25　Telio CAD 树脂修复体

（三）Upcera PMMA（图2-26，图2-27）

Upcera PMMA 是由爱尔创公司推出的可切削 PMMA 树脂块，具有优良的机械性能，其挠曲强度可达 150MPa，硬度为 0.2GPa，易加工，可快速制作临时修复体。

Upcera PMMA 具有透明色 T0、A1、A2、A3 四种颜色可以选择，美观性能良好。T0 透明色材料同时可用于制作 CAD/CAM 种植手术导板，其他三种颜色可用于制作长期使用的暂时性冠桥修复体以及种植体上部结构。

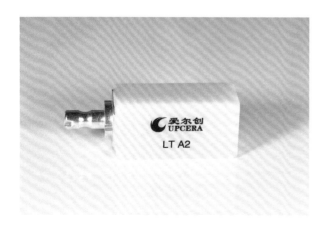

图 2-26　Upcera PMMA 树脂材料

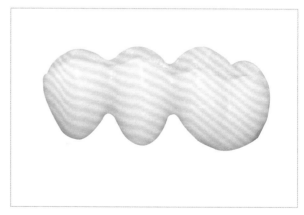

图 2-27　Upcera PMMA 树脂修复体

二、制作种植手术导板

采用椅旁 CAD/CAM 系统可制作单颗牙的手术导板，与其对应的是由厂商提供的专用的可切削聚合树脂块。

（一）CEREC guide Blocs

CEREC guide Blocs 是一种可用于制作种植手术导板的可切削透明 PMMA 材料。口腔医师通过术前在诊断模型上制作殆记录，将殆记录戴入患者口内并拍摄手术区域的 CBCT，据此可设计出理想的种植体位置，进而确定种植导板的形态，采用椅旁 CAD/CAM 设备切削完成（图 2-28，图 2-29）。

CEREC guide Blocs 完全透明，易于观察、判断导板在口腔内的准确就位；CEREC guide Blocs 具有良好的强度，可以保证手术操作的精确性。

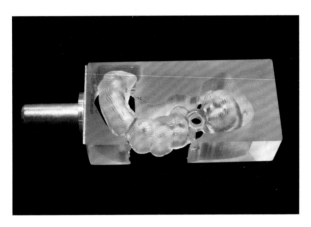

图 2-28　切削完成的手术导板

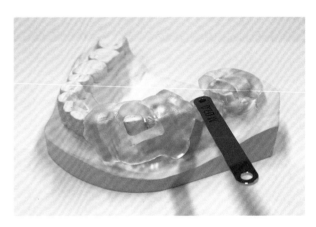

图 2-29　CEREC guide Blocs 加工的手术导板

（二）Upcera PMMA

由爱尔创公司推出的可切削 PMMA 树脂块——Upcera PMMA，除了具有三种牙色以外，还具有透明色 T0，可用于制作 CAD/CAM 种植手术导板（图 2-30，图 2-31）。

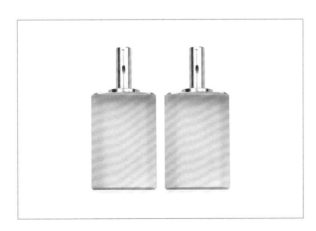

图 2-30　Upcera PMMA 导板材料

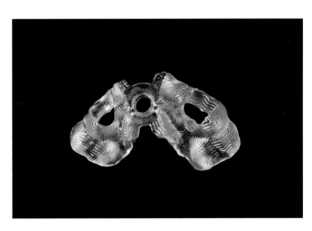

图 2-31　Upcera PMMA 加工的导板

第六节　其他 CAD/CAM 修复材料

一、氧化锆陶瓷

用于修复体材料的氧化锆陶瓷（Zirconia）是一种氧化钇部分稳定的多晶陶瓷，其挠曲强度通常可达 1200MPa 以上，可用于制作单冠或包括多个桥体结构的复杂修复体。

以往氧化锆陶瓷修复体在切削后需要较长时间的结晶过程，并且早期的氧化锆材料透光性不佳、需要饰面瓷的构建，因此全部过程完成所需时间比较长，无法满足椅旁修复的需要。

近年来，氧化锆材料透光性得到了很大的改善，越来越多的厂家推出了高透、超透氧化锆材料，可取得更好的美观效果。对于美观要求略低的磨牙、前磨牙区域，完全可以采用高透／超透氧化锆材料切削全解剖冠修复体，仅经过染色、上釉就可以达到比较理想的修复效果。

近一两年已出现了成熟的氧化锆快速烧结炉，约 20 分钟即可完成氧化锆修复体的结晶过程。因此，氧化锆目前已经列入椅旁修复材料的行列，CAD/CAM 全锆修复体可实现在椅旁完成设计和制作。

目前可实现椅旁快速结晶的氧化锆材料为 CEREC Zirconia，其具有 10 种 Vita 色系颜色可供选择，其切削采用专用的钨钢车针，以干磨法进行切削，采用专用快速烧结炉后，可获得 3 个单位以内的冠桥修复体（图 2-32~ 图 2-35）。其对修复体各部位要求的预备空间较玻璃陶瓷明显减小（表 2-14）。

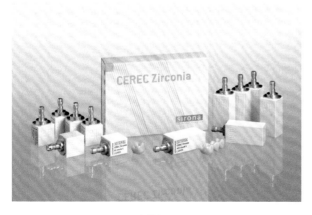

图 2-32　CEREC Zirconia 材料

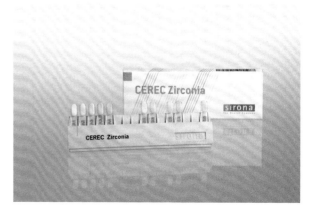

图 2-33　CEREC Zirconia 的 10 种颜色

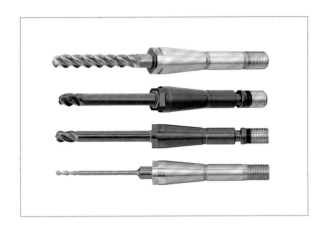

图 2-34　CEREC Zirconia 专用车针

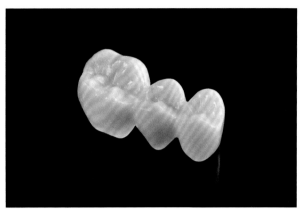

图 2-35　CEREC Zirconia 修复体

表 2-14　**CEREC Zirconia 对修复体各部位的预备空间要求**

		最小厚度（mm）	连接体面积（mm²）
前牙 / 后牙单冠	切端 / 𬌗面	0.5	–
	轴面	0.4	
前牙单桥体固定桥	切端	0.5	7
	轴面	0.5	
后牙单桥体固定桥	𬌗面	0.6	9
	轴面	0.5	
前牙两桥体固定桥	切端	0.6	9
	轴面	0.5	
后牙两桥体固定桥	𬌗面	0.7	12
	轴面	0.6	

二、钴铬合金

由于美观原因，只有少量的金属材料用于椅旁 CAD/CAM 修复体制作。对于必须采用金属修复体的情况，这也是一种快速有效的加工方式。

InCoris CC（Sirona）是一种常见的可切削金属材料（图 2-36）。它是一种基于钴铬合金（Co-Cr metal）的烧结金属材料，如同氧化锆的制作过程，它首先被研磨至放大的体积，然后在氩气保护的烧结炉中烧结收缩。

采用 CAD/CAM 形式可制作 4 个单位的固定桥非贵金属修复体，也可用于制作刃状边缘的修复体，其优势在于制作过程快速、质量高、没有气泡和变形的风险。

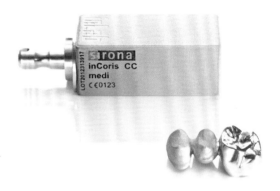

图 2-36　用于 CAD/CAM 工艺的钴铬合金材料 inCoris CC

第七节　椅旁 CAD/CAM 系统修复材料的磨耗性能

椅旁 CAD/CAM 系统修复材料发展至今，根据长期临床研究的结果，其机械强度可满足相应的临床要求，具有长期稳定性。

近年来，口腔医师、技师和研究者对椅旁 CAD/CAM 系统修复材料的磨损性能，及对天然牙的磨耗特点给予了更多关注。

一、传统玻璃陶瓷和增强型玻璃陶瓷

传统玻璃陶瓷，例如 Vitablocs Mark Ⅱ和 Empress CAD，其弹性模量接近天然牙釉质；增强型玻璃陶瓷，例如 Vita Suprinity、e.max CAD 和 Celtra Duo，在传统玻璃陶瓷的基础上抗折强度进一步提高。

这些材料在与天然牙接触时，玻璃陶瓷与釉质均有损耗，釉质的损耗略高于玻璃陶瓷。磨耗后玻璃陶瓷表面会形成磨耗面，电子显微镜下可观察到微小晶粒样结构，与未磨耗处界限清楚，局部还可观察到微裂纹。这种磨耗特点与天然牙之间发生磨耗在釉质上的表现非常接近。

因此，椅旁 CAD/CAM 陶瓷材料在切削及调磨完成后，需要精细抛光再戴入患者口内；否则，玻璃陶瓷的粗糙表面会加快对天然牙的磨耗。

二、混合物材料和可切削树脂

混合物材料，包括 Vita Enamic、Lava Ultimate、Hyramic、Ceramage Block、Cerasmart 等，这类材料的弹性模量接近天然牙本质。与天然牙接触时，混合物材料与釉质均有损耗，混合物材料的磨耗程度大于釉质，磨耗后混合物材料表面不会形成明显的粗糙面，电子显微镜下观察也没有明显的微裂纹出现。

可切削树脂材料的成分是 PMMA，在与天然牙接触时，以可切削树脂磨耗为主，釉质几乎没有损耗。磨耗后可切削树脂表面会形成粗糙面，电子显微镜下还可观察到凹坑样表面缺损。因此，PMMA 材料仅适用于制作暂时修复体。

三、氧化锆陶瓷

很多研究对于氧化锆陶瓷与天然牙的磨耗所给出的结论并不一致。

有研究发现氧化锆会对釉质形成明显的磨耗，其程度高于贵金属以及玻璃陶瓷。也有研究发现，经过精细抛光后的氧化锆，表面光泽度极高，不会对釉质形成过度磨损，其磨耗程度与天然牙之间的磨耗程度接近，氧化锆材料自身的损耗几乎为零。并且，氧化锆陶瓷对釉质的磨耗量，与其自身的表面粗糙度直接相的，也就是氧化锆表面越粗糙，对天然牙的磨耗越严重。

目前已确定的是，氧化锆修复体调磨后，需要精细抛光后再戴入患者口内，上釉无法替代抛光过程，短时间内釉烧层就会被磨耗而暴露出未抛光的粗糙表面。除此之外，氧化钇稳定性氧化锆陶瓷具有低温时效特性（ low temperature degradation，LTD ），即稳定的四方相氧化锆在低温下自然发生向单斜相的相变，尤其是在有水和潮湿的环境中，引起强度的降低以及材料的力学性能下降。低温时效特性与氧化钇稳定性、氧化锆陶瓷的微观结构和成分相关，氧化钇含量越低，氧化锆晶粒越大以及存在孔隙等，都会加速相变反应。氧化锆陶瓷表面发生单斜相相变的同时，会产生微裂纹，在长期外力以及口内潮湿环境的作用下，微裂纹会逐渐向深部扩展，因此氧化锆陶瓷会表现出老化特性，即机械强度、硬度和弹性模量随时间延长而有降低的现象。这也意味着氧化锆表面粗糙，同时对与之接触的牙体组织或材料的磨耗也会增加。

因此，临床应用氧化锆修复体时，在制作、试戴、调磨、抛光以及粘接过程中都需要谨慎，并严格按照操作说明来进行。同时需要对氧化锆材料修复病例进行定期复查和长期随访。

（刘诗铭　刘　峰）

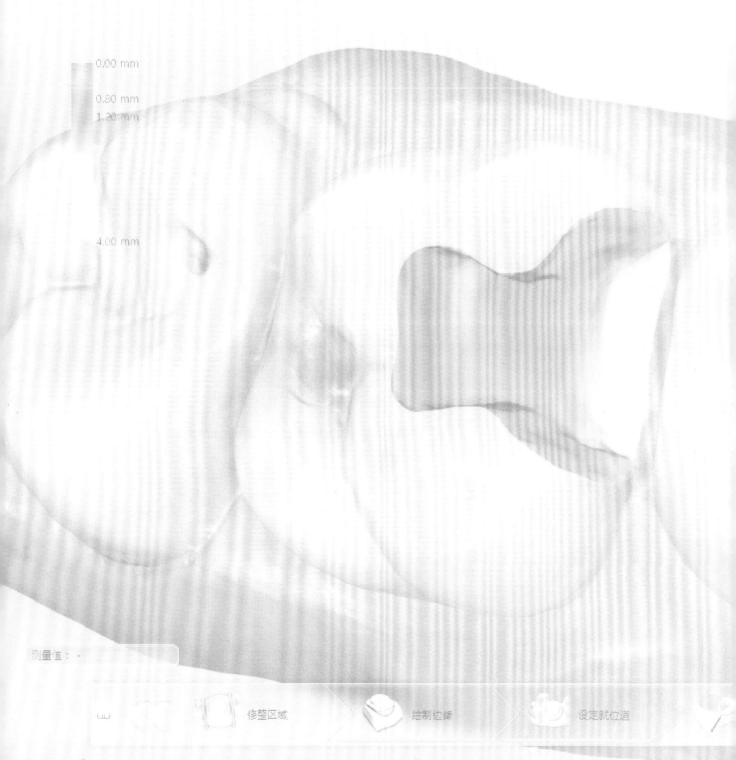

0.00 mm

0.80 mm
1.20 mm

4.00 mm

测量值：-

修整区域　　　绘制边缘　　　设定就位道

完整模型

第三章

牙体缺损的椅旁数字化修复设计和牙体预备

第一节　前牙修复设计的辩证思考

在前牙牙体缺损修复中，首先需要考虑全瓷冠与瓷贴面的选择。随着微创治疗理念的深入人心，口腔医师开始学习、应用微创贴面乃至无预备贴面，因此需要考虑常规瓷贴面和微创、无预备瓷贴面之间的选择。当口腔医师掌握数字化 CAD/CAM 之后，还需要考虑传统烤瓷贴面与 CAD/CAM 瓷贴面之间的选择。本节将对以上问题展开讨论。

一、全瓷冠与全瓷贴面的选择

前牙美学修复过程中，全瓷冠和全瓷贴面是口腔医师非常熟悉的两种修复方式。随着粘接及修复体材料的不断改进和提高，从生物学微创原则、舒适美学牙科的角度来说，创伤更小的瓷贴面修复形式已成为越来越多口腔医师及患者的首要选择。

对于大面积牙体缺损但仍可以保留的前牙残根残冠，经过完善的根管治疗，选用纤维桩或贵金属桩核及全瓷冠修复，目前仍然是临床修复的首选（图3-1~图3-4）；对于已进行过前牙全冠修复的不良修复体，拆除不良修复体进行完善的牙体牙髓及牙周治疗后，也需要选用全瓷冠完成最终的修复（图3-5~图3-7）。

除此之外，在前牙修复过程中，特别是针对活髓牙的修复，如果能够具有足够的釉质粘接面积，即应首先考虑选用创伤更小的粘接性修复。

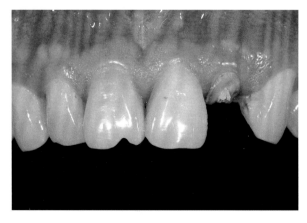

图3-1　22残根根管治疗后（2015.1）

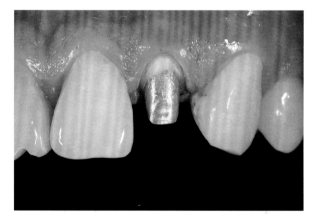

图3-2　22贵金属桩核修复（2015.1）

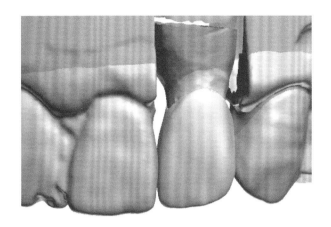

图 3-3　22 全瓷冠修复设计

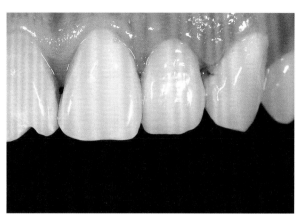

图 3-4　22 全瓷冠修复（2015.11）

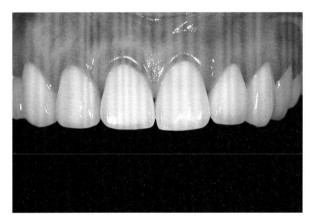

图 3-5　上颌前牙不良修复体（2012.3）

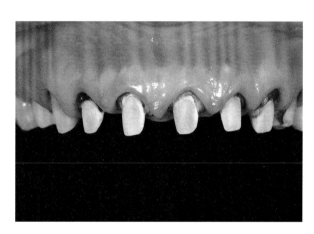

图 3-6　拆除不良修复体基础治疗后（2012.6）

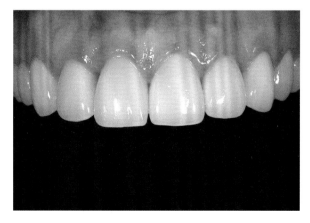

图 3-7　氧化锆全瓷单冠修复术后 3 年（2015.8）

（彭勃医师提供病例）

对于前牙的单冠修复而言，修复体除必须具备良好的机械固位力及边缘适合性外，修复体的颜色及质感与天然牙的高度匹配应是全瓷单冠修复的精髓所在。相对于传统的加工方式，CAD/CAM 切削的玻璃陶瓷全冠可迅速快捷的完成，但由于是由整个瓷块切削而成，在颜色层次与过渡等细节方面会有一定的不足之处。

如果能够将切削出来的修复体进行回切，进行内部形态的精细雕塑，同时通过内插色、外染色等瓷层结构获得更丰富准确的颜色效果，可使修复体自然地融入天然牙列之中。

随着粘接技术的不断进步及美学修复材料的更新，传统修复理念中修复体具备良好的机械固位力的要求也逐渐被可靠的粘接力所替代；在具备良好粘接的条件下，全瓷冠这种牙体预备更大的修复方式不应成为首选修复方式，而应首先考虑选用粘接性的微创修复方式。

相对于全冠修复，瓷贴面修复的牙体预备量较小，瓷贴面修复牙体预备要求大部分是在釉质层内，因此，可很大程度的保留牙齿自身的结构。CAD/CAM 切削的玻璃陶瓷贴面，只需要通过正确的比色，选用合适的瓷块切削完成以后，经抛光打磨或少许染色上釉即可完成，非常适合椅旁即刻完成修复。

临床上常见以下几种情形时，应首先考虑创伤更小的瓷贴面修复方式，而不应考虑牙体预备量更大、创伤更大的全瓷冠修复形式。

1. 因外伤而导致牙体缺损较大的前牙修复，传统的修复方式更多的是选用全冠。随着粘接技术的发展，如果保留有足够的健康釉质，应首选树脂直接粘接或瓷贴面间接粘接修复。最大程度保留剩余牙体组织，减小牙体伤害，实现微创理念（图 3-8~图 3-13）。

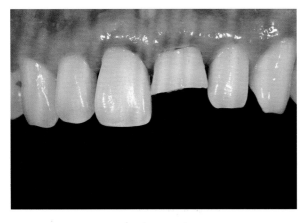

图 3-8　21 外伤冠折未露髓（2015.5）

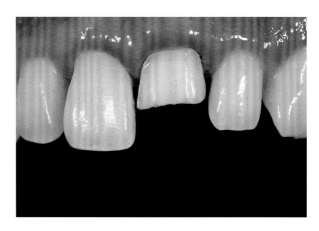

图 3-9　21 瓷贴面牙体预备

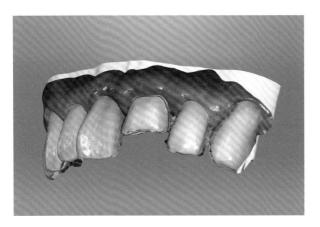

图 3-10　21 CEREC 扫描取像

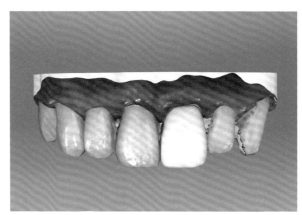

图 3-11　21 CEREC 设计

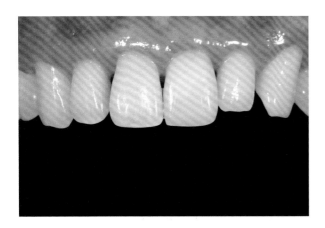

图 3-12　21 Vitablocs Mark Ⅱ 瓷贴面修复（2015.5）

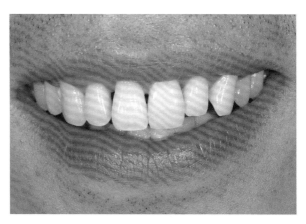

图 3-13　术后微笑像

（彭勃医师提供病例）

2. 因龋坏而导致前牙邻面大面积缺损的修复，去净腐质后用树脂充填，消除窝洞倒凹后可采用瓷贴面修复。治疗过程的关键是修复体的边缘终止线应建立在健康的釉质上，确保良好的边缘封闭，防止微渗漏（图3-14~图3-19）。

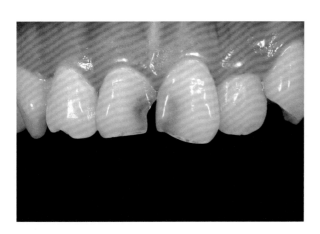

图3-14　11、21邻面龋术前（2014.11）

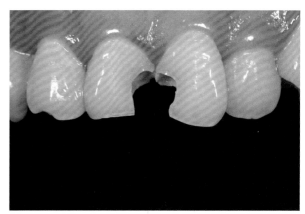

图3-15　11、21去净腐质

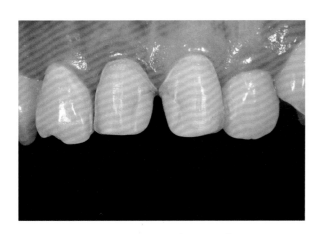

图3-16　11、21瓷贴面牙体预备（2014.11）

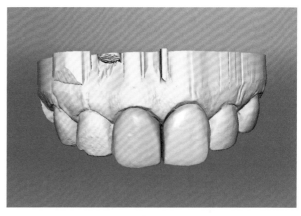

图3-17　11、21瓷贴面设计

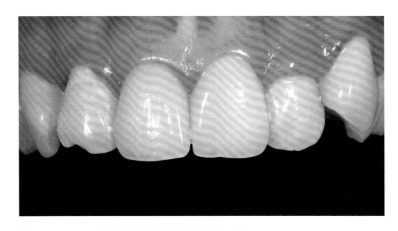

图 3-18　e.max 瓷贴面修复术后 1 年（2015.10）

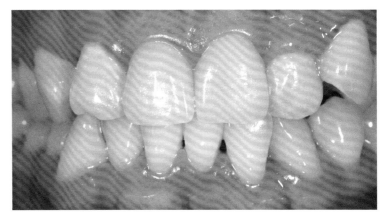

图 3-19　术后前牙正面像（2015.10）

（彭勃医师提供病例）

3. 对于排列整齐、形态良好的四环素牙等变色牙需要改善美观时，应让患者充分了解各种治疗方式所带来的牙体创伤大小，以及日后使用方面应注意的问题。应尽量避免采用全瓷冠这种牙体伤害较大的修复形式，而应该引导患者接受漂白治疗或者是少量牙体预备的瓷贴面修复（图3-20~图3-25）。

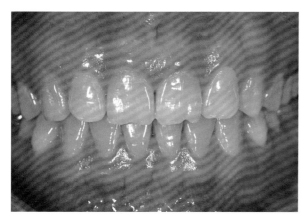

图 3-20 术前正面像（2011.5）

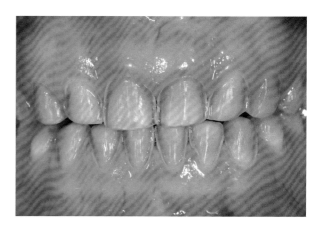

图 3-21 瓷贴面牙体预备（2011.5）

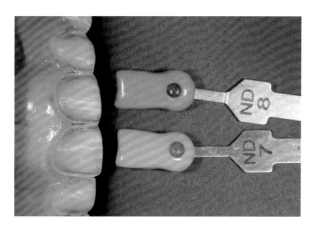

图 3-22 牙体预备后比色

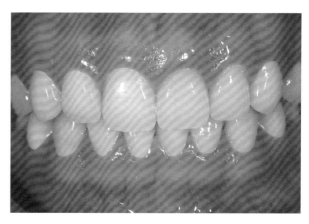

图 3-23 Vitablocs Mark II瓷贴面修复术后 4 年（2015.6）

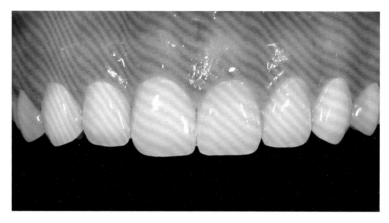

图 3-24　上颌前牙术后 4 年（2015.6）

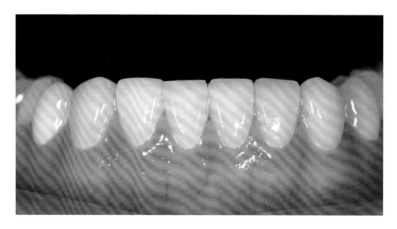

图 3-25　下颌前牙术后 4 年（2015.6）

（彭勃医师提供病例）

4. 对于早期已做过树脂贴面的前牙，由于着色或边缘处理不当，产生龋坏而需要重新修复时，去除旧树脂及龋损后，应尽量保留正常的釉质，可采取牙体预备量较小的瓷贴面再次进行修复（图3-26～图3-30）。

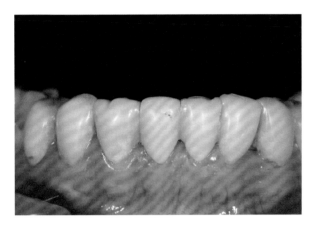

图 3-26 下颌前牙树脂不良修复（2014.11）

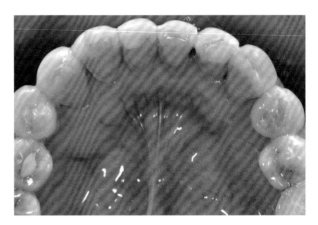

图 3-27 术前殆面像

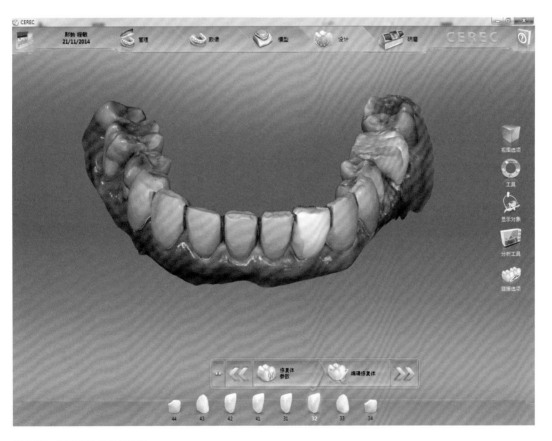

图 3-28 CEREC 瓷贴面设计

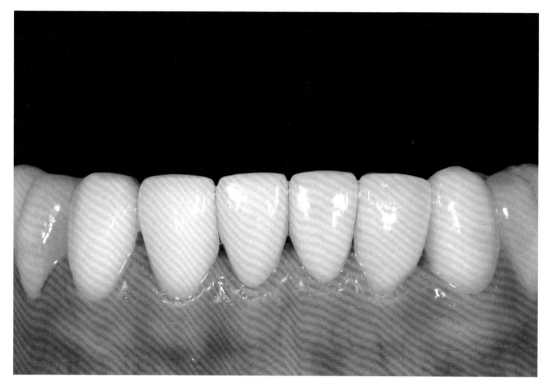

图 3-29　Vitablocs Mark Ⅱ瓷贴面修复

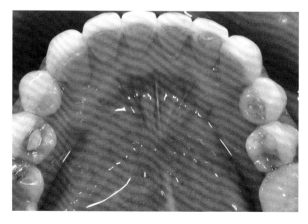

图 3-30　术后殆面像

（彭勃医师提供病例）

5. 由于前牙拥挤且患者前牙基础颜色良好，需要改善美观时，应尽可能采取正畸治疗解决问题。如果患者不接受正畸治疗，或者前牙由于拥挤而自洁性较差、伴有邻面的龋坏时，可通过研究模型进行美学分析与设计，尽可能采取牙体预备量相对较小的瓷贴面修复，应避免采取创伤较大的全瓷冠修复（图3-31~图3-37）。

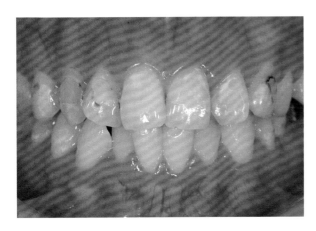

图 3-31　术前正面咬合像（2009.11）

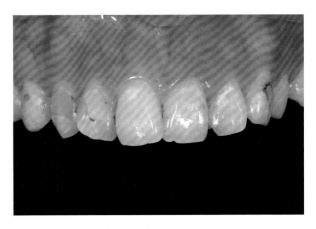

图 3-32　术前上颌前牙正面像

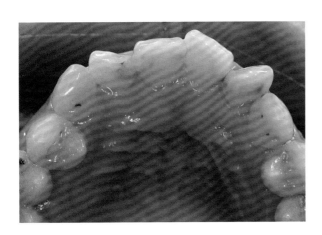

图 3-33　术前𬌗面像

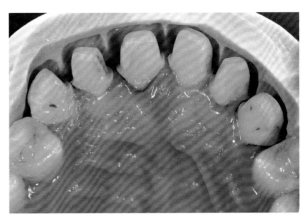

图 3-34　硅胶导板指导牙体预备（2009.12）

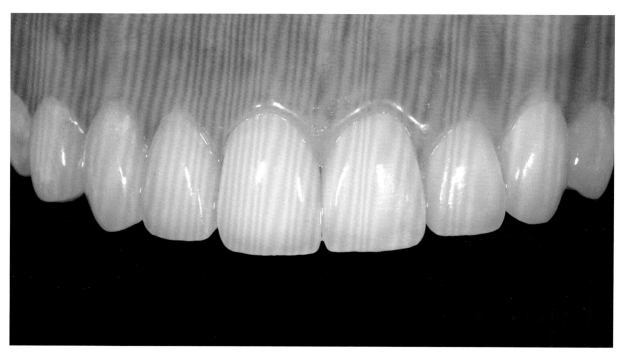

图 3-35　e.max 瓷贴面修复术后 6 年（2015.10）

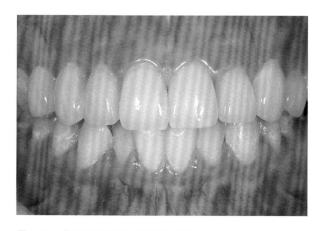

图 3-36　术后正面咬合像（2015.10）

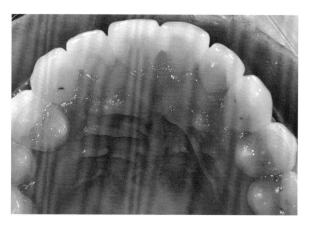

图 3-37　术后殆面像（2015.10）

二、常规瓷贴面与微创无预备瓷贴面的选择

制订治疗计划采用瓷贴面修复时，需要选择常规瓷贴面修复还是微创、无预备瓷贴面修复，也就是思考是否需要牙体预备、如何进行牙体预备的问题。

牙体预备的目的是为修复体创造修复空间，同时使修复体具备良好的固位、修复体和预备体均具有良好的抗力。

对于瓷贴面这种粘接性修复而言，基本上无需考虑机械固位因素；在健康的釉质上做好粘接，防止微渗漏是临床操作的关键。因此是否需要创造修复空间，就成了选择常规瓷贴面还是微创、无预备瓷贴面的核心问题。

常规瓷贴面修复牙体预备的经典方式有开窗式、对接式、包绕式三种方式。它们都需要对牙齿表面釉质层进行适当的磨除及修改。而微创、无预备瓷贴面修复则是按照美学修复设计要求，通过诊断饰面预先评估美学效果，若有足够修复空间就不需要进行牙体预备或仅仅是进行微量预备即可，最大程度保留健康牙体组织以实现微创修复理念。

临床中常见以下几种类型的美学修复情形，通过术前沟通，了解患者需求后，可根据具体情况决定采用常规瓷贴面修复或者微创、无预备瓷贴面修复。

1. 现代美学修复越来越强调微创及治疗过程的舒适性，因此，美学修复前应进行尽量精确的美学设计，根据诊断蜡型制作硅橡胶导板，口内完成 mock-up。这种诊断饰面不仅可以直观的表达诊断设计的实际美学效果，还可以指导最终的牙体预备。这样的操作方式既可以保证实现修复设计目标，也能最大程度实现微创治疗（图 3-38~图 3-49）。

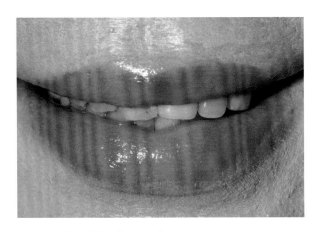

图 3-38　术前微笑像（2015.8）

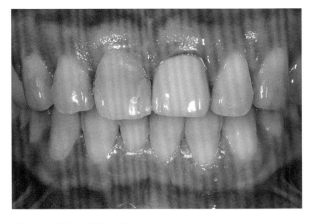

图 3-39　术前正面咬合像

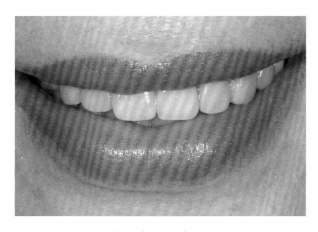

图 3-40　mock-up 微笑像（2015.8）

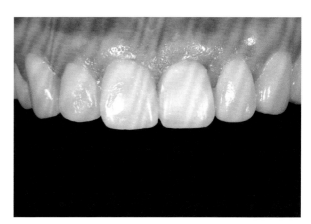

图 3-41　mock-up 上颌前牙正面像

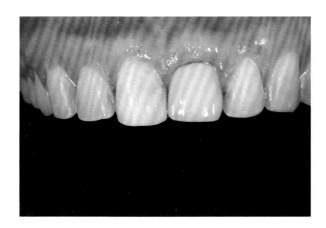

图 3-42　上颌前牙微创预备

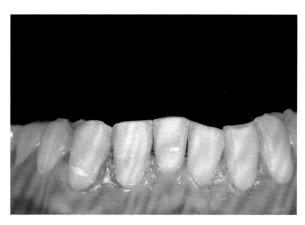

图 3-43　下颌前牙微创预备

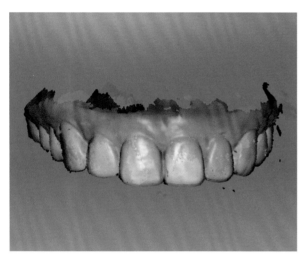

图 3-44 上颌前牙 CEREC 椅旁设计

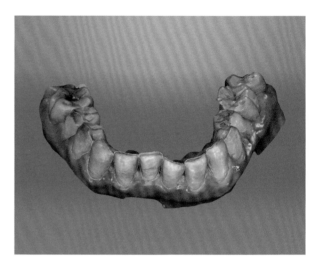

图 3-45 下颌前牙 CEREC 椅旁设计

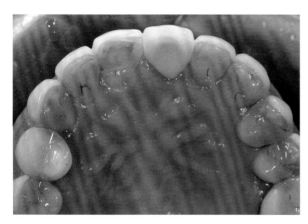

图 3-46 上颌前牙术后拾面像

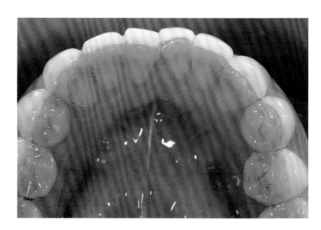

图 3-47 下颌前牙术后拾面像

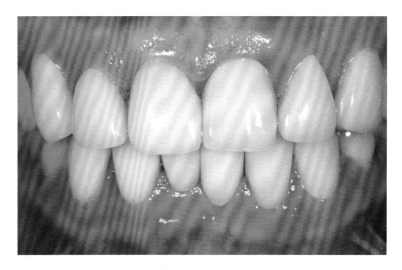

图 3-48　Vitablocs Mark Ⅱ瓷贴面术后像

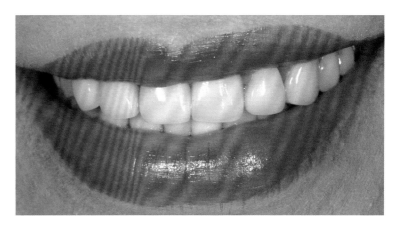

图 3-49　术后微笑像

（彭勃医师提供病例）

2. 对于牙齿排列不整齐且伴有颜色不佳的患者，理想的治疗方案是首先通过正畸治疗改善牙齿的排列，再进行美学修复。

在改变牙齿排列的基础上，减小了对牙体预备的空间需求。通过微创瓷贴面修复来改善牙齿颜色的问题，最终实现微创美学修复（图3-50~图3-63）。

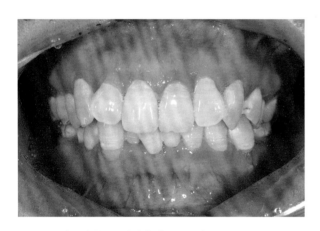

图 3-50　全口术前正面咬合像（2013.8）

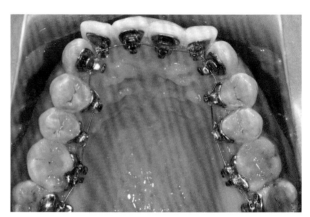

图 3-51　上颌牙舌侧矫治像（2013.9）

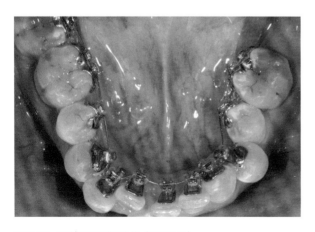

图 3-52　下颌牙舌侧矫治像（2013.9）

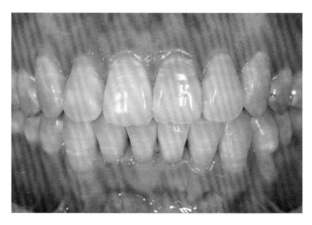

图 3-53　矫治结束像（2015.3）

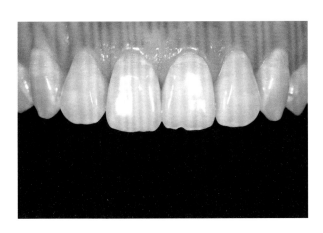

图3-54　21根管内漂白3周后（2015.3）

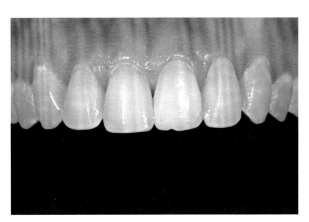

图3-55　上颌前牙微创预备（2015.3）

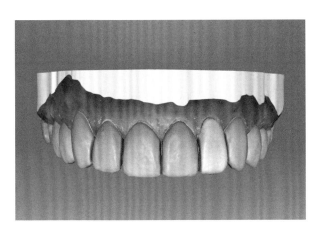

图3-56　CEREC椅旁设计（2015.3）

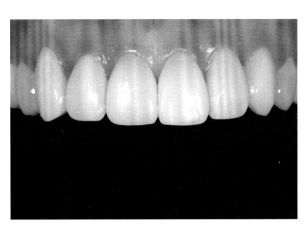

图3-57　Vitablocs Mark II瓷贴面修复上颌前牙（2015.3）

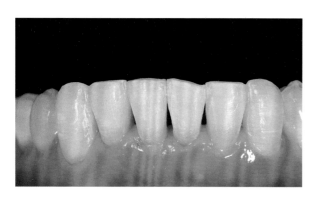

图 3-58　下颌前牙微创预备（2015.4）

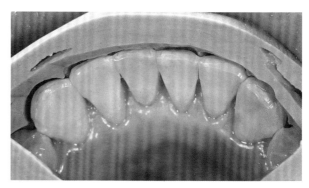

图 3-59　硅胶导板检测修复空间

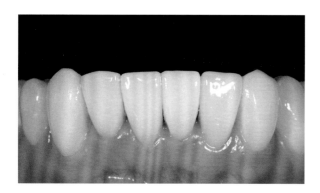

图 3-60　Vitablocs Mark Ⅱ瓷贴面修复下颌前牙（2015.4）

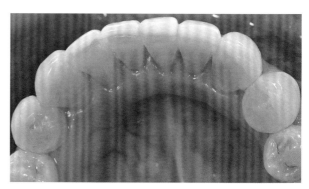

图 3-61　修复后下颌牙𬌗面像（2015.5）

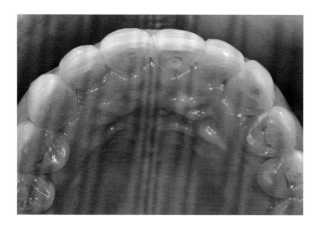

图 3-62　修复后上颌牙𬌗面像（2015.5）

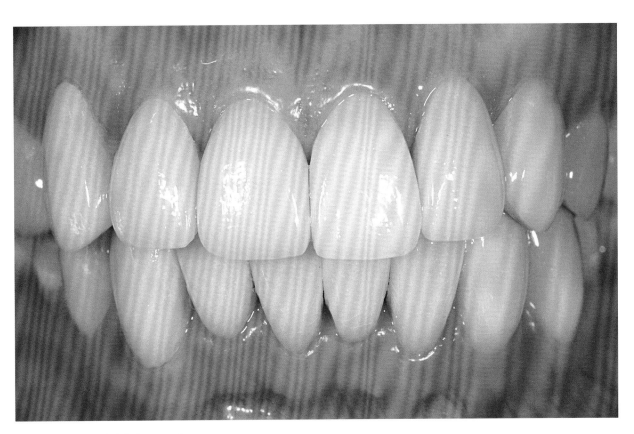

图 3-63　术后正面咬合像（2015.5）

3. 对于牙齿排列轻微不齐、不愿接受正畸治疗的患者，如果希望改善牙齿的排列，同时也希望进一步改善牙齿颜色，可通过术前美学设计与分析，在硅橡胶导板的指导下进行尽量微创的瓷贴面修复（图3-64~图3-71）。

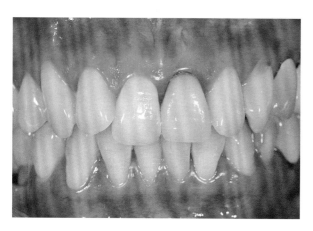

图 3-64　术前正面咬合像（2010.12）

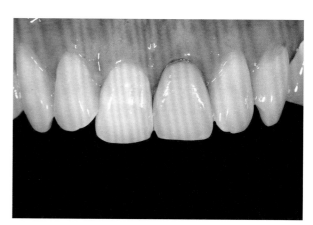

图 3-65　上颌前牙术前正面像

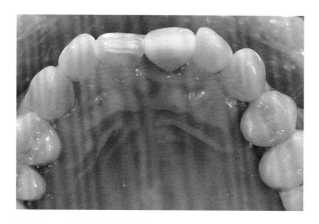

图 3-66　上颌前牙术前殆面像

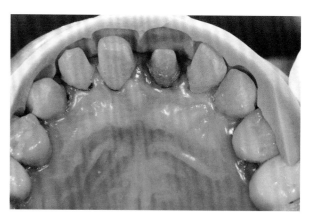

图 3-67　硅胶导板指导牙体预备（2010.12）

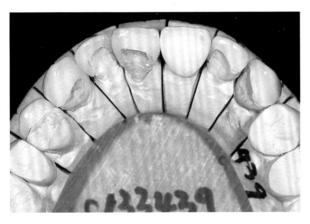

图 3-68　e.max 修复体完成

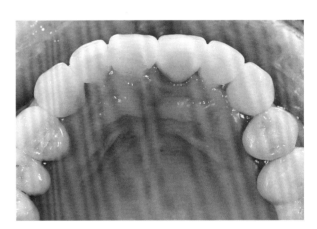

图 3-69　术后𬌗面像（2010.12）

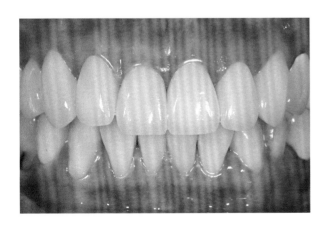

图 3-70　术后 5 年前牙正面咬合像（2015.9）

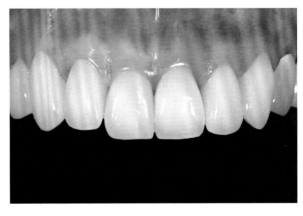

图 3-71　术后 5 年上颌前牙正面像（2015.9）

4. 关闭前牙黑三角是临床上经常面临的问题。特别是进行过减数拔牙的正畸患者，在改善牙齿排列不齐的问题后，经常由于牙齿颜色不佳和前牙区存在黑三角而要求进一步改善美观。此时若选择瓷贴面修复，应仔细分析和研究未来修复体瓷贴面的就位道方向问题。

由于上、下颌前牙均为切端宽、颈部窄的倒凹外形，瓷贴面的就位可设计成不同于全冠的殆龈方向，可设计为采用唇舌方向的水平就位或从切端唇侧倾斜角度就位。如果患者希望通过瓷贴面关闭前牙三角间隙的同时，尽量少的磨除天然牙齿，应设计严格水平就位的贴面修复体。仔细从唇面观察预备体，必要时车针方向应调整为垂直唇面的角度，去除影响修复体从唇侧就位的牙体组织，但又不能将预备范围延伸至偏舌腭侧的区域，避免形成新的倒凹（图3-72~图3-77）。

对于能否采用微创或者无预备瓷贴面修复，关键在于是否需要创造修复空间以及未来修复体能否顺利就位这两个因素。

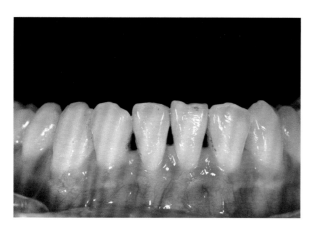

图 3-72　术前下颌前牙正面像（2013.11）

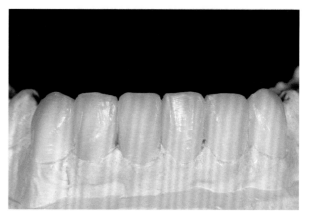

图 3-73　下颌前牙诊断蜡型

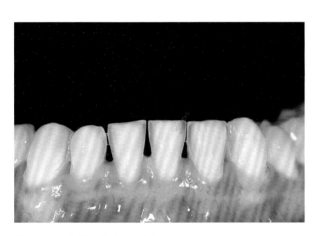

图 3-74　下颌前牙瓷贴面牙体预备

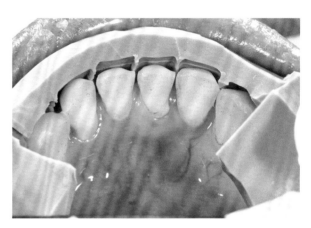

图 3-75　硅胶导板检测

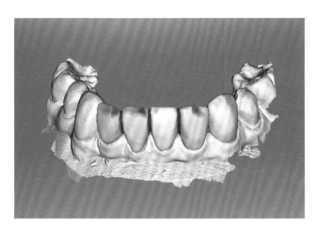

图 3-76　CEREC 椅旁设计（2013.12）

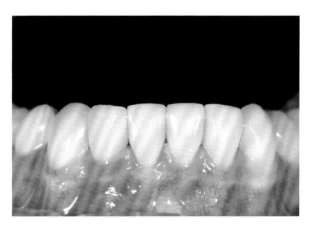

图 3-77　Vitablocs Mark Ⅱ瓷贴面修复术后 2 年（2015.10）

（彭勃医师提供病例）

三、传统烤瓷贴面与 CAD/CAM 瓷贴面的选择

随着口腔数字化技术的日益成熟，CAD/CAM 修复体越来越多的在临床中得到广泛应用。相对于传统烤瓷贴面复杂的加工工艺，CAD/CAM 瓷贴面明显简化了技师的加工工作，椅旁即刻完成让患者得到舒适快捷的治疗体验，因此也越来越得到医师和患者的青睐。

传统烤瓷贴面和 CAD/CAM 瓷贴面是两种不同的加工方式，加工的材料从本质上说都是玻璃陶瓷，但加工方式不一样，传统烤瓷贴面采用玻璃陶瓷瓷粉烧制而成，而 CAD/CAM 瓷贴面是采用预成的玻璃陶瓷瓷块或锂基玻璃陶瓷瓷块切削而成。

由于是机加工切削瓷块而成，因此 CAD/CAM 修复体必须有一定的厚度。一般来说，CAD/CAM 切削出来的玻璃陶瓷修复体最好能保证最薄处在 0.5mm 以上，再经过打磨抛光可控制在 0.3mm 左右。而传统的烤瓷贴面则可制作得更薄，透明度更好，也更适用于制作超薄或者无预备贴面修复体，应用于无需明显改色的临床病例（图 3-78~ 图 3-92）。

对于基础颜色良好、排列较整齐，仅仅需要调整微观细节或进一步改善颜色的患者，美学设计及分析后，如果可以微创超薄贴面或者无预备瓷贴面修复，最佳选择则是传统的烤瓷贴面。

烤瓷贴面有利于控制修复体的厚度，可制作非常菲薄的边缘，利于修复体制作龈上边缘，或者是避开牙体外形轴嵴高点区域，制作成部分贴面；粘接时应配合流动性非常好的瓷贴面树脂粘接剂粘接，一方面可防止修复体在粘接过程中的破裂，另一方面也利于粘接后修复体边缘的移形与抛光。传统的烤瓷贴面粘接后经过良好抛光可取得理想的美学效果。

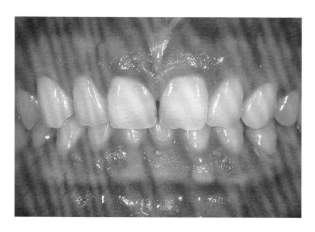

图 3-78　术前正面咬合像（2014.9）

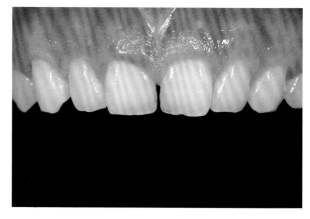

图 3-79　术前上颌前牙正面像（2014.9）

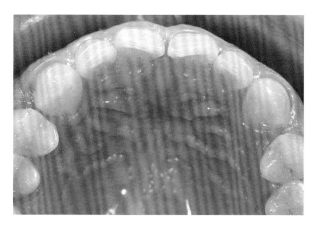

图 3-80　术前上颌前牙拾面像

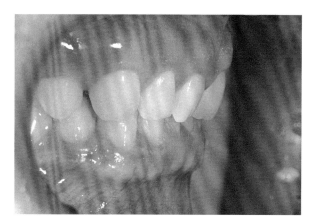

图 3-81　术前咬合侧方像

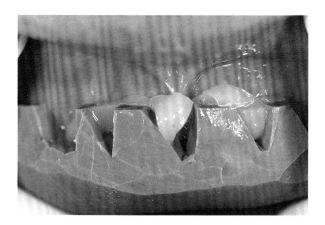

图 3-82　上颌前牙 mock-up（2014.9）

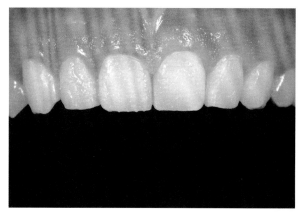

图 3-83　上颌前牙诊断饰面

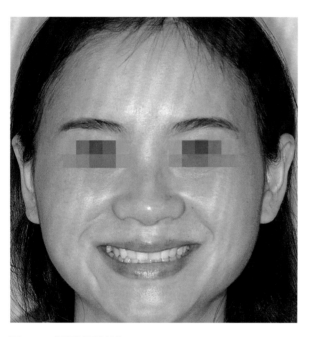

图 3-84　诊断饰面微笑像

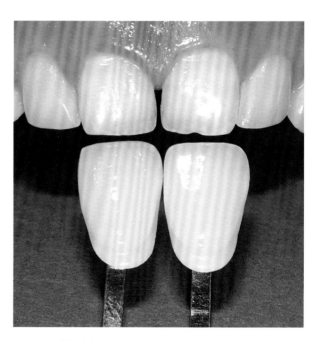

图 3-85　术前比色

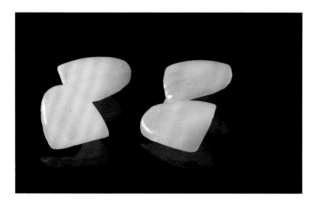

图 3-86　烤瓷贴面修复体

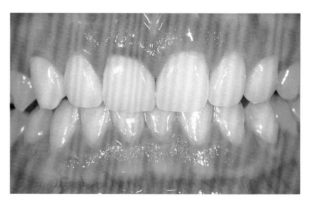

图 3-87　无预备烤瓷贴面修复术后（2014.9）

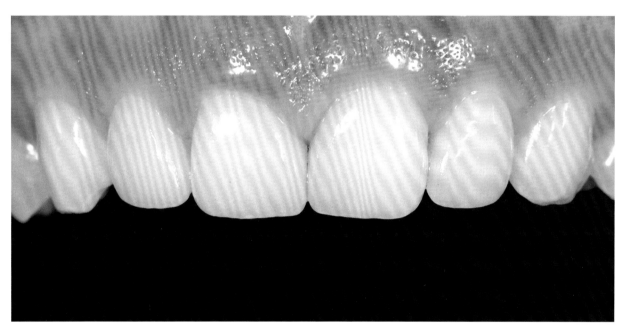

图 3-88　无预备烤瓷贴面修复术后（2014.9）

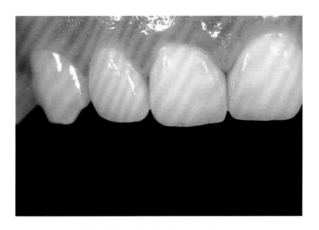

图 3-89　无预备烤瓷贴面修复术后 1.5 年（2016.3）

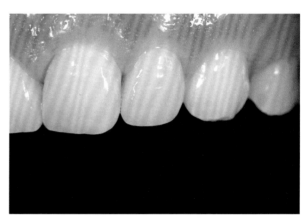

图 3-90　无预备烤瓷贴面修复术后 1.5 年（2016.3）

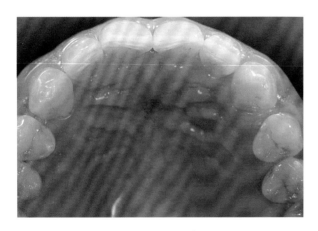

图 3-91　术后 1.5 年𬌗面像（2016.3）

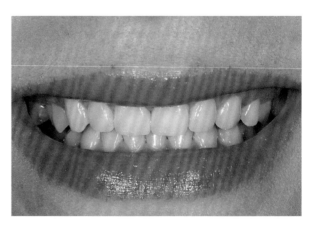

图 3-92　术后 1.5 年微笑像

（彭勃医师提供病例，钟妃列技师协作完成）

对于基础颜色不太好、改善颜色需求较强烈的患者，即使选择微创或无预备瓷贴面修复，修复体也需要有较强的遮色能力才能保证良好的美学效果。此时可选用 CAD/CAM 瓷贴面（图3-93~图3-105）。当然，如果采用增加遮色层的烤瓷贴面进行修复也是一种选择。

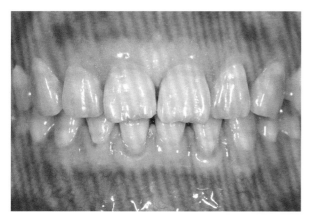

图 3-93　术前正面咬合像（2015.1）

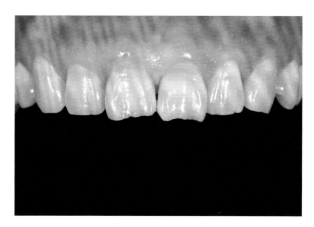

图 3-94　术前上颌前牙正面像

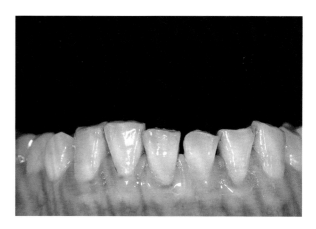

图 3-95　术前下颌前牙正面像

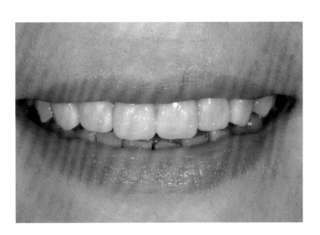

图 3-96　上颌前牙 mock-up 微笑像

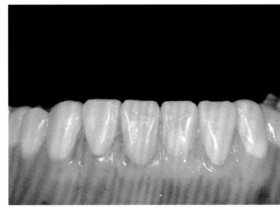

图 3-97　下颌前牙 mock-up 正面像

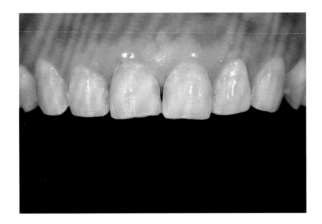

图 3-98　上颌前牙微创瓷贴面预备（2015.1）

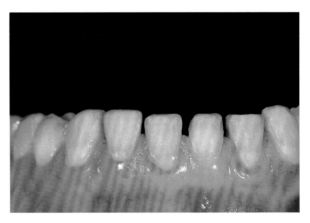

图 3-99　下颌前牙微创瓷贴面预备（2015.1）

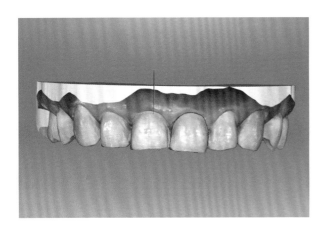

图 3-100　CEREC 数字模型

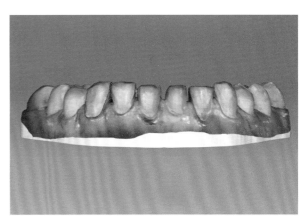

图 3-101　CEREC 数字模型

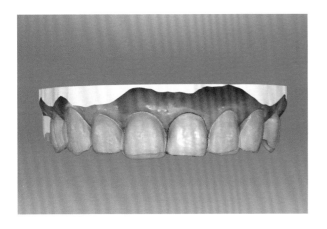

图 3-102　CEREC 椅旁设计（上颌前牙）

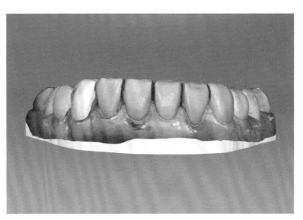

图 3-103　CEREC 椅旁设计（下颌前牙）

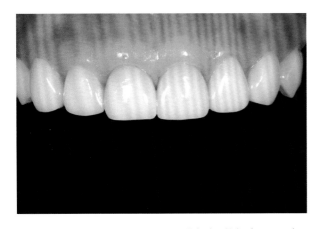

图 3-104　上颌前牙 Vitablocs Mark Ⅱ瓷贴面修复（2015.2）

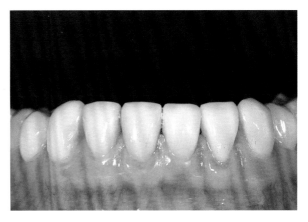

图 3-105　下颌前牙 Vitablocs Mark Ⅱ瓷贴面修复（2015.2）

（彭　勃　刘　峰）

第二节 椅旁 CAD/CAM 前牙全瓷冠的牙体预备

椅旁数字化修复系统可使用多种材料完成前牙全冠修复体的设计及制作，不同材料具有不同的组成成分和物理性能，因此，对于牙体预备的要求略有不同（详见"第二章 椅旁数字化修复材料"）。对于前牙全冠修复来讲，通常情况下采用玻璃陶瓷类（包括传统玻璃陶瓷和增强型玻璃陶瓷）材料进行单纯切削制作或切削后再结晶制作完成。

一、临床常用的玻璃陶瓷类材料对前牙全冠修复牙体预备的要求

（一）牙体预备的空间

前牙全冠修复体牙体预备的空间，边缘即肩台的牙体预备量为 1.0mm，轴面为 1.0~1.5mm，特别注意切端和舌侧的转角处预备量要充足，切端预备量至少为 1.5mm。

对于常规修复的氧化锆基底全瓷冠，一般可减小舌侧牙体的预备量（图 3-106）；但是椅旁数字化修复系统采用玻璃陶瓷类材料进行修复体的制作，要求舌侧有足够的预备量，且尽量保证轴面的预备量的均匀一致（图 3-107）。

牙体预备完成后，要注意预备体切端剩余牙体组织的厚度（图 3-108），建议尽量保证有 1mm 厚。如果剩余牙体组织过薄，牙体组织的抗力降低，并且在切削加工过程中，由于车针角度和直径的影响，可能会造成修复体与预备体之间有较大的空间（图 3-109），降低修复体的实际厚度和强度，也会影响粘接效果，影响修复体的长期成功率。

（二）边缘的形态

椅旁数字化修复系统预备体边缘的形态要求为内角圆钝的有角肩台，肩台的宽度为 1.0mm，360° 的全肩台（图 3-110）。其与预备体轴面成直角（图 3-111），有利于边缘瓷层内形成压应力，保证修复体的长期成功。

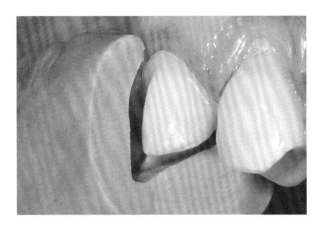

图 3-106　氧化锆基底全瓷冠舌侧预备量

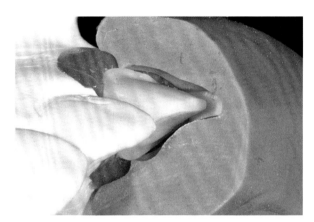

图 3-107　CEREC 全瓷冠唇舌侧预备量一致

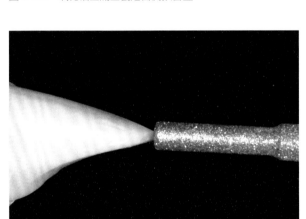

图 3-108　预备体切端厚度过小

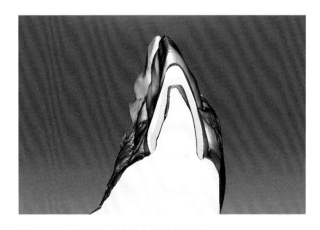

图 3-109　修复体与预备体在切端空间较大

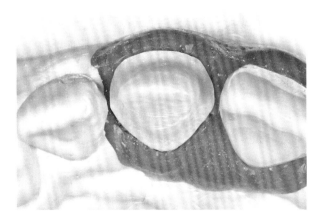

图 3-110　360°全肩台

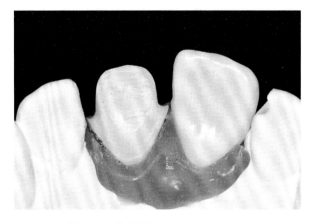

图 3-111　肩台与预备体成直角

二、椅旁 CAD/CAM 全瓷冠修复的标准牙体预备

下面以 NSK 电动马达、1：5 增速机头、固美公司车针（刘峰全瓷美学修复套装，2014）为例，讲解上颌中切牙使用 IPS e.max CAD 材料进行全瓷冠修复的标准牙体预备的具体方法和使用工具。

1. 切端指示沟的预备和切端的预备　切端的预备量需要保证 1.5mm 以上，使用直径 1.4mm 的车针在切端先进行指示沟的预备（图 3-112），然后使用平头或锥状的金刚砂车针磨除切端牙体组织（图 3-113）。

2. 唇面指示沟的预备和唇面牙体组织的磨除　选择直径为 1.2mm 的圆头柱形金刚砂车针在唇面预备深度指示沟，车针 4/5 进入唇面牙体组织保证唇面指示沟的深度为 1.0mm。唇面指示沟的预备应分为两个预备面：切端部分（切 1/2 或 2/3）、切龈端部分（龈 1/2 或 1/3），在两个预备面分别预备 2~3 条预备沟（图 3-114，图 3-115）。

使用同一支车针，按照唇面指示沟的方向和指示深度进行唇面牙体组织的磨除（图 3-116），唇面预备分两个部分进行，龈端部分与牙体长轴一致，决定了全冠的就位道；切端部分的磨除沿牙体唇面的形态进行，预备后形成弧形的唇面形态。在预备的过程中同时形成深凹形的边缘，暂时位于龈上，修整时有必要的话再延伸预备成为龈下肩台（图 3-117）。

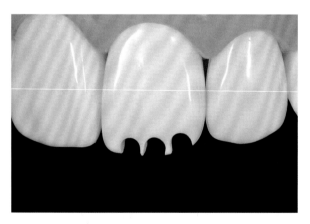

图 3-112　切端指示沟的预备

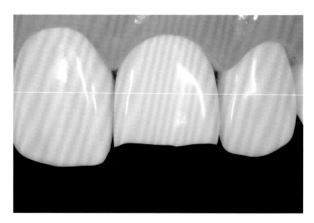

图 3-113　切端牙体组织磨除

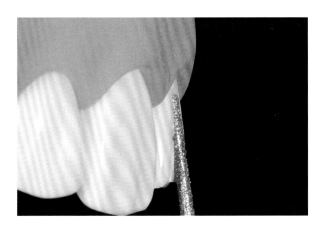

图 3-114　唇面指示沟龈端预备

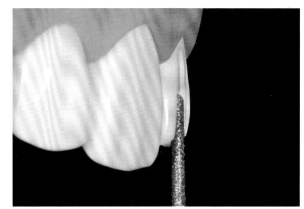

图 3-115　唇面指示沟切端预备

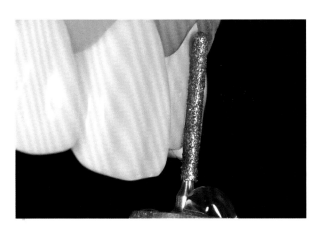

图 3-116　唇面牙体组织的磨除

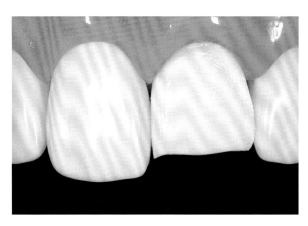

图 3-117　唇面初步预备完成

3. 邻面预备　前牙先进行邻面的预备有利于保护邻牙。

选用直径为 1.0mm 的细直径金刚砂车针在不接触邻牙的情况下通过邻面接触区（图 3-118）。磨除时，细车针与邻牙间保留有预备牙的一层薄层釉质，它能够隔离保护邻牙，车针通过牙体组织的同时釉质层会随即脱落。此时邻面牙体组织的倒凹被大致消除（图 3-119）。

然后使用直径为 1.2mm 的车针延续唇面形成的龈上肩台预备（图 3-120），使肩台从邻面移行至舌侧（图 3-121），完成邻面牙体组织的磨除，在此过程中注意保护邻牙并控制邻面聚合度，以保证全冠良好的固位。

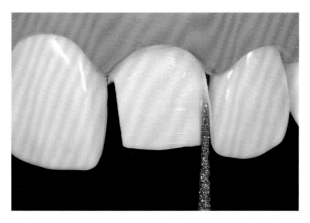

图 3-118　细直径车针通过邻面牙体组织

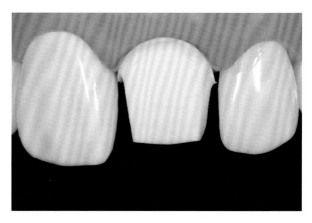

图 3-119　邻面分离完成后

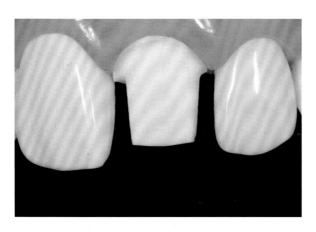

图 3-120　邻面预备

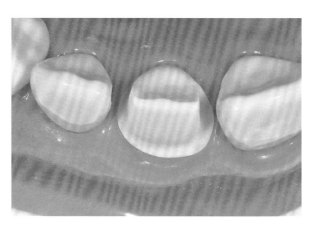

图 3-121　邻面肩台移行到舌侧

4. 舌侧轴面预备　使用直径为 1.2mm 的圆头柱形车针进入牙体组织的 4/5，完成深度为 1.0mm 的指示沟的预备（图 3-122），指示沟的方向与唇面龈端部分轴面约呈 6° 的聚合度，保证修复体的就位和固位。然后沿指示沟磨除舌侧轴面牙体组织，在龈上形成宽度为 1mm 的肩台，与邻面的肩台相连续（图 3-123）。

5. 舌侧窝的预备　用直径为 1.0mm 的球形金刚砂车针在舌侧窝预备 3~5 个指示窝并连成指示沟（图 3-124），使用橄榄形的金刚砂车针沿舌侧窝的形态，按照指示沟的深度均匀的磨除牙体组织（图 3-125），保证舌侧牙体组织预备空间均匀，尤其是舌侧窝和邻面及舌隆突转折处的牙体预备量的充足。

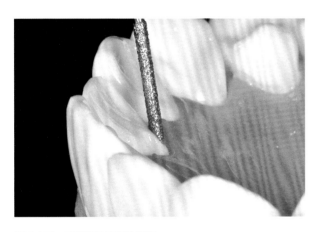

图 3-122　舌侧轴面定位沟预备

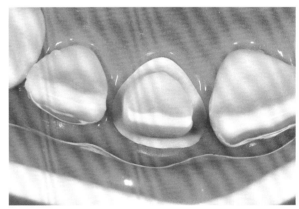

图 3-123　舌侧肩台与邻面延续

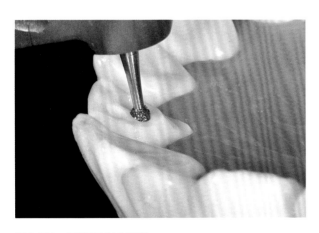

图 3-124　舌侧窝定位沟预备

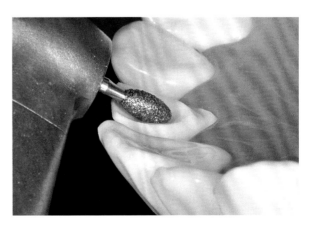

图 3-125　舌侧窝牙体预备

6. 边缘预备　在进行边缘预备之前应先进行排龈（图3-126），以避免预备过程中对牙体组织的损伤。排龈后使用圆头柱形金刚砂车针将唇面边缘预备至齐龈缘或龈缘下0.5mm以内，形成内角圆钝的直角肩台（图3-127）。然后使用肩台车针或釉质凿去除圆头金刚砂车针预备出的肩台外缘的飞边（图3-128，图3-129）。

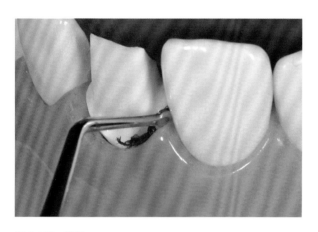

图 3-126　排龈

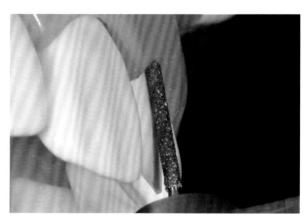

图 3-127　肩台预备

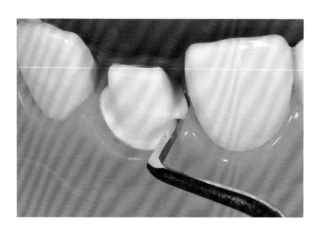

图 3-128　釉质凿去除飞边

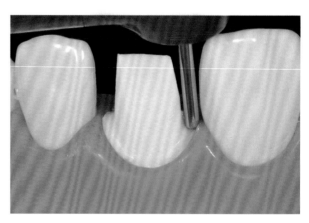

图 3-129　肩台车针去除肩台飞边

7. 精修抛光完成　使用细颗粒金刚砂车针修整唇面、邻面、舌面，将所有的线角圆钝（图3-130），用细颗粒的橄榄形金刚砂车针修整舌侧窝，使用葫芦形超细颗粒车针进行切端和舌侧轴面转角的预备（图3-131），保证切端的厚度和舌侧轴面转角的圆钝，然后使用钨钢车针在低转速下对修复体的各预备面进行抛光（图3-132），还可使用抛光碟进行精细的抛光（图3-133）。

椅旁数字化修复系统全瓷冠预备中需要注意牙体预备量的充足，保证修复体的强度；还要注意预备体不能形成尖锐的边缘，避免应力集中而降低修复体的使用寿命；同时应仔细抛光各预备面，加强数字印模的准确性，保证修复体的边缘密合性。

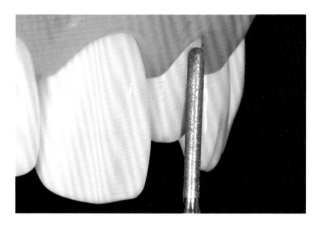

图 3-130　细颗粒车针圆钝各转角

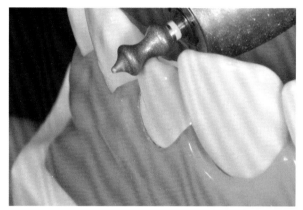

图 3-131　葫芦形车针预备切端

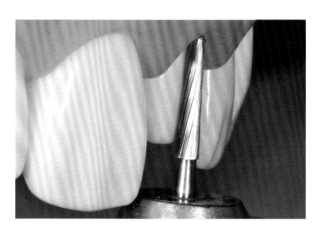

图 3-132　钨钢车针抛光预备体

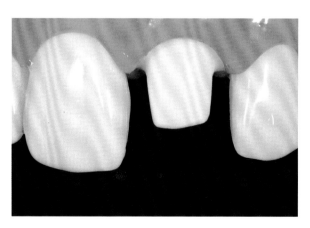

图 3-133　预备完成

（李　祎　师晓蕊）

第三节　椅旁 CAD/CAM 前牙瓷贴面的牙体预备

一、椅旁 CAD/CAM 前牙瓷贴面的预备量

椅旁数字化修复系统通常使用玻璃陶瓷类的材料进行前牙全瓷贴面的修复。

常规贴面需要的牙体预备量为轴面 0.5~0.7mm、边缘的预备量通常为 0.5mm；对于微创瓷贴面来讲，牙体预备量则减少为轴面 0.3~0.5mm、边缘 0.3mm。

但是，玻璃陶瓷材料在加工较小厚度的修复体时，在切削加工过程中有可能会造成边缘的缺损，影响修复体的密合。一般需要在修复体设计过程中增加厚度，修复体加工完成后整体打磨修形，或者在粘接完成后使用车针调磨。

采用混合物陶瓷加工较小厚度的修复体时，由于材料更加具有韧性，不易发生崩裂破损，可直接切削成较薄的厚度。

贴面的就位可为唇侧水平或 45° 等多种方向，因此，传统的贴面预备仅需保证在就位道方向上无倒凹，通常选择简便、微创的就位道方向进行牙体预备。而椅旁数字化修复系统默认的就位道方向可能更偏向于切端，因此，在进行椅旁数字化修复系统全瓷贴面预备时，需尽量保证在偏切龈就位方向上无倒凹。

二、常规 CAD/CAM 瓷贴面的牙体预备流程

下面以 NSK 电动马达、1∶5 增速机头、固美公司车针（刘峰全瓷美学修复套装，2014）为例，讲解微创开窗型瓷贴面的牙体预备流程。牙体预备量的要求：轴面预备量为 0.3~0.5mm、边缘预备量为 0.3mm。

1. 唇面定位沟的预备　使用定位深度为 0.3mm 的定位车针在唇面牙颈部预备深度为 0.3mm 的定位沟（图 3-134），用定位深度为 0.5mm 的定位车针在唇面中部预备深度为 0.5mm 的定位沟（图 3-135）。为了顺利进行下面的轴面预备，可使用铅笔涂黑定位沟内的牙体组织以精确确定牙体组织的预备量（图 3-136，图 3-137）。

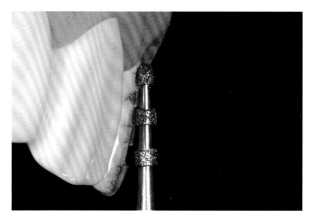

图 3-134　0.3mm 定位沟预备

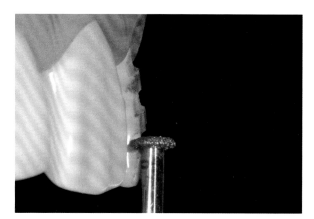

图 3-135　0.5mm 定位沟预备

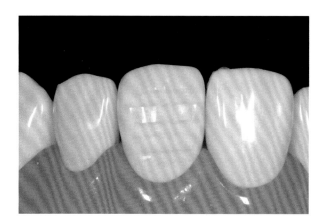

图 3-136　定位沟预备完成

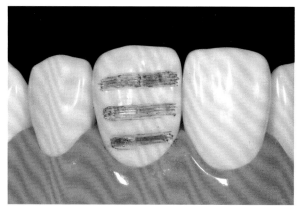

图 3-137　涂黑定位沟内牙体组织

2. 唇面预备　唇面的预备需要按照龈端 1/2（图 3-138）和切端 1/2（图 3-139）两部分来磨除牙体组织，使用直径为 1.0mm 的标准颗粒金刚砂车针沿唇面形态，按照指示沟的深度均匀磨除唇侧牙体组织，在颈部边缘沿龈缘形态形成齐龈或龈上的浅无角肩台，为肩台的预备做好准备。

3. 邻面预备　邻面预备是唇面预备的延续，用圆头柱形车针继续原来唇侧的预备面直达邻面，预备至接触区，但不破坏接触区（图 3-140，图 3-141）。

邻面预备需要注意以下几点：①预备量要充足，尤其是在邻面与唇面的转角处；②注意邻面保护，避免损伤邻牙；③在牙颈部邻面的预备应充足，保证颈部的美学效果，如果在关闭三角间隙的病例中，更应保证该区域的预备深度。

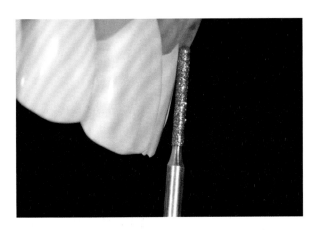

图 3-138　轴面龈端 1/2 预备

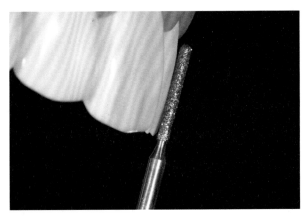

图 3-139　轴面切端 1/2 预备

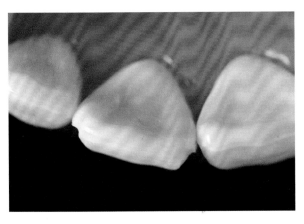

图 3-140　邻面预备进入但不破坏接触区

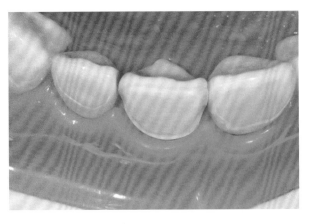

图 3-141　牙颈部邻面预备深度足够

4. 切端预备　开窗型瓷贴面的预备终止到切缘，即切端长度保持不变，不需磨短。在唇侧切端预备面的基础上，使用圆头金刚砂车针在切端 0.5mm 处形成无角肩台（图 3-142），避免预备过深过宽，然后对该预备面进行反向预备（图 3-143），避免形成倒凹影响贴面就位。

5. 龈缘预备　在唇面预备中已形成了边缘的基本形态，此过程中只需进一步修整形态及预备到足够深度。预备可先排龈（图 3-144），使用圆头柱形金刚砂车针沿龈缘形态预备齐龈边缘，形成宽度为 0.3mm 的浅凹状边缘（图 3-145）。这种边缘有利于椅旁数字化修复系统的边缘识别。

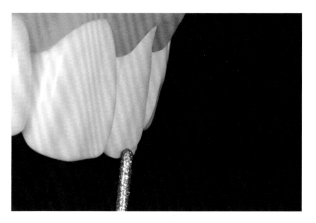

图 3-142　切端预备

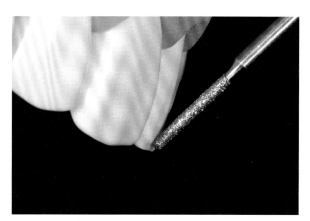

图 3-143　切端反向预备

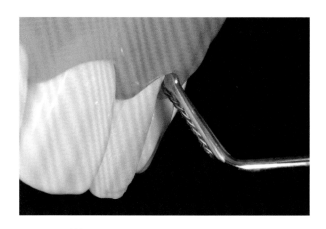

图 3-144　排龈

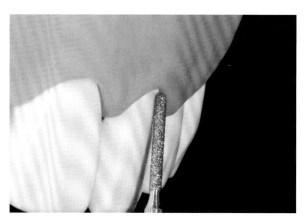

图 3-145　龈缘预备

6. 精修抛光　使用直径为 1.2mm 的锥形钨钢抛光车针在转速为 20 000 转 / 分的情况下对预备体各预备面抛光，去除尖锐的点线角，避免导致贴面应力集中（图 3-146）。还可以使用抛光碟进行精细抛光（图 3-147~图 3-149）。

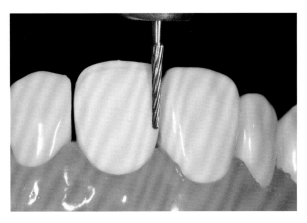

图 3-146　钨钢车针抛光

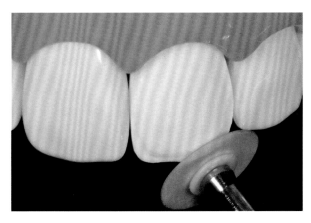

图 3-147　抛光碟抛光

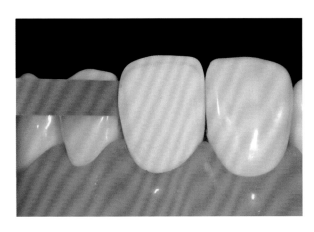

图 3-148　邻面砂条抛光

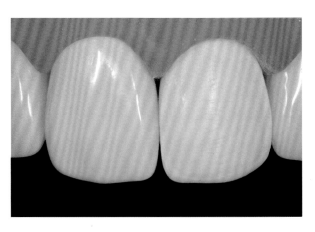

图 3-149　预备完成

三、椅旁数字化修复系统前磨牙区域标准瓷贴面预备

上颌前磨牙区域的瓷贴面修复对于改善患者的美观同样具有重要意义，因此，越来越受到口腔医师和患者的重视与接受。目前在进行美学修复治疗时，通常把前磨牙纳入治疗范围中。

上颌前磨牙区域主要选择开窗式贴面进行修复，牙体预备量及预备方法基本与前牙贴面预备相同。下面以左侧上颌第一前磨牙为例介绍椅旁数字化瓷贴面的牙体预备流程。

1. 唇面定位沟的预备　使用定位深度为 0.3mm 和 0.5mm 的定位车针在唇面牙颈部和切端部分预备深度为 0.3mm 和 0.5mm 的定位沟，使用铅笔涂黑预备区域（图 3-150~ 图 3-153）。

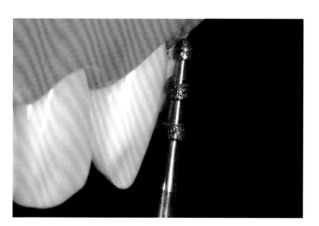

图 3-150　龈端 0.3mm 定位沟预备

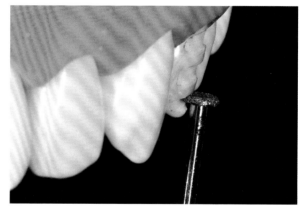

图 3-151　中部 0.5mm 定位沟预备

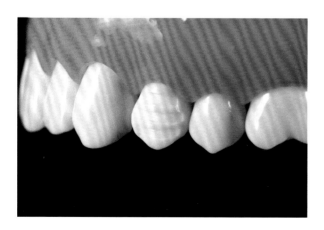

图 3-152　定位沟预备完成

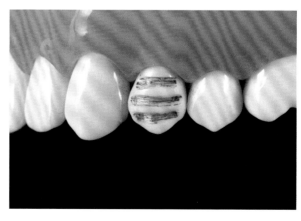

图 3-153　涂黑定位沟内牙体组织

2. 唇面预备　使用直径为 1.0mm 的标准颗粒金刚砂车针沿唇面形态，按照指示沟的深度均匀磨除唇侧牙体组织。由于前磨牙的唇面外形高点在颈 1/3 处，因此，唇面的预备要分成颈 1/3 和切 2/3 两部分进行（图 3-154，图 3-155）。在颈部边缘沿龈缘形态形成齐龈或龈上的无角肩台，为肩台的预备做好准备。

3. 邻面预备　是唇面预备的延续，用圆头柱形车针继续原来唇侧的预备面直达邻面，预备至接触区，但不破坏接触区（图 3-156）。

前磨牙区域邻面预备特别要注意邻面牙颈部区域，尤其是近中牙颈部区域预备量和预备深度充足（图 3-157），保证修复后的美观效果。

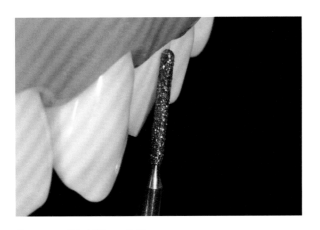

图 3-154　轴面龈端 1/3 预备

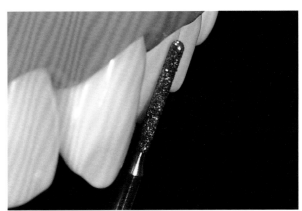

图 3-155　轴面切端 2/3 预备

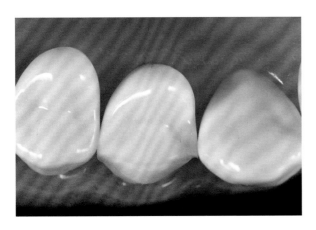

图 3-156　邻面预备进入但不破坏接触区

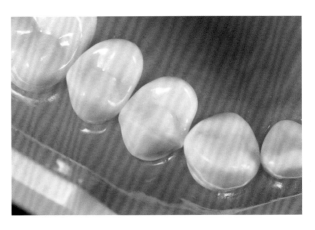

图 3-157　邻面牙颈部预备深度足够

4. 边缘预备　前磨牙开窗型瓷贴面的预备终止为颊尖边缘，使用圆头金刚砂车针在距离颊尖的近远中牙尖缘 0.5mm 处预备无角肩台（图 3-158），避免预备过深过宽，然后对该预备面进行反向预备（图 3-159），避免形成倒凹影响贴面就位。

5. 龈缘预备　沿着在唇面和邻面预备中形成的边缘进行进一步预备即可完成龈缘的预备。预备可先排龈（图 3-160），使用圆头柱形金刚砂车针沿龈缘形态预备齐龈缘，形成宽度为 0.3mm 的浅凹状边缘（图 3-161）。

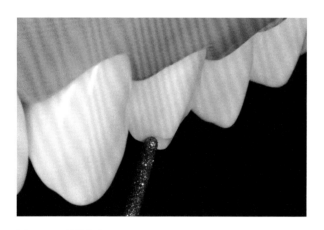

图 3-158　边缘预备

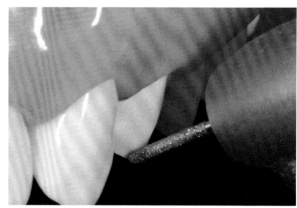

图 3-159　边缘反向预备

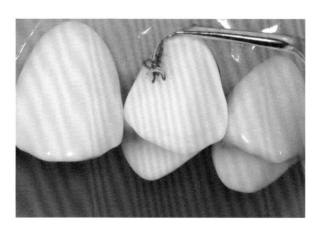

图 3-160　排龈

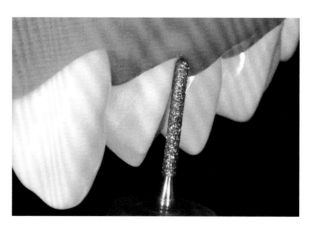

图 3-161　龈缘预备

6. 精修抛光　使用直径为 1.2mm 的锥形钨钢抛光车针在转速为 20 000 转 / 分的情况下对预备体各预备面抛光（图 3-162），去除尖锐的点线角，使用抛光碟进行精细抛光（图 3-163），避免导致贴面应力集中。

抛光时还需调整预备体，使其在就位方向上无倒凹（图 3-164）。

无论前牙区域还是前磨牙区域的瓷贴面预备均应保证严格遵循预备量要求，确保瓷贴面的牙体预备在釉质内进行，降低牙体组织的损伤，并保证粘接效果。

由于受到现阶段椅旁数字化修复系统软件的限制，应尽量选择接近切龈方向的就位道，并在就位道方向无倒凹。

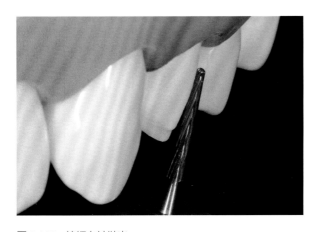

图 3-162　钨钢车针抛光

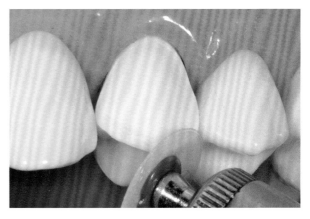

图 3-163　抛光碟抛光

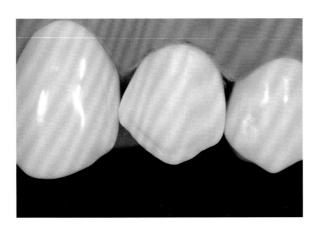

图 3-164　预备完成

（李 祎　师晓蕊）

第四节　后牙修复设计的辩证思考

很多原因可造成牙体组织的缺损，其中最常见的原因是龋病。修复牙体缺损以恢复患牙形态和功能的方法可分为直接充填和间接修复两种。直接充填技术根据所采用的材料不同，包括银汞合金充填、玻璃离子充填和复合树脂充填；间接修复技术可采用的材料包括金属合金、金属熔附烤瓷和全瓷材料，每一种又包含多个种类。间接修复既可采用传统的加工方法，也可采用数字化的加工方式进行修复体的制作。

临床上，对于缺损范围比较小的患牙，通常采用直接充填技术进行修复。直接充填技术由于其操作快速，费用较低，目前仍是牙体缺损最常用的修复方法。对于缺损范围较大的患牙，则建议采用间接修复方式进行修复。

根据美国牙科技术工艺协会（National Association of Dental Laboratories）的估算，2011 年，全美国牙体缺损间接修复体的数量约为 38 000 000 个，其中约 5% 是嵌体或高嵌体，其余为全冠修复体。我国尚没有相关的数据，但由于人口基数远大于美国，其数量也可能高于美国。

椅旁 CAD/CAM 修复系统很好地解决了间接修复周期长的缺点，修复体的制作步骤也更加简单，很大地促进了牙体缺损间接修复方式的临床应用。截至 2015 年，CEREC 系统制作的修复体数量在全球已突破了 1 000 000 个，且这一数值仍处于高速增长阶段。

一、保存——牙体缺损修复的基本原则

保存是牙体缺损修复最根本的原则，既包括尽量保存健康牙体组织，也包括尽量保存患牙的理念。

技术和材料的发展为牙体缺损的修复方式带来了巨大的变化，但不论如何变化，牙体缺损修复的最根本原则始终没有改变，那就是保存原则。

目前的牙体缺损修复方法中，还没有能够真正一劳永逸、永久不坏的修复方式，随着使用时间的延长，修复体和牙齿组织之间薄弱的部分将面临再次病变损害的危险。尽量延长患牙的使用寿命，达到患牙能够终生使用是医患双方共同的目标。

2000 多年前的《黄帝内经》中就提出"上医治未病，中医治欲病，下医治已病"。在进行牙齿的缺损修复时，医师要对疾病的发展、患牙的具体情况和各种修复方法的远期预后进行评估和预判，从而选择最有利于患牙长期使用的修复方式。

具体而言，磨牙萌出后，可采用预防措施来保护牙齿的健康，如涂氟防龋、窝沟封闭、健康教育（营养指导、

刷牙指导、使用习惯指导等）。一旦牙齿发生病变，例如窝沟的浅龋，可采用微创的治疗方法进行治疗，如渗透树脂修复、微创最小预备技术充填治疗等。

如果病变进一步发展，则可根据病变范围的大小采用直接充填或嵌体修复的方法来恢复牙齿的形态和功能；当病变累及牙髓时，进行根管治疗后，应依据缺损的大小和部位，采用高嵌体或全冠进行修复；当牙齿再次发生病变或缺损时，还可采用全冠或桩核冠的方式进行修复，直至患牙无法修复而拔除。

在这一过程中，每一种治疗方法，均可在一定程度上延长患牙的使用寿命，过于激进的治疗选择，如当嵌体修复可满足需要而选择全冠修复；或者过于保守的治疗方法，如隐裂牙采用充填治疗而不选择全冠修复，均会导致患牙使用寿命减短，不利于患者的最大利益。

因此，在牙体缺损修复方法的辩证选择上，要在彻底去除病变组织的基础上，采用符合生物学原则、机械学原则，且美观经济的、能最大化保留健康牙体组织的即遵循保存原则的修复方法。

二、材料和技术的发展为修复方法带来的改变

（一）关于固位

经典的牙体缺损分类方法是由 Black 于 1891 年提出的 G.V.Black 分类法，主要是基于用银汞合金修复牙体缺损而设计的。由于银汞合金与牙体组织之间只有机械卡抱作用，而没有粘接作用，修复材料的固位显得尤为重要。例如，传统的Ⅱ类洞形中，为了防止修复材料的邻面方向脱位，需要预备鸠尾形态；而为了防止银汞合金材料的𬌗向脱位，颊舌侧的洞壁应适当内倾。随着牙齿粘接修复技术的出现和复合树脂材料的发展，树脂修复材料可通过粘接获得固位，因此，洞形设计上对固位因素的考虑相对降低。

Mount 和 Hume 于 1997 年提出了更加适合于树脂修复的 Mount-Hume 分类法，主要依据牙齿缺损的位置和缺损程度进行分类（表 3-1）。此时，对于传统的Ⅱ类洞形，已不需要再进行鸠尾的预备，减少了对牙体组织的磨除量，保留了更多的健康牙体组织。

表 3-1　Mount-Hume 洞形分类

	病变范围大小			
	小范围 1	中等大小 2	较大范围 3	病变广泛 4
病变部位				
点隙窝沟 1	1.1	1.2	1.3	1.4
邻面接触区 2	2.1	2.2	2.3	2.4
牙齿颈部 3	3.1	3.2	3.3	3.4

进入新世纪，Nagasiri 又基于剩余牙体组织的量提出了更加简单的分类方法，对不同的类型采用相应的修复策略（表 3-2）。这些演变使牙体缺损在修复时做到了对健康牙体组织的最大保留量。

表 3-2　Nagasiri 牙体缺损分型

Ⅰ型	去除牙体组织相当于𬌗面洞,四壁均保存且厚度不小于 2mm
Ⅱ型	去除牙体组织相当于邻𬌗面洞,洞壁厚度不小于 2mm
Ⅲ型	去除牙体组织相当于邻𬌗面洞,洞壁厚度小于 2mm
Ⅳ型	冠部剩余牙体组织少于 3 个壁

对于间接修复方式，同样存在相似的演变过程。

传统的金属嵌体在修复Ⅱ洞形的缺损时，由于金属与牙体组织间没有粘接力，需要预备鸠尾形态或者固位沟槽来防止修复体的侧向脱位；对于防止𬌗向脱位，由于嵌体的预备不能有倒凹，侧壁外展度要尽量小，以获得最佳的固位效果。

椅旁 CAD/CAM 全瓷修复体与牙体组织之间利用树脂粘接剂进行粘接固位，与树脂修复类似，洞形设计上对固位形态的要求已不像传统金属嵌体那样严格，特别是在高嵌体的洞形设计上，重点考虑保护薄弱的牙尖和侧壁，而不需要像金属嵌体的预备那样，需要𬌗面的固位洞形及边缘的二次肩台设计（图 3-165，图 3-166）。

（二）关于抗力

牙体修复的目的是恢复患牙形态和功能。后牙最主要的功能是咀嚼食物，因此要求修复后的牙齿具有一定的抗力性能，以满足其行驶功能的需要。这其中既有牙齿的抗力，也包括修复体的抗力。

牙齿的抗力与牙体预备后剩余牙体组织的量直接相关，剩余牙体的量越多，抗力越强，因此要尽量保留健康的牙体组织，遵循保存的原则。通常情况下，保留 2mm 厚的健康牙体侧壁，能够满足牙齿正常行

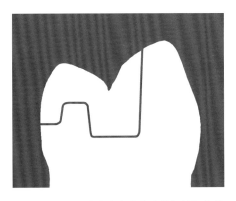

图 3-165　传统金合金高嵌体为增加修复体的固位，在修复体跨过牙尖后往往设计二次肩台，如图中的舌侧牙尖设计

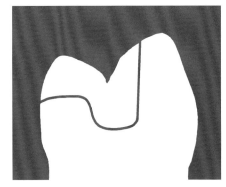

图 3-166　CAD/CAM 全瓷高嵌体在洞形设计上，修复体在跨过牙尖后，不需要二次肩台的设计形式

使功能时的抗力需求。

修复体同样需要具有足够的抗力来满足咀嚼食物的需求。目前，瓷修复材料有多种选择，每种材料都有各自的强度和生物力学特点。材料的强度不是越高越好，而应该是越接近天然牙越好，这样才能与邻牙或对颌牙相协调，即修复体的强度越接近釉质的强度越理想，也更加符合仿生修复。

增加修复材料的强度可使修复体做得更薄，也就可以减少牙体组织的磨切量，从而保存更多的牙体组织。临床上可根据牙齿缺损的具体情况来选择修复材料。

（三）关于美观

传统全冠修复为了隐藏冠边缘，经常将预备边缘放在牙龈以下，这种设计一方面不利于获得良好的粘接效果，另一方面容易造成对牙龈的刺激，不利于牙龈的长远健康。

椅旁 CAD/CAM 系统采用陶瓷类材料制作修复体，有多种材料可以选择。由于陶瓷材料和粘接材料均可与牙齿的颜色相匹配，嵌体、高嵌体、全冠均可达到美观的要求。因此，对于颜色正常的牙齿的修复，修复体的边缘不再需要预备到牙龈之下，在满足修复体抗力需要和保护薄弱牙齿结构的前提下，冠边缘应尽量接近牙齿的𬌗面方向，从而最大化的保留健康的牙体组织。

对于变色的后牙，如果剩余牙体组织有足够的抗力，可设计采用具有贴面结构的高嵌体来修复，既可以解决美学问题，又可以保存更多的牙体组织。

三、牙体缺损间接修复方式

牙体缺损间接修复方式包括嵌体（inlay）、高嵌体（onlay）和全冠（full crown）。美国牙科咨询委员会（American Association of Dental Consultants，AADC）对嵌体和高嵌体进行了定义并阐述了两者的区别。

嵌体（inlay）是一种既不支持也不替代任何一个牙尖的间接修复体。嵌体只在牙尖交错位时有接触，在侧𬌗和前伸𬌗运动时，对牙尖没有保护作用。

高嵌体（onlay）是覆盖一个或多个牙尖的间接修复体，它覆盖过牙尖并伸展到牙尖颊 / 舌面斜面及近远中斜面。高嵌体通常替代整个牙尖，并用来保持和（或）恢复牙尖的垂直高度。在高嵌体修复时，被覆盖的牙尖在各种功能颌位时，咬合接触均由修复材料来支持。

全冠（full crown）是覆盖牙冠全部表面的一种间接修复体。由此可见，与全冠相比，高嵌体通过覆盖一个或多个牙尖，甚至全部牙尖，同样起到了保护薄弱牙体组织的目的。

对于后牙咬合面全部被覆盖的高嵌体，近年来被赋予了新的名字——overlay，它是一种特殊形式的高嵌体。

目前，椅旁 CAD/CAM 系统已变得越来越普及，可在患者一次就诊内完成嵌体、高嵌体等修复，不需要考虑诊间暂封固位等问题，同时也刺激了口腔医师采用更多保存牙体的修复方式以修复牙体缺损，使微创的理念得到了更好的体现。

牙体缺损范围的大小是决定采用嵌体、高嵌体或者全冠修复的主要依据。

当去除的牙体组织宽度小于颊舌牙尖间距离的 1/3 时，良好的复合树脂直接充填是最恰当的选择；当缺损的宽度为颊舌牙尖间距离的 1/3~1/2 时（图 3-167），复合树脂的直接充填也可以满足需要，但采用嵌体修复可获得更加长久、可靠的效果（图 3-168）；当缺损的宽度超过颊舌牙尖间距离的 1/2 时（图 3-169），使用高嵌体比嵌体更加适合。

缺损的范围越大，高嵌体则比嵌体获得更好的远期效果（图 3-170）。

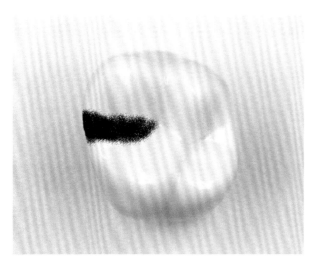

图 3-167　病变的范围介于颊舌牙尖间距离的 1/3~1/2

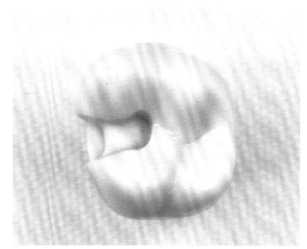

图 3-168　邻𬌗面嵌体洞形

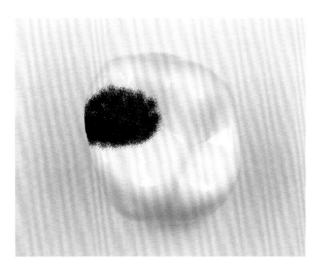

图 3-169　病变的范围较广，超过了颊舌牙尖间距离的 1/2，颊侧残留牙体组织较薄弱

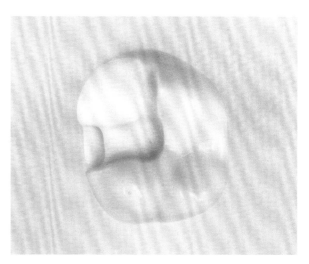

图 3-170　高嵌体洞形，能够保护薄弱牙尖

除了缺损范围外，其他一些因素也影响着修复方式的选择。

当牙体组织结构上有微裂时，特别是牙尖有水平方向的微裂时，最好将这个牙尖去掉，采用高嵌体的方式来修复。这种缺乏牙本质支持的牙尖，几乎只剩釉质，即常说的悬空釉柱，应磨除牙尖并用高嵌体将它覆盖。

高的咬合力量也是需要考虑的因素，对于有磨牙症、紧咬牙习惯或可疑牙尖存在时，应当考虑使用高嵌体或者全冠来进行修复。

变色的牙齿或牙尖，如果在美学暴露区，出于美学考虑，应设计含有贴面结构的修复体形式进行修复（图3-171，图3-172）。

对具有咀嚼坚硬食物习惯的患者，如果在修复时有强度可疑的牙尖或牙齿组织结构，应考虑将它去除，采用高嵌体或全冠来修复，靠修复材料的高强度来替代薄弱的牙尖或牙齿结构。

另外，有时牙齿的临床牙冠高度较短，即𬌗龈距较低，不能满足全冠的固位要求，则可采用髓腔固位的高嵌体或嵌体冠来修复。

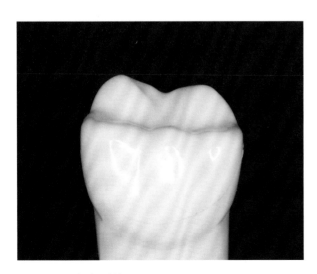

图 3-171　下颌磨牙的颊𬌗面观

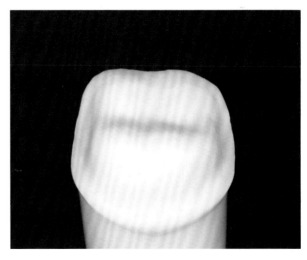

图 3-172　下颌磨牙含有贴面结构的高嵌体修复洞形，颊侧设计为龈上边缘

四、后牙修复洞形的辩证设计

椅旁 CAD/CAM 数字化修复系统实现了牙体缺损修复的快速设计和制作，可以选择多种陶瓷材料，患者一次就诊即可获得精密、坚固、美观的修复体，恢复牙齿的形态和功能。

（一）拾面边缘线的设计

椅旁 CAD/CAM 修复体因为采用陶瓷材料制作，陶瓷材料为脆性材料，不具有延展性，因此洞缘设计应采用面面交接的形式，不需要预备洞缘斜面；相反，洞缘斜面设计由于修复体边缘的薄弱，容易造成修复体在受到咬合力量时发生折裂破损，破坏修复体的完整性。

陶瓷材料的物理性能与釉质接近，两者的边缘部位是最薄弱的地方，受到过大的力量时容易折裂。因此，修复体的拾面边缘线应避开牙尖交错位时的咬合接触点，要求边缘线距离牙尖交错位时咬合接触点在 0.5mm 以上，咬合接触点既可以在牙体组织上，也可以在修复体上。

（二）洞边缘釉质的保存

陶瓷修复体与牙体组织之间利用树脂粘接剂和树脂水门汀进行粘接。

在牙体组织部分包含釉质和牙本质两种组织，目前研究均表明，树脂粘接在釉质的粘接无论在强度上还是在耐久性上均优于在牙本质上的粘接。因此，在条件允许的情况下，洞形的设计要尽量利用釉质的粘接，保留更多的釉质粘接面积。例如，在邻拾面洞形的龈壁处要尽量保留边缘的釉质，尽量使釉质的厚度大于 0.5mm 以上；在颊舌面的边缘位置选择上，越接近牙龈方向，釉质越薄，越接近拾面方向，釉质越厚（图 3-173，图 3-174），所以在满足修复体强度的基础上，洞形的边缘应尽量靠近拾向，不仅可以保留更多的健康牙体组织，而且有利于获得最大的釉质粘接面积。

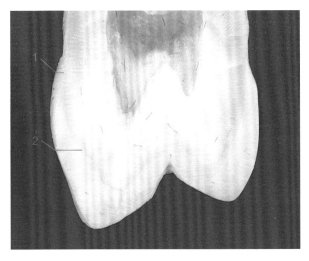

图 3-173 上颌前磨牙颊腭向纵剖面
在牙冠部，接近牙颈部的釉质厚度较薄（1），向拾面方向则釉质越来越厚（2）

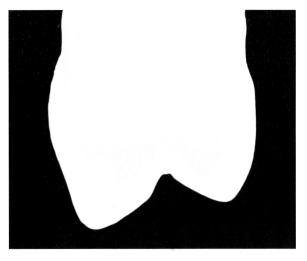

图 3-174 上颌前磨牙颊腭向纵剖面示意图
可见釉质（白色）的厚度变化

（三）龈边缘的位置

保证树脂粘接效果最主要的因素是隔湿效果的好坏，唾液、龈沟液、血液对粘接面的污染均会显著降低树脂粘接的强度。由此可知，洞形设计时，龈边缘应尽量远离龈沟是有利于树脂粘接的。

椅旁 CAD/CAM 制作的瓷修复体在材料上有多种选择，颜色也有多种选择。同理，粘接树脂的颜色也有多种选择，修复体在美学上能够完全满足需要，不会受到边缘位置的影响。将龈边缘位置远离龈沟，利于树脂粘接，同时可以保留龈边缘有更多的釉质，也更符合保存的原则（图3-175，图3-176）。

（四）死髓牙的修复

根管治疗后的后牙通常建议行𬌗面全覆盖的修复方式，以保护患牙，防止折裂。研究表明与树脂修复相比，瓷嵌体或高嵌体传递给牙体组织的应力更少，说明瓷嵌体或高嵌体比树脂充填更有利于保护剩余的牙体组织。也有研究表明用瓷嵌体或高嵌体来修复死髓牙与活髓牙的效果相似，一些临床研究也证实了采用嵌体或高嵌体修复根管治疗后牙齿的远期效果。

因此，对于根管治疗后的牙齿，洞形设计可与活髓牙一样，其主要依据牙体缺损的部位和程度来设计洞形。

例如，根据 Nagasiri 的洞形分类方法，I类洞形由于缺损范围小，可采用树脂直接充填或者嵌体修复；对于II类缺损，采用高嵌体（overlay）来修复；而III类缺损则可考虑用高嵌体或全冠来修复。死髓牙的髓腔，可用玻璃离子或树脂进行充填，再在其上进行高嵌体修复，也可制备成盒型洞，增加修复体的固位形态，由瓷高嵌体一体化修复。有研究表明，这两种修复方法的临床效果没有差异（图3-177~图3-182）。

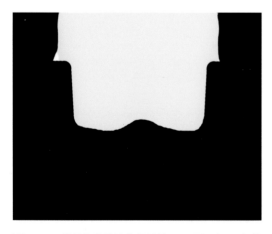

图 3-175 将修复体的边缘设计位于牙颈部时，预备体边缘没有或仅有少量釉质

图 3-176 将修复体的边缘设计位于远离牙颈部时，如高嵌体或部分冠，可保留更多的牙体组织，且预备体边缘有较厚的釉质，有利于树脂粘接

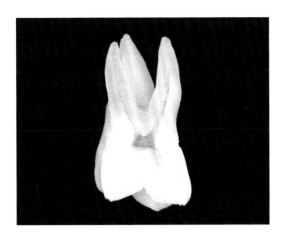

图 3-177　上颌磨牙近远中向剖面图
可见釉质、牙本质和髓腔结构

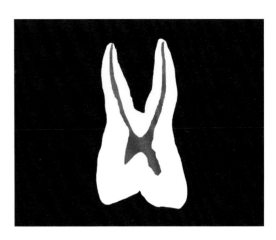

图 3-178　上颌磨牙剖面示意图

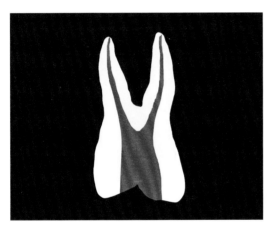

图 3-179　上颌磨牙剖面示意图
根管治疗后的髓腔形态及入路洞形（红色）

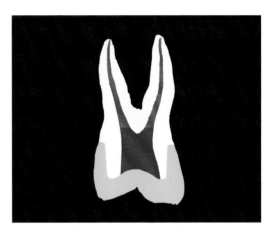

图 3-180　上颌磨牙剖面示意图
根管治疗后行全冠（绿色）修复，健康牙体组织磨除量较大，牙颈部剩余组织厚度降低

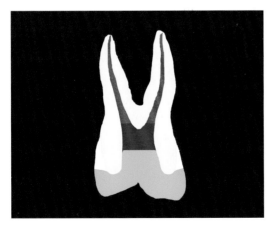

图 3-181　上颌磨牙剖面示意图
根管治疗后将髓腔充填，再行高嵌体（或 overlay）修复，可保留牙颈部的牙体组织

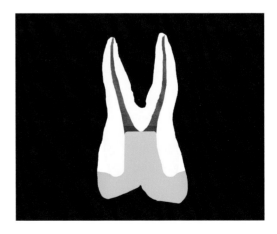

图 3-182　上颌磨牙剖面示意图
根管治疗后将髓腔预备成盒型洞，行高嵌体（或 overlay）修复，髓腔内修复体增加了固位效果，但较长的盒型洞部分增加了牙齿受力时侧向分力的力臂，使牙颈部受到的应力增加

（五）高嵌体或全冠，牙体组织的保存

高嵌体（onlay，含 overlay）和全冠均可以保护薄弱的牙尖或牙体组织，但显然全冠的牙体预备量要明显大于高嵌体，Edelholf 和 Sorensen 的研究证实高嵌体的牙体预备只去除了 39% 的牙体结构，全冠预备的牙体组织去除量在 72.3%~75.6%。且在全冠牙体预备时，颊舌侧牙体组织的大量去除，常导致患牙的颊舌侧仅剩余较薄的健康牙体组织，降低了牙体组织的抗力，尤其是在根管治疗后的牙齿，此时，overlay 的设计形式显然可以保留更多的颊舌侧牙体组织，只要颊舌侧牙体组织的厚度大于 2mm，就可采用高嵌体的方式进行修复。如果剩余牙体组织的量少于 2mm，则桩核冠的修复方式更为可靠。与高嵌体相比，全冠往往是牙本质粘接，而缺乏釉质粘接，因此，有些学者认为从粘接的远期耐久性来说，高嵌体的设计方式也优于全冠修复。

在修复方式的选择上还应多因素综合考虑。例如，对于变色牙齿，出于美观的考虑，全冠修复会有更佳的美学效果；对于隐裂患牙或承受过大咀嚼力的患牙，适宜采用全冠的修复方式，甚至选用强度更高的材料进行修复。

综上所述，玻璃陶瓷粘接技术的发展，以及椅旁 CAD/CAM 修复系统的应用，为牙体缺损的修复方法带来了改变和更多的选择，从抗力、固位和美观几个方面综合分析，遵循保存的原则，微创的牙体预备以保留更多的健康牙体组织，从而最大限度地延长患牙的使用寿命，是医患双方共同追求的目标。

（田　宇　包旭东　冯　琳）

第五节 椅旁 CAD/CAM 后牙修复体的牙体预备

数字化和传统修复体的制作方式不同，一个是机械切削，一个是传统铸造。相对于传统的铸造，CAD/CAM 的精确性不会受到包埋和铸造收缩的影响，但是外形会受到切削车针直径、长度的影响，因此，过锐的边缘和内线角无法形成。所以数字化修复的牙体预备与传统的牙体预备有些不同。

在进行椅旁数字化修复体牙体预备时，需要注意以下几点：①为切削设备进行牙体预备；②为陶瓷材料进行牙体预备；③取模方式是光学扫描。

数字化预备的总原则包括：

1. 简洁的预备体外形；

2. 光滑、明确的边缘线；

3. 窝洞轴壁适当的外展；

4. 适当的聚合度；

5. 圆钝的内线角；

6. 适宜的修复体空间。

下面以单层二硅酸锂修复体为例，对后牙全冠、嵌体、高嵌体和𬌗贴面的具体预备要求进行探讨。

一、椅旁 CAD/CAM 全冠的牙体预备

（一）全冠预备的基本要求

1. 𬌗面 1~1.5mm；

2. 聚合度 12°~16°；

3. 凹形肩台；

4. 肩台宽度 0.5~0.8mm。

（二）后牙全冠修复体预备步骤

1. 咬合面的预备　𬌗面的预备主要是为了获得咬合面修复体的空间，修复体越厚，修复体的抗折强度越高，预备量也越大。

修复体粘接后的情况相似，但前提条件是粘在同一种组织上，例如都粘在釉质上或者都粘在牙本质上。如果粘在不同的牙齿组织上，那就不一定了，因为修复体粘接后，同一厚度的全瓷修复体与粘接在釉质上相比，粘接在牙本质上修复体的抗折强度降低。

咬合面预备过多容易导致牙本质暴露，增加激惹牙髓的风险。后牙釉质的厚度一般约 1~1.5mm，而后牙如果使用高强度的玻璃陶瓷 e.max，建议最小厚度约在 1mm，因此后牙咬合面的预备建议在 1~1.5mm。

殆面预备的主要原则是保持咬合面的解剖结构，强调均匀磨除，牙体预备完成后咬合面解剖标志仍清晰。这样操作有两个意义，一是尽量保存健康的牙体组织；二是保证修复体的厚度，避免出现牙尖部分牙体预备过多，窝沟部分预备量过少，修复空间不足的情况。

需要注意的是，殆面的磨除并不一定从现有的牙齿开始，因为有些牙齿预备前已降低咬合，或者是咬合曲线不良，例如有伸长，因此，咬合面的预备量应从最终理想的修复体位置开始计算。所以在预备开始之前，应先恢复拟预备牙齿的理想外形和位置，就像在前牙区进行诊断设计、mock-up 后再行预备一样。

咬合面磨除可首先使用直径 1mm 的圆头锥形或柱形车针，在咬合面沿着三角嵴和颊舌沟做 1mm 的深度指示沟，然后沿着咬合面的解剖形态将指示沟之间的牙体组织均匀磨除，预备完成后检查修复空间，包括牙尖交错殆和侧方殆均要保持均匀的厚度。

2. 轴面的预备　主要是为了去除倒凹，为修复体提供就位道，并且通过控制聚合度来获得良好的机械固位。

轴面的预备首先是边缘位置的确定，在后牙全瓷修复由于美观不像前牙那么重要，除非有龈下缺损或者充填体，或者存在固位不足、需要形成特殊的穿龈轮廓等特殊情况，一般建议将边缘放在齐龈或者龈上。

但是，一个牙周健康的牙齿和一个牙龈退缩的牙齿的牙龈位置完全不一样。既然轴面的预备是为了获得固位，那么轴面边缘位置的放置只要保证固位就够了。一般在后牙，按照推荐的聚合度 12°~16° 及 3mm 的预备体高度就足够保证固位了，因此，建议边缘的位置从预备体的殆缘向根方 3mm。

为了在去除倒凹的同时减少健康牙齿的磨除，并且保证预备量，颊面多按解剖外形分两个面预备，一般指示沟预备深度保证肩台约 0.5~0.8mm，车针方向和所预备的轴面外形保持一致。

3. 邻面的预备　邻面预备的目标是保证肩台和邻牙完全分开，并且不能磨到邻牙。一般建议首先选择比较细的车针先过邻面，然后再用稍粗一些的车针修整邻面。必要时可采用成形片与邻牙隔开。

4. 精修圆钝　精修圆钝的过程可再次确保预备体没有倒凹，保证合适的聚合度（15°~20°），保证肩台光滑连续，并保证预备体表面的光滑、连续、圆润。特别需要注意的是舌轴角，特别是远中舌轴角，容易出现倒凹或者不光滑连续。因此，在预备完邻面后，一定要对轴角进行圆钝，确保没有倒凹，并且肩台光滑连续。

椅旁 CAD/CAM 后牙全冠的牙体预备流程如下（图3-183~ 图3-198）：

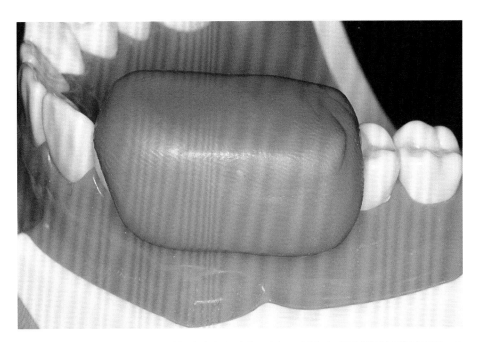

图 3-183　预备前制作硅胶导板：范围包括近远中向至少各一颗邻牙，颊舌侧盖过龈缘并保证一定的厚度

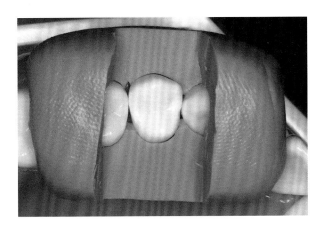 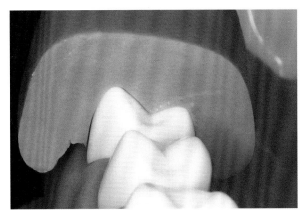

图 3-184　导板沿预备牙的颊舌向中线剖成两半，即可获得矢状面的参照

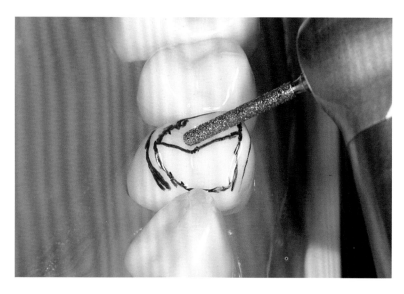

图 3-185 粭面的预备：使用圆头锥形或柱形金刚砂车针

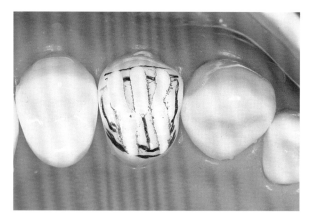

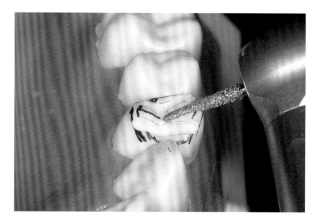

图 3-186 先用圆头柱形车针在粭面沿着三角嵴和窝沟的方向制备深度指示沟，如果用 1mm 直径车针预备，应使车针全部没入咬合面

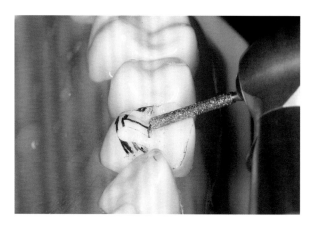

图 3-187 使用同一车针沿着粭面的解剖方向，将深度指示沟之间的牙体组织磨除，确保磨完后解剖外形仍存在

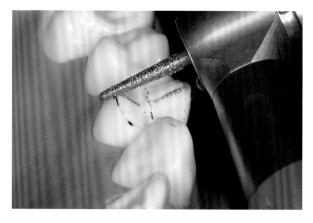

图 3-188 功能尖斜面的预备：使用圆头锥形或柱形金刚砂车针，功能尖斜面用深度 1.0mm 的金刚砂车针预备，方向沿解剖外形或与对颌牙的牙尖斜度基本一致

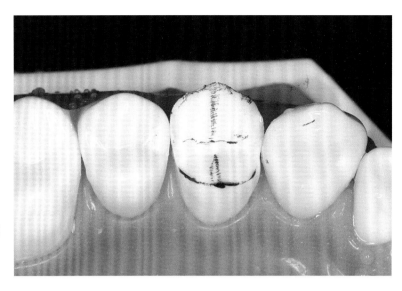

图 3-189　磨除指示沟间的牙体组织，牙体预备完后解剖结构仍存在

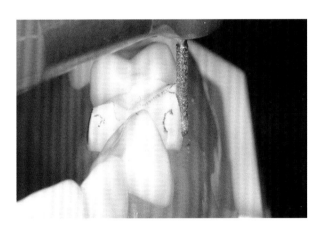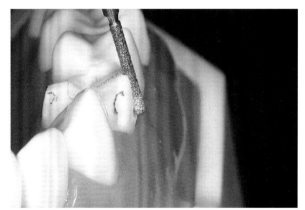

图 3-190　颊面深度指示沟的预备：使用圆头锥形车针，其预备方向为颈 1/2 和𬌗 1/2 分别与牙面平行

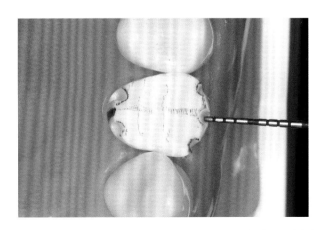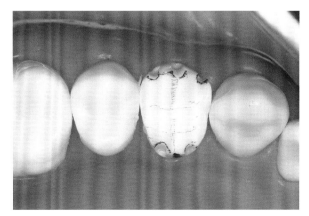

图 3-191　舌面深度指示沟的预备：使用圆头锥形车针，车针方向和舌面解剖外形一致；一般 3~5 条指示沟，尽量靠近颊轴线角，保证肩台宽度为 0.5~0.8mm

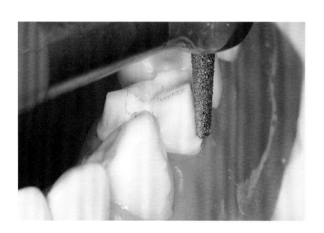

图 3-192 磨除指示沟间的牙体组织

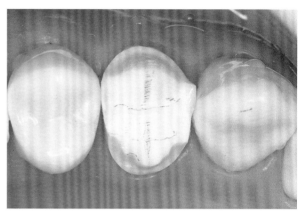

图 3-193 牙体预备完后解剖结构仍存在,尽量预备至颊舌轴角的拐角处

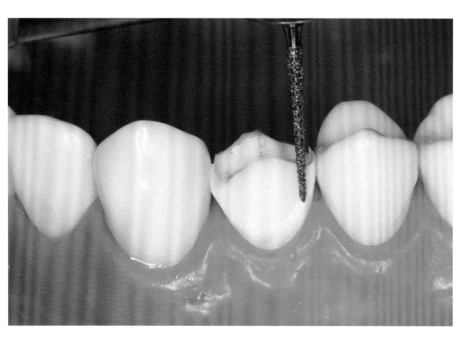

图 3-194 邻面的预备:使用短针锥形直径细的车针,可尽量避免磨到邻牙,必要时可用成形片将邻牙隔开。预备时方向和牙长轴一致,做上、下方向的切割运动;光滑圆钝 4 个轴角,防止出现倒凹

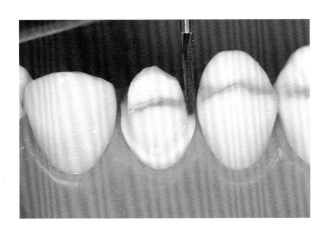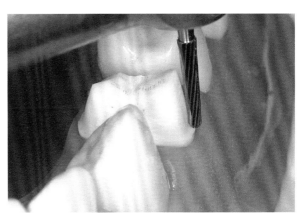

图 3-195　精修肩台：使用钨钢车针或者锥形金刚砂抛光车针，肩台宽度为 0.5~0.8mm，保证边缘光滑连续；如果出现锐边，必要时可使用肩台车针或手动器械（如釉质凿）

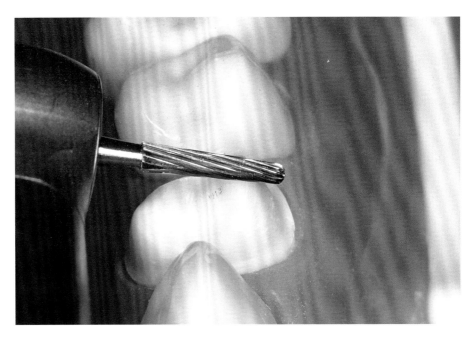

图 3-196　精修咬合面、轴面：使用圆头锥形钨钢车针或圆头锥形金刚砂抛光车针，保证内线角圆钝，预备体各个面均光滑圆钝，避免出现过锐线角

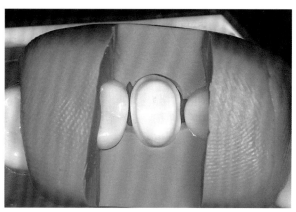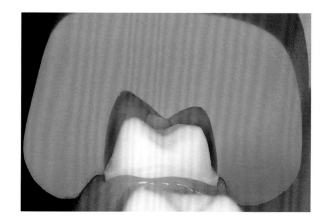

图 3-197　使用硅胶导板检查预备量

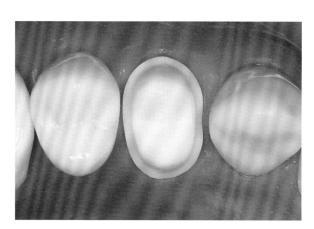

图 3-198　完成后的全冠预备体

二、椅旁 CAD/CAM 嵌体的牙体预备

嵌体是指嵌入牙体内部，用来恢复牙体缺损患牙形态和功能的修复体。

嵌体由于不能保护剩余牙体组织，一般建议用于活髓牙。椅旁 CAD/CAM 全瓷嵌体预备的总体要求包括：①𬌗面洞缘线清晰、圆钝；②洞缘线角清晰明确；③修复体和预备体端端对接；④单侧轴壁外展 6°~10°；⑤咬合面厚度至少 1mm，如果存在鸠尾则宽度至少 1.5mm。

下面以Ⅱ类洞嵌体为例，介绍椅旁 CAD/CAM 嵌体的牙体预备步骤（图 3-199~图 3-209）。

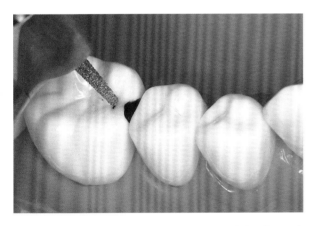

图 3-199 打开邻面龋齿的釉质层或者去除旧充填体：使用圆头锥形金刚砂车针去除龋齿悬空的釉质或者大部分旧充填体

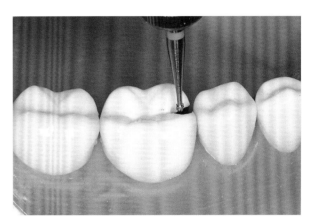

图 3-200 去除近髓的龋损或者旧充填体：应使用慢速弯机球钻。龋坏是否去除的判断标准是牙齿的质地是否坚硬，而不是是否染色，如果染色而坚硬的牙体组织可以保留，但是边缘的区域建议尽量去除染色；必要时可采用龋探测仪辅助检查、判断

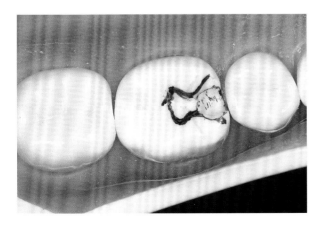

图 3-201 设计外形：按照缺损大小设计相应的嵌体或高嵌体的外形，如果没有薄弱牙尖需要覆盖，则设计成嵌体；否则，应设计为高嵌体

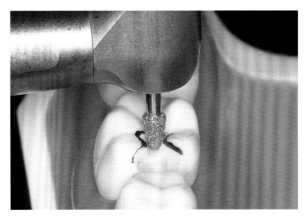

图 3-202 咬合面的预备：使用短的圆头锥形金刚砂或钨钢车针，深度为 1.0mm，如设计有鸠尾形态则峡部至少为 1.5~2mm，尽量避开三角嵴，在窝沟点隙的地方可适当扩展；一侧轴壁外展 6°~10°

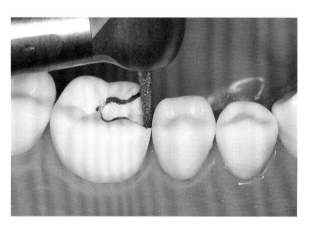

图 3-203　邻面的预备：使用圆头锥形金刚砂车针，去除倒凹，方向和牙长轴基本一致，一侧轴壁外展 6°~10°

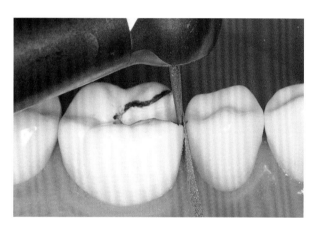

图 3-204　邻面靠近邻轴线角的区域，建议使用更细的圆头锥形金刚砂车针，以防伤及邻牙，必要时可使用成形片和邻牙隔开；如果龈阶的边缘有悬突，可用肩台车针或者手动器械（如釉质凿或金刚砂条）去除

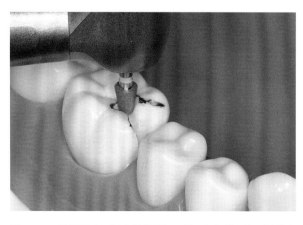

图 3-205　𬌗面洞底、洞缘线的预备：使用短粗锥形金刚砂抛光车针，避免出现过锐的内线角，保证𬌗面洞底、洞缘线光滑圆钝

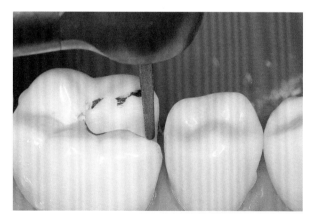

图 3-206　邻面洞底洞缘线的预备：使用圆头锥形抛光车针

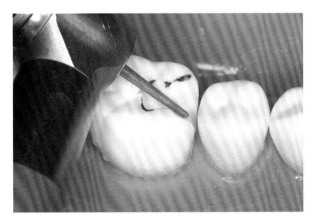

图 3-207　使用圆头锥形金刚砂抛光车针或钨钢车针抛光精修，圆钝线角

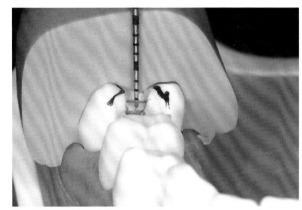

图 3-208　使用硅胶导板检查预备量

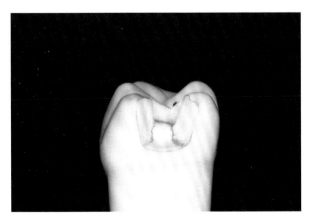

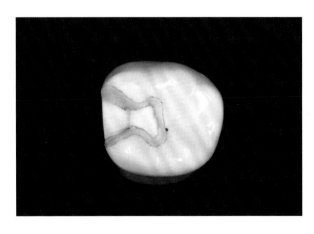

图 3-209　完成后的嵌体预备体

三、椅旁 CAD/CAM 高嵌体的牙体预备

高嵌体是指覆盖一个或多个牙尖的、用以恢复牙体缺损患牙形态和功能的修复体。

高嵌体和嵌体的主要区别是对覆盖的牙尖的保护作用，所以多用于修复薄壁弱尖降低后的活髓牙或者死髓牙。如果修复死髓牙，传统上建议覆盖整个咬合面。近年来也有学者针对剩余牙体强度较好的死髓牙，应用仅覆盖部分牙尖的高嵌体修复，其长期效果仍有待观察。

高嵌体预备的主要要求是保证内线角圆钝，且保证未覆盖的牙尖轴壁的厚度和高度比不小于 1：2，预备量要求和嵌体一致，即咬合面 1mm。

高嵌体的预备步骤和嵌体类似，主要区别是覆盖牙尖，以下主要介绍如何覆盖牙尖（图 3-210～图 3-214）。

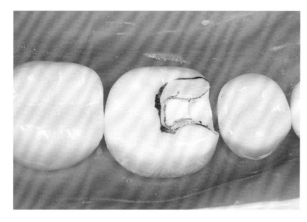

图 3-210 设计外形：按照缺损大小设计相应的嵌体或高嵌体的外形，如果有薄弱牙尖出现，则设计成高嵌体

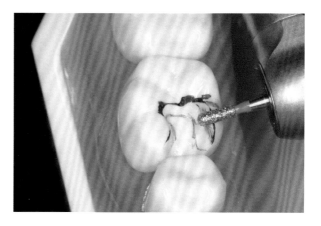

图 3-211 降低薄弱牙尖：使用圆头锥形车针，沿解剖外形的方向降低咬合面，保证修复体厚度至少 1mm，并且保证覆盖牙尖的壁厚≥1.5mm；覆盖牙尖的轴壁的厚高比≥1：2

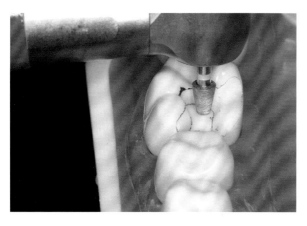

图 3-212 𬌗面洞底、洞缘线的预备：使用短粗锥形金刚砂抛光车针，避免出现过锐的内线角，保证𬌗面洞底、洞缘线光滑圆钝

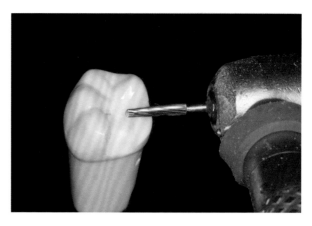

图 3-213 使用圆头锥形金刚砂抛光车针或者钨钢车针抛光精修，圆钝线角

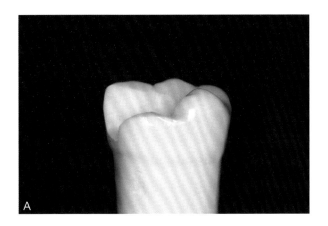

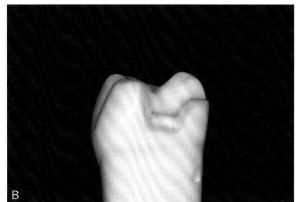

图 3-214 完成后的高嵌体预备体
A. 舌面　B. 邻面　C. 殆面

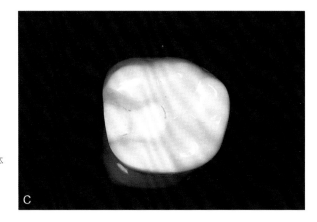

四、椅旁 CAD/CAM 殆贴面的牙体预备

殆贴面是指覆盖整个后牙咬合面的修复体，一般既不嵌入牙体组织内部也不包绕轴面。殆贴面修复受力后，基牙主要受到的是压应力，对覆盖的牙体组织有保护作用，一般用于仅有开髓孔的、经过完善根管治疗的后牙，以及磨耗和隐裂等活髓牙。殆贴面的预备量一般保证修复体至少 1mm 的厚度（图 3-215~图 3-226）。

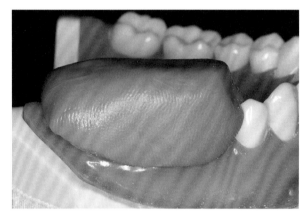

图 3-215　预备前制作硅胶导板：范围近远中向至少包括预备牙及两侧各一颗邻牙，颊舌侧盖过龈缘并保证一定的厚度

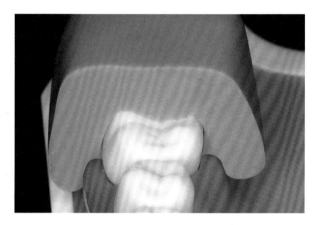

图 3-216　导板沿预备牙的颊舌向中线剖成两半，即可获得矢状面的参照

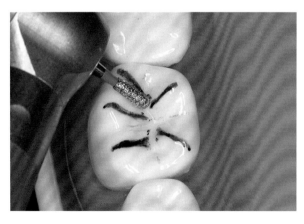

图 3-217　殆面的预备：使用圆头锥形或柱形金刚砂车针

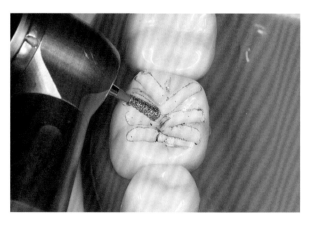

图 3-218　先用圆头柱形车针在殆面沿着三角嵴和窝沟的方向制备深度指示沟，如果用 1mm 直径车针预备时，应使车针全部没入咬合面。使用同一车针沿着殆面的解剖方向，将深度指示沟之间的牙体组织磨除，确保磨完后解剖外形仍存在

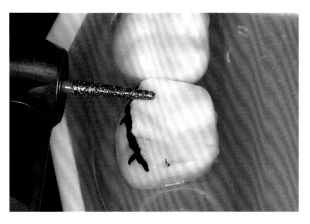

图 3-219 功能尖斜面的预备：使用圆头锥形或柱形金刚砂车针

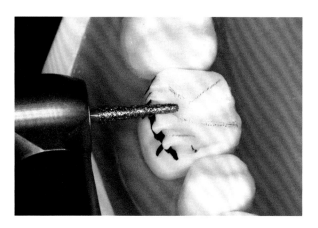

图 3-220 功能尖斜面的预备：使用深度 1.0mm 的金刚砂车针，方向沿解剖外形或者与对颌牙的牙尖斜度基本一致

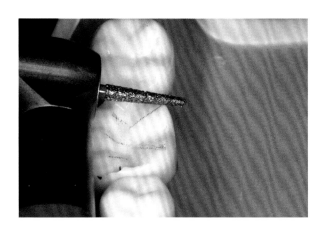

图 3-221 磨除指示沟间的牙体组织，牙体预备完后解剖结构仍存在

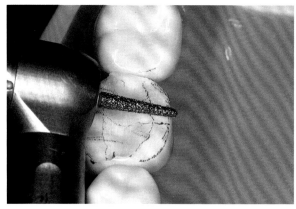

图 3-222 颊舌面肩台的预备：在非美观区，建议预备成端端对接，如上、下颌后牙的舌侧。在后牙的颊侧，如果有美观需要，非功能尖如上颌牙的颊斜面可考虑预备成和牙体长轴呈 45°~60° 斜面；功能尖如下颌后牙的颊斜面，则要权衡强度和美观决定是使用斜面还是端端对接。选用圆头锥形金刚砂车针

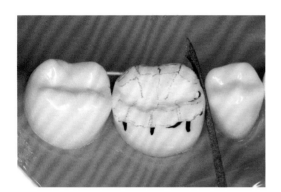

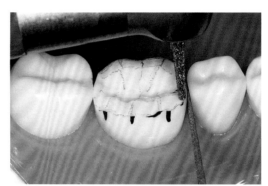

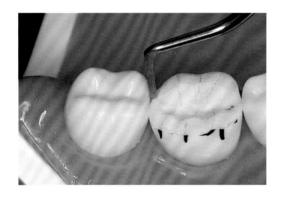

图 3-223 邻面预备：使用直径细的锥形短针，可尽量避免磨到邻牙，必要时可用成形片将邻牙隔开；对于边缘的卷边，可用手动器械如釉质凿或金刚砂条去除，一定要将邻面边缘和邻牙完全分开，如果正好处在邻接区可考虑用手动器械（如金刚砂条）与邻牙分开

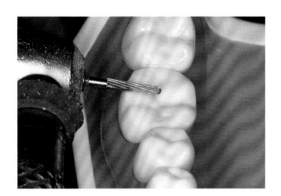

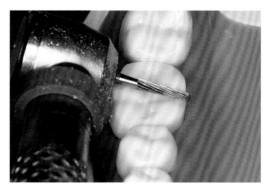

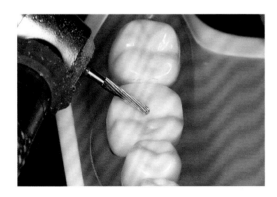

图 3-224 精修圆钝，保证所有内线角圆钝，边缘光滑连续，界限明确

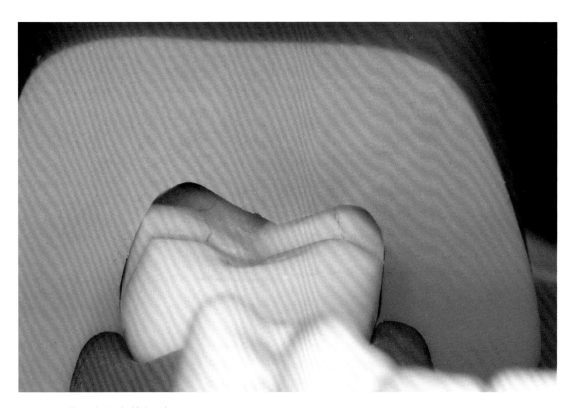

图 3-225 使用硅胶导板检查预备量

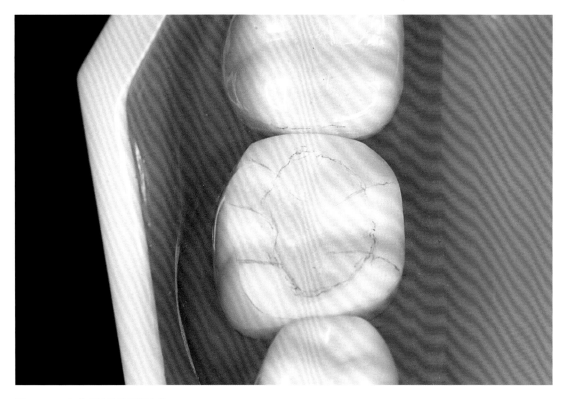

图 3-226 完成后的𬌗贴面预备体

（杨　坚）

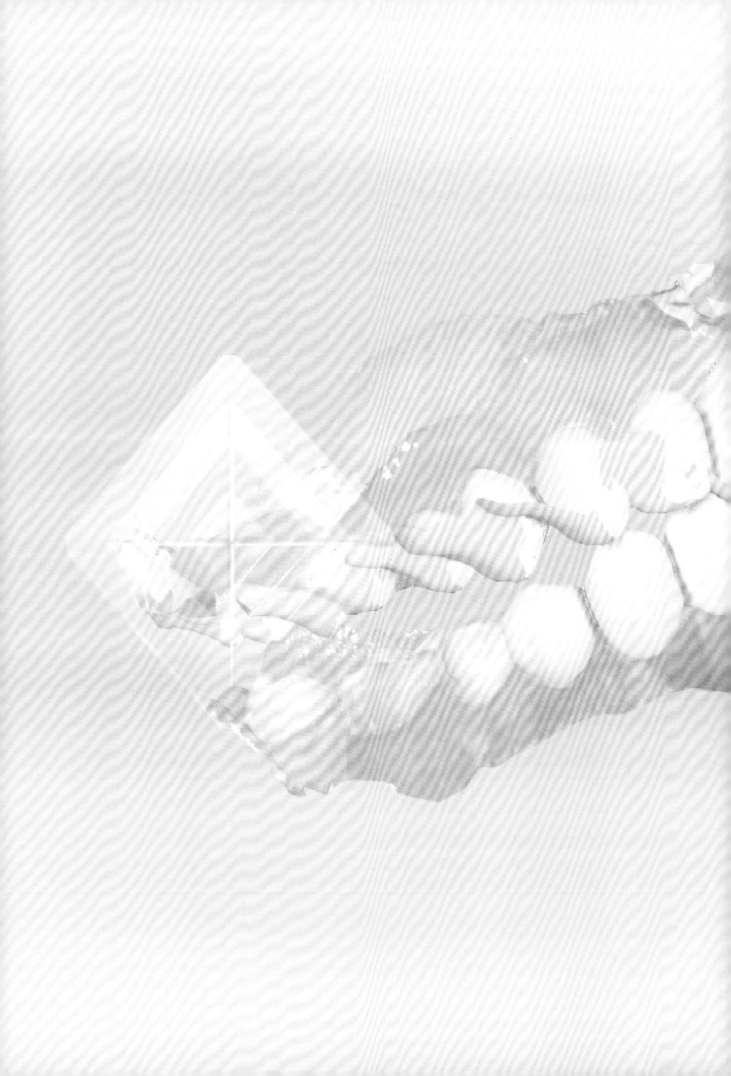

第四章

CEREC 患者资料建立和数字印模技术

Practice of
Chair-side Digitized Dental
Restoration

132

椅旁数字化修复实战
———从入门到精通

第一节　患者资料建立和管理

一、CEREC 患者资料建立

（一）CEREC 软件主界面

CEREC 患者资料管理方式十分清晰、方便。在电脑桌面上找到"CEREC SW"软件图标（图 4-1），用鼠标左键双击打开软件，进入软件主界面，此时可在软件界面底部的位置看到两个按钮，即"显示全部患者"和"添加新患者"（图 4-2），用左键单击可分别进行患者资料的浏览和新建。

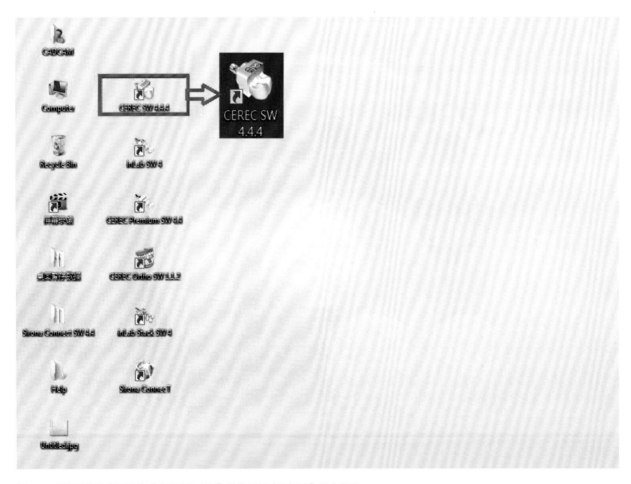

图 4-1　用左键双击桌面上的"CEREC SW"软件图标（红框示）进入软件

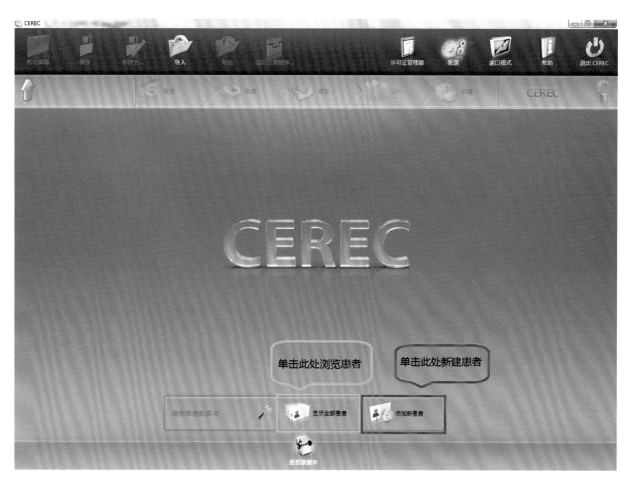

图 4-2 进入 CEREC 软件后的主界面

（二）新建患者资料

用左键单击"添加新患者"进入新建患者资料填写界面（图4-3），该界面中需要操作者填写患者的"姓"、"名"、"出生日期"、"患者 ID"和"牙医"。在首次建立资料时，如信息不足可选择性填写，其中患者 ID 号为必填项目，且填写后不可以更改，其他信息都可以更改。这有利于第一次就诊时快速建立患者资料，制作病例，后期可随时补充。输入信息后，用左键单击信息框下方右侧的"添加新病例"按钮即完成患者的建立。

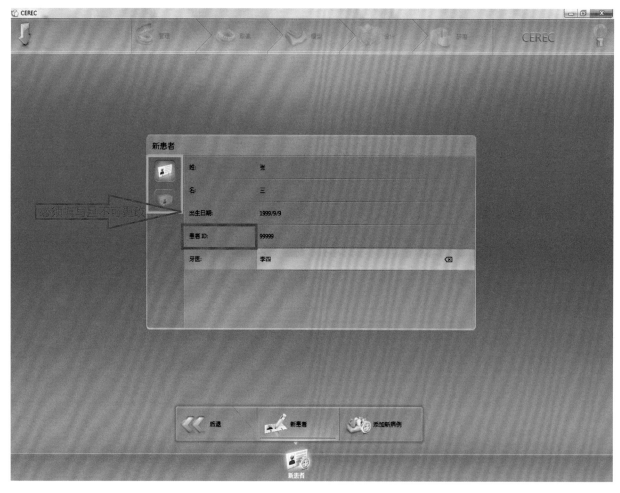

图 4-3　CEREC 新建患者资料界面

　　此外，在新建患者资料界面上可以看到，左侧有两个图标（见图4-3绿框中所示），进入该界面是默认在新患者信息填写界面，即第1个图标对应的窗口，其下方较为灰暗的图标对应建立资料的快速检索功能，当输入患者的姓氏或医师姓名时，该图标会变为高亮且右下角会出现数字提示，该数字表示现有患者数据库中，相同姓氏或相同医师的患者资料数量。此时单击该图标即可快速查找该姓氏或该医师的患者资料是否存在，避免了患者资料的重复建立（图4-4~图4-7）。

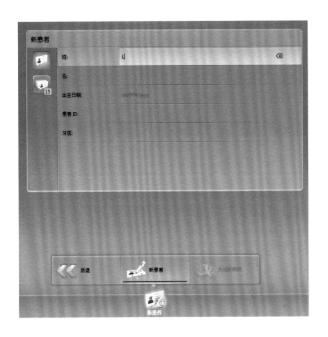

图4-4　CEREC建立新病例界面：快速检索患者姓氏

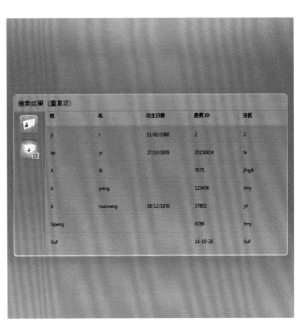

图4-5　CEREC建立新病例界面：相同姓氏患者信息列表

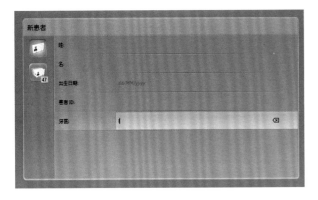

图4-6　CEREC建立新病例界面：快速检索医师姓名

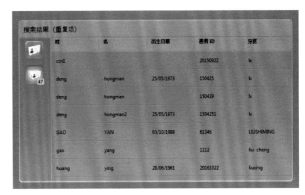

图4-7　CEREC建立新病例界面：相同医师的患者信息列表

二、新建病例资料

建立患者资料后进入新病例建立界面，在左侧选择计划制作的修复体大类（图4-8），用左键单击修复体大类按钮后，会弹出该分类下的常见修复体类型（图4-9）。此时再选择要设计的修复体类型，其下方会出现修复体设计模式，选择适当的设计模式和材料即完成了病例建立。关于这一部分内容将在后面的章节详细介绍。

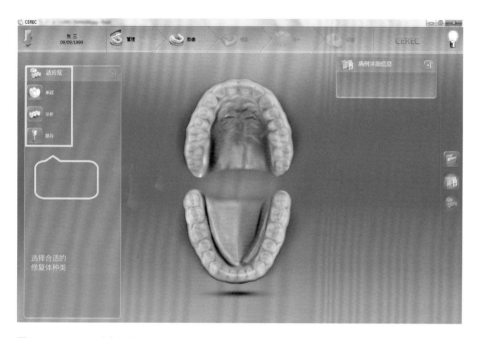

图4-8　CEREC建立新病例界面：选择修复体种类

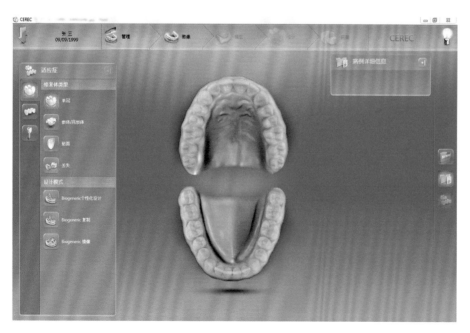

图4-9　CEREC建立新病例界面：选择设计模式

三、CEREC 患者资料管理

    CEREC 的浏览和管理患者资料界面十分清晰、方便。在软件主界面用左键单击"显示全部患者"（图4-2 绿框示）即进入该界面，管理界面自左侧至右侧分为 3 个板块，即患者管理、病例管理和病例预览（图4-10）。其中病例管理一栏中，黄色线框标注的分别是对病例进行打开、编辑和删除的操作。类似的编辑和删除图标可在患者管理一栏中找到。

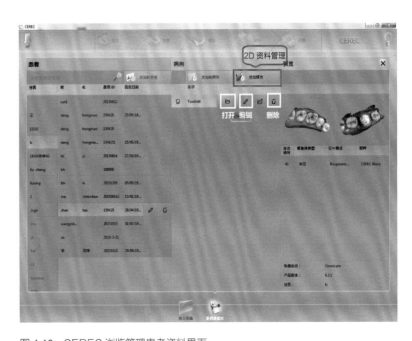

图 4-10　CEREC 浏览管理患者资料界面

椅旁数字化修复实战
——从入门到精通

此外，医师不仅可以管理患者的3D资料，还可通过点击"添加媒体"（图4-10红框按钮示）进入管理包括照片、视频在内的2D资料管理界面（图4-11，图4-12），方便医师及时查看患者的信息和资料。

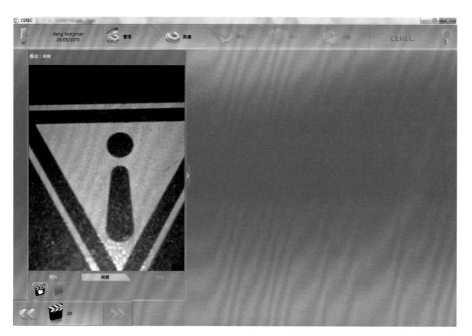

图4-11 CEREC患者视频资料管理界面

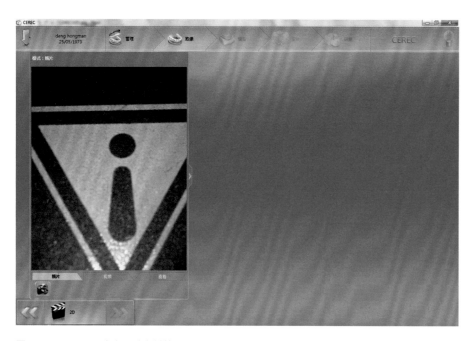

图4-12 CEREC患者照片资料管理界面

（刘 星 刘冬冬）

第二节　数字印模操作前的准备

数字印模技术是椅旁数字化修复的基础，想要获得准确的修复体，必须首先获得精准的数字印模。由于口内环境较为复杂，软硬组织的光学特性不同，且易受口内唾液等干扰因素影响，因此，严格掌握数字印模操作技术成为了关键。

早期的获取数字印模的设备对于软硬组织的识别能力较差，因而需要在取像前进行对比度增强剂的喷涂，简称喷粉。以 CEREC 为例，从其最早的第一代产品到蓝光扫描均需要喷粉，目前最新的 Omnicam 印模系统则不需喷粉。虽然其操作技术原则基本一致，但由于蓝光扫描目前还有很多临床机构广泛使用，因此，本节内容也将对喷粉操作的要点进行阐述。

在采集数字化印模前，应做好充足的准备工作，临床操作中需要的工具及材料应提前准备好，避免因准备不充分导致的操作过程中断，数字印模获取过程一旦中断有可能会对其准确度和完整性造成影响。

一、采集数字印模前的物品准备

首先将 CEREC 设备推入诊室，接通电源并开启，打开软件界面，进入后待机。随后，准备临床用物，具体包括：

1. 医师基本用物　口腔科治疗盘、基本器械一组、三用枪等。
2. 护士助理用物　强、弱吸管，三用枪等。
3. 患者用物　前巾、一次性口杯等。
4. 隔湿用物　棉球、棉卷、棉卷夹持器、橡皮障，口唇环形开口器等。
5. 排龈用物　排龈液、黑丝线、排龈线或排龈膏、排龈器、小剪刀等。
6. 止血用物　肾上腺素、止血剂等。
7. 取像用物　喷粉罐、喷嘴头等。

二、采集数字印模前的人员设备准备

首先提前开启 CEREC 设备，预热口内扫描设备，预热温度建议略高于体温，尽量不高于 50℃，否则会使患者产生不适感。之后建立或打开患者档案，选择本次加工的修复体类型和设计模式，进入扫描界面待机。

请患者漱口，平躺于口腔科诊疗椅上。

三、采集数字印模前的口内准备

1. 排龈　方式与传统印模排龈方式相同，需暴露清晰的预备体边缘，阻止龈沟内液体的渗出，以利于获得准确的预备体光学印模，CAD 阶段精确地画出修复体边缘。

2. 止血　方法与口腔常用止血方法相同，包括：流水冲洗法、压迫法、药物止血、电刀或激光止血。

3. 干燥与隔湿

（1）棉球、棉卷结合：大多放置于前庭沟底及口底黏膜返折处，用于撑开软组织。注意棉球棉卷不要接触牙体组织，并尽量远离附着龈区域，因为该区域在大多数情况下是口内取像的关键区域。

（2）专用的棉卷夹持器：可更简单的获得良好的隔湿效果。

（3）使用橡皮障：是最理想的隔湿手段，对于前牙区隔湿可采用口唇环形开口器。

（4）四手配合：制取数字印模需要护士或助手的默契配合。首先需要协助术者牵拉、阻挡湿润的软组织，如口唇、颊黏膜、舌体，以免其与牙体组织接触；对于唾液较多的患者，需要利用强 / 弱吸管吸取前庭沟和口底区的唾液，同时可利用三用枪，轻轻吹拂牙体组织，切忌大力吹吸，以免溅起口内液滴；有时还需要轻轻吹拂扫描头，以避免口腔内的哈气在镜头上泛起薄雾而影响印模制取。

4. 喷涂对比度增强剂操作的技术要点　对比度增强剂有不同的品牌，包括 VITA 公司生产的 CEREC Powder、Dentaco 公司生产的 Scan Spray、义获嘉（ Ivoclar ）公司生产的 Cotrast Spray、西诺德（ Sirona ）公司生产的 Opti Spray 等（图 4-13~ 图 4-16）。不同厂家生产的对比度增强剂的主要成分并不完全相同，但通常为二氧化钛（TiO_2）或七氟丙烷与其他添加物的混合物。

由于牙齿具有半透明性，光学扫描时部分光线透射，因此有可能无法获得完整的影像。早期的数字印模设备利用对比度增强剂覆盖牙齿及牙龈组织，形成与石膏模型表面类似的反射层，达到采集完整影像的目的（图 4-17，图 4-18）。

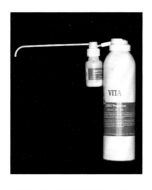

图 4-13　CEREC Powder
（VITA）

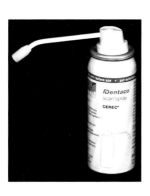

图 4-14　Scan Spray
（Dentaco）

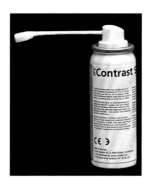

图 4-15　Contrast Spray
（Ivoclar）

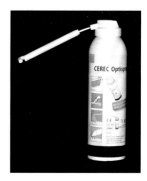

图 4-16　Opti Spray
（Sirona）

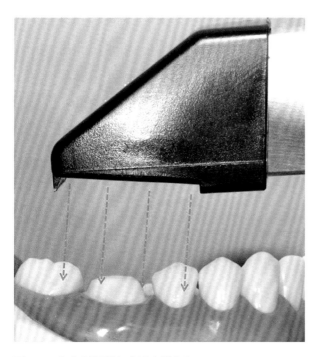

图 4-17　部分光线透射，损失印模信息

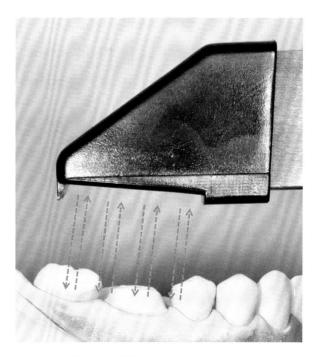

图 4-18　光线阻射，印模信息完全

任何的隔湿用品均可能会影响取像头的放入，也会使视野区的影像更加复杂，从而影响影像质量。对于局部或单象限内的取像，可以不采取开口器及棉卷等隔湿技术，可嘱助手利用口镜或吸唾管牵拉、阻挡软组织，充分暴露牙齿及邻近牙龈组织；而对于跨象限或全口扫描，则建议应用环形开口器隔开嘴唇，消除唇颊侧软组织干扰（图 4-19）。

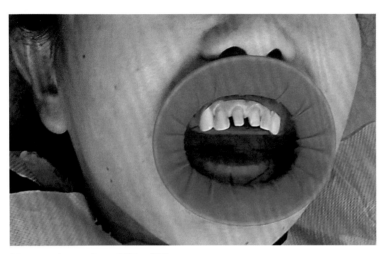

图 4-19　应用环形开口器隔开嘴唇

喷涂对比度增强剂的量应严格控制，注意喷涂的力量应适中且稳定，出粉均匀，尤其是边缘嵴及预备体边缘处，喷嘴可直接对准此区域喷涂；对于窝洞底部则需要稍微倾斜一定的角度进行喷涂，避免直接喷入窝洞底部，否则容易造成喷粉层较厚，进而影响修复体的密合性（图 4-20，图 4-21）。

喷粉过程要嘱咐患者放松，尽量配合不动；保持鼻腔呼吸，不要口呼吸；尽量减少舌的移动并避免吞咽动作。喷粉过程中助手应将吸唾管置于喷粉区附近，及时吸除唾液及弥散的粉剂。注意喷粉量的控制，勿过多或不足，喷粉后用三枪轻吹喷粉区可使其表面更加均匀，边界也更加清楚。

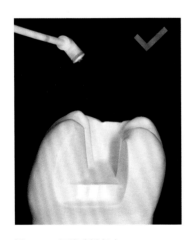　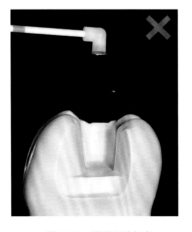

图 4-20　正确喷粉角度　　　　　　　图 4-21　错误喷粉角度

颈部及侧面的边缘喷粉应从邻面方向进行。如果颈部的边缘与牙龈高度平齐，喷粉将会覆盖分界线。此时，可用探针勾划出边界、取出排龈线或用三用枪喷气等方法更好地暴露出清晰的边界（图4-22）。

操作前首先准备好喷粉罐及喷嘴，用前要充分摇匀；把带套管的喷嘴安装到喷罐上，检查套管是否安装到位并稳固（图4-23）。用前试喷一下，确认管路通畅。然后清洁并吹干需喷粉的表面，不要有唾液存留，保持视野清晰，否则会形成水粉膜，影响模型精确性。此外，还要注意防止口镜或吸唾器头进入影像视野（图4-24~图4-26）。

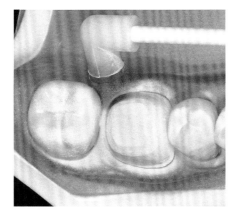

图 4-22　采用探针勾划、取排龈线或三枪喷吹等方法，使边缘清晰

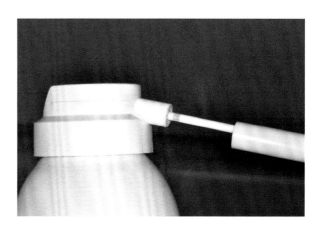

图 4-23　喷粉罐及喷嘴安装到位、稳固

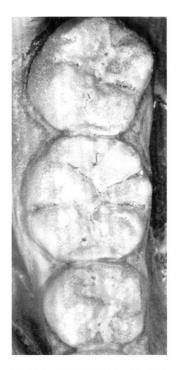

图 4-24　牙面有唾液，形成水粉膜

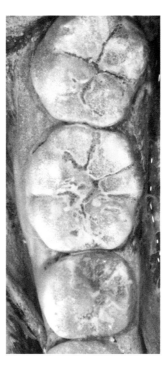

图 4-25　三用枪吹干存留唾液，并吹去多余喷粉

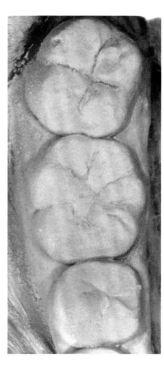

图 4-26　再次进行喷粉，保证喷涂均匀、全面

特别需要的是，注意喷粉前一定要充分摇匀喷罐，保证喷粉的均匀性和厚度，建议最适厚度为40μm，过薄会导致数据缺失，而过厚则会影像修复体的精确性（图4-27~图4-29）。

可通过旋转喷嘴来调整角度，从各个角度上均可达到理想的遮光。一般来讲，喷嘴离预备体约10~15mm较为适宜（图4-30，图4-31）。

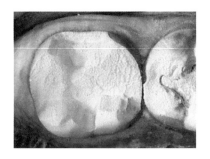

图4-27 喷粉过厚且不均匀

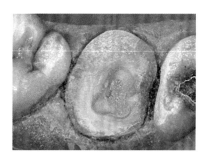

图4-28 喷粉过薄、不均匀

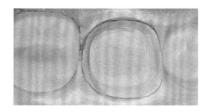

图4-29 喷粉全面、薄厚适中、均匀一致

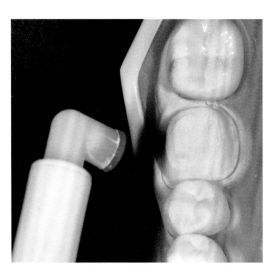

图4-30 从颊侧喷粉

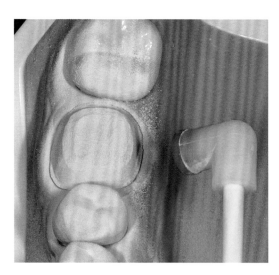

图4-31 从舌侧喷粉

喷粉的力度和角度均会影响喷粉的质量。注意按压力量不要过猛，通常先从牙齿颊侧开始，再喷涂舌侧和殆面，整体喷涂后，若邻面喷涂不足应再进行补充，直至粉剂均匀覆盖牙齿及周围牙龈组织表面(图4-32~图4-35)。

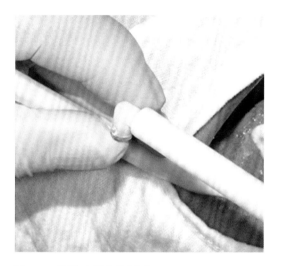

图 4-32　调整喷嘴朝舌侧方向

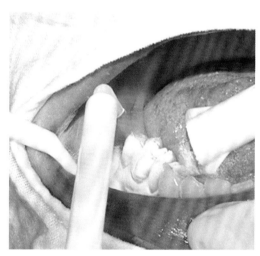

图 4-33　喷嘴朝牙齿颊面喷粉

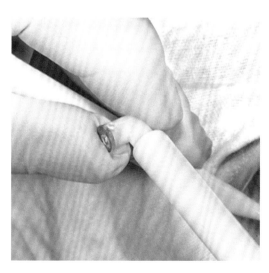

图 4-34　调整喷嘴朝颊侧方向

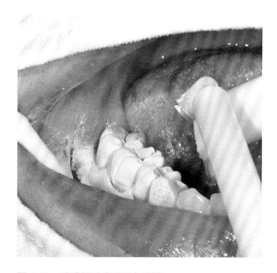

图 4-35　喷嘴朝牙齿舌面向喷粉

预备体喷粉要均匀完全覆盖，并扩展至邻牙及周围软组织。如有喷粉不全或喷粉不均的情形，可用三用枪往复移动吹干、吹薄喷粉位置，然后再次补喷，直到完全覆盖（图4-36，图4-37）。

取像完成并确认图像完整有效后，用三用枪水气冲洗喷粉区域，必要时可辅用喷砂清洁。建议每次使用时均更换喷嘴头（图4-38）。

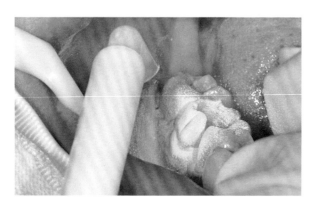

图4-36　喷粉时应持续移动喷嘴头

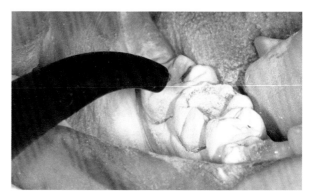

图4-37　喷粉过程中应用三用枪吹匀喷粉层

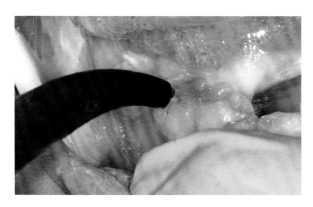

图4-38　取像后冲洗清洁喷粉部位

（张振生　刘　星）

第三节　数字印模制取的操作要点

在充分完成前一章节中所述的准备工作后，便可以开始进行口内扫描操作。由于数字化技术所带来的标准化特点，在临床中获取数字印模也同样是一个很标准化的操作，因此，严格细致地把握数字印模获取步骤和原则，已成为获得精细准确印模的关键。

一、采集数字化印模的步骤

数字印模的获取可分为以下六个基本步骤：

1. 牙体预备完成后，医师下达口令采集数字化印模，同时向患者交代采集数字化印模前的注意事项，取得患者的张口配合。

2. 如需喷粉，则将喷粉嘴安装于喷粉罐上并试喷，保证出粉顺利，递给医师备用，医师在取像区域按近远中向喷粉，第一助手协助患者开口，暴露视野，并用强吸管吸去弥漫的粉雾，并安抚患者大张口并保持。从喷粉到取像结束，尽最大可能不要破坏喷粉区域的完整。喷粉时间尽量快且喷涂面积全面，粉过多或不均匀时，利用三用枪吹薄、吹匀，并可清晰暴露边缘，不足之处再补喷。

3. 关闭椅位灯或相关影响取像的亮光源，使口腔内相对较暗，避免杂光干扰光学印模的获取。

4. 医师左手持口镜，右手持三用枪冲洗清洁牙面及牙龈，并吹干取像区域。配合护士利用强吸管协助牵拉口唇或挡舌，同时吸净唾液并随时安抚患者。

5. 护士或助手从设备上取下取像镜头并递给医师，注意传递的手法，利于医师接取和握持。器械、吸唾管及取像头进出口腔时避免碰到其他牙齿，嘱咐患者大张口并保持，医师尽量节省时间并采集影像完全。

6. 取像过程要时刻检验图像的质量、有效性，及与周围已获取印模的匹配度，需及时调整取像角度与位置；取像过程的熟练程度决定取像的流畅性及图像质量。医师如要取像准确且迅捷，则需要平时的大量练习，才能保证不在患者口内耽误过多的时间，从而保证取得精确、有效的数字化印模。

采集数字化印模结束，意味着临床工作进行了一半。制取数字化印模的目的相当于制取传统硅橡胶印模的目的，都是希望得到精准的工作模型，工作模型的好坏直接影响着修复体的精确与密合。所以，医疗团队要不断地完善和严格操作过程，尽可能消除影响制取数字化印模的各种不良因素，最终制作出完美的修复体。

二、CEREC AC 数字印模制取的操作要点

（一）CEREC AC 的取像原理与通性原则

CEREC AC 采用的 Bluecam 蓝光摄像头是远心镜头（telecentric）。远心镜头是为了纠正传统工业镜头视差而特殊设计的镜头，可在一定的物距范围内，使得到的图像放大倍率不会随物距的变化而变化，这对被测物不在同一物面上的情况是非常重要的应用。Bluecam 蓝光摄像头具有高分辨率、宽景深、低畸变以及平行光设计等光学特性，使印模精度较以往的设备具有明显提升。

取像时，Bluecam 蓝光摄像头的方向应与预备体的牙体长轴尽量一致，角度不要过大（图4-39，图4-40）。如果 Bluecam 蓝光摄像头角度过度偏离预备体长轴方向，距离镜头较远部分的牙颈部则会远离焦点距离范围内，而距离镜头较近部分可能会被邻牙遮掩并产生过大的角度，造成阻挡，无法清晰制取印模，同时会影响对预备体边缘的清晰捕捉（图4-41，图4-42）。

应用镜头架可避免取像镜头触碰预备体，避免划伤棱镜。取像时，在邻牙表面固定可减少模糊影像产生。安装镜头架，以旋转上推轻柔力量为主（图4-43，图4-44）。实际取像时，镜头前端支架可放在牙齿上作为支点，以便于取像稳定（图4-45），但是应用镜头架后，支点位置的阻光粉有可能会被蹭掉，如碰到预备体，需要补喷粉后继续取像（图4-46）。

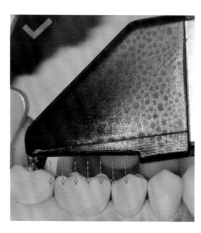
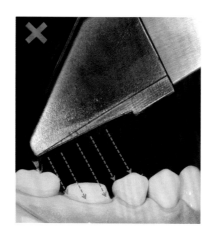

图 4-39　正确的取像角度　　　　　　　图 4-40　错误的取像角度

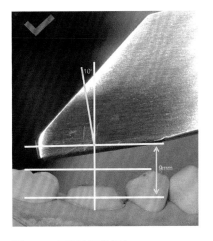

图 4-41　正确的取像角度

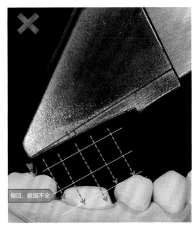

图 4-42　错误的取像角度

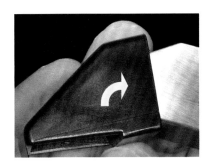

图 4-43　正确安装镜头架的方向

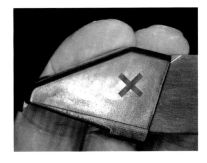

图 4-44　错误安装镜头架的方向

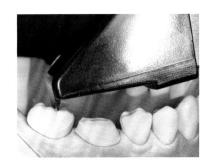

图 4-45　镜头架形成支点，利于稳定

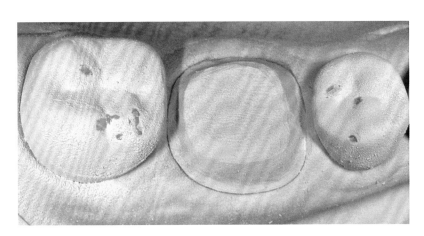

图 4-46　应用镜头架取像后牙齿表面需要补充喷粉

（二）单颗牙牙体缺损修复的取像要点

在获取单颗牙的数字印模时，其操作相对较为容易，获取目标除基牙预备体外，应至少保证其前后邻牙数据完整，同时保证取像数量要尽量少，但不能少于 3 颗有效牙齿；取像角度与牙体长轴一致；保持持扫描设备的手稳定、匀速，保证取像过程获取数字印模的均一性，提高数字印模质量。

取像顺序：预备牙，远中牙齿，近中牙齿，可补加颊侧影像；其后取对𬌗影像，取像范围参照工作模型；最后扫描颊侧咬合像。

（三）多颗牙牙体缺损修复的取像要点

多颗牙取像由于获取数据范围大、时间长，所以隔湿工作及牵拉软组织充分暴露视野的操作显得极为重要。通常要仔细向患者交代取像的注意事项，使其能够良好配合，取像应保证快速有效，减少取像数量，缩短取像时间；取像范围应至少包括预备两侧正常完整邻牙。

取像顺序：从远中向近中移动重叠取像，每一张取像互相重叠约 8mm，保证图像可以顺延匹配；然后取对𬌗数字化模型；最后咬合后进行颊侧扫描。

（四）前牙区牙齿修复的取像要点

前牙区取像的特殊之处有三点：①没有咬合面形态，切端附近的数据较难准确获取；②往往需要跨越中线，扫描头需要转换方向、操作困难；③口唇软组织容易贴附于扫描区域的颊侧，尤其是口唇较紧的患者，易于阻挡有效印模区域。

综合上述特点，建议在前牙区取像时可考虑使用口唇环形开口器，协助开口，阻挡口唇。由于需要跨象限取像，取像过程中取像头移动较多，且取像路线复杂。要保证手的稳定性和取像的连续性。前牙区牙冠印模获取时，取像角度通常与牙体长轴垂直；贴面预备体印模获取时，取像头可垂直于切端的 1/3 方向或与牙体长轴成 45° 角。

取像顺序：建议从左侧向右侧进行，但到中线位置后，取像头要进行方向调转，以便图像重叠并正确匹配。

三、CEREC Omnicam 数字印模制取的特点和操作要点

（一）CEREC Omnicam 的新特性与通性原则

CEREC Omnicam 的出现，缩减操作步骤，降低操作繁琐程度，缩短了取像的时间，消除喷粉所带来的异物感，使患者的配合度增加；且在其获得的光学印模上还可以还原牙齿、充填物及牙龈的本来颜色，让数字化模型最真实地呈现口内情况（图4-47）。

仪器摄像头位置架有提前预热，其温度可达 51℃。患者可自感热不适，但不至于烫伤皮肤和黏膜。从架上移出摄像头进行口内取像，约 5 分钟温度会降到 43℃左右，满足了口内取像的临床要求。

照片的亮度由摄像头自动控制，与镜头到牙齿的距离也是相关的，牙齿周围组织的影像相对来说表达会微弱一些，所以，要关掉外来光源，比如口腔科治疗椅灯或医师头灯。

隔湿方面应有医师和助理配合牵拉充分暴露视野，通常不建议使用棉卷隔湿，因棉卷移动会造成视野内异物，影响前后图像的匹配，同时也会遮挡软组织甚至硬组织，影响取像区域，造成影像不准确（图4-48）。

牙面要吹干，不要有唾液存留，转换鼠标至"取像"标识，启动摄像头准备取像。谨慎且迅速的从镜头架上取下摄像头（图4-49），握笔式把持取像手柄，放进口腔内不要触碰到牙齿。

激活脚踏或点击光标屏幕左下角的取像图标来激活或结束取像过程。此过程中，应通过旋转手腕来调整取像位置及方向，但要保持取像头的稳定不抖动。取像头进入口腔定位至牙齿或牙龈，取像开始，且连续进行，彩色的 3D 光学印模就会在屏幕右侧自动显示生成过程以指导取像。

由于取像过程是连续影像在空间关系上的持续整合，此过程有较明显的连续"嗒嗒"声音（或音乐）提示。如果影像取得不能实现，取像过程停顿，声音则变得较为低沉以给予提示；通过调整，声音又恢复清脆的"嗒嗒"声，取像得以继续正常进行。此外，通过观察屏幕也可确定取像是否顺利进行，显示器中数字印模的白色区域暗示取像成功，如果取像过程停顿，则白色区域消失且声音改变，此时，应转移摄像头至邻近已获取的取像区域，匹配延续性，则可继续进行取像。图像不能被确认时，必须转换摄像头到另外的之前已确认的区域，最好是之前的咬合面区域。

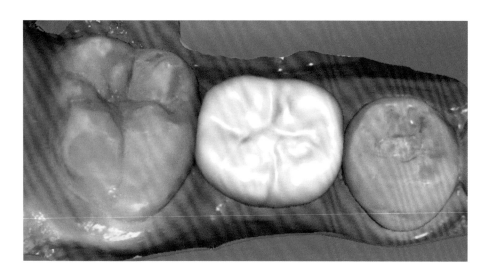

图 4-47　可见天然牙及牙龈的颜色

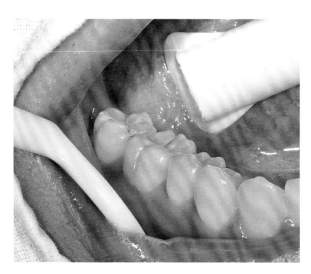

图 4-48　医师和助理配合，充分暴露视野

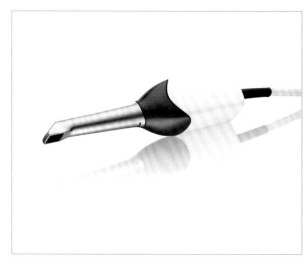

图 4-49　取像头更加小巧，移动更加灵活

（二）后牙区域的扫描技术要点

后牙预备体区域的取像可分成 4 个连续的方面：咬合面、颊面、舌面和邻面。下面对每个面的扫描要点进行分述：

1. 咬合面的扫描　确保摄像头镜面与扫描界面的距离在 0~15mm，理想的距离是 5mm，如果距离过大，数据可能不能取得。移动摄像头到开始扫描的位置，为了取像成功，先放置在牙齿的咬合面，首先是预备体的远中牙齿（图 4-50），从远中向近中方向移动扫描；应缓慢的移动，从预备体远中牙齿到预备体再到其近中牙齿（图 4-51）。

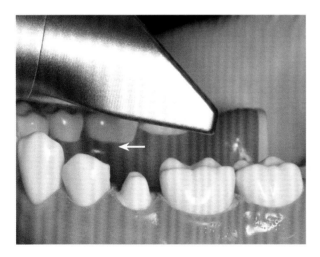

图 4-50　从预备体远中开始取像

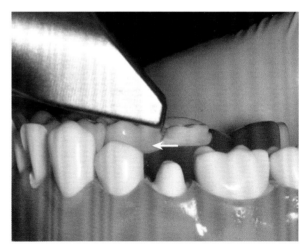

图 4-51　从预备体远中缓慢移向预备体近中

2. 颊面的扫描　摄像头移动到预备体的近中牙齿位置。在此位置旋转摄像头约90°转向颊面（图4-52）。引导摄像头从预备体近中牙齿越过预备体直到预备体远中牙齿的颊面（包括牙龈）的完整扫描（图4-53）。确保颊面扫描时保持笔直，不要向移动方位的垂直方向上倾斜。

3. 舌面的扫描　摄像头在预备体的远中牙齿的舌侧方向，从颊面旋转摄像头90°转向咬合面，然后再旋转90°转向舌面（图4-54，图4-55）。

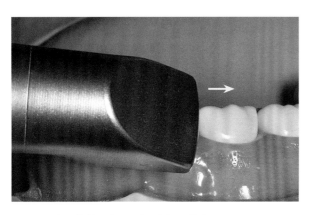

图4-52　从预备体近中𬌗面向颊侧90°转动

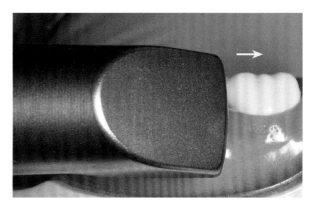

图4-53　取像头缓慢移动到预备体的远中

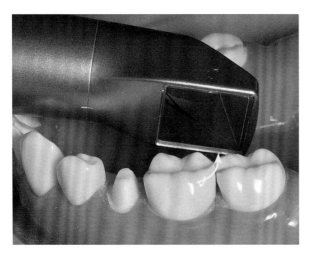

图4-54　在预备体远中取像头旋转移动到舌面

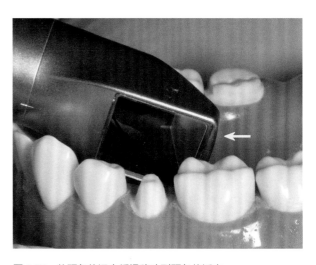

图4-55　从预备体远中缓慢移动到预备体近中

4. 邻面的扫描　扫描预备体的邻面应尽量取全数据，不要遗漏。摄像头在预备体的咬合面进行移动，在预备体上方通过近远中摆动的方式摄取预备体近远中位置的影像（图 4-56）。每次在近远中方向上可倾斜摄像头镜面约 15°，以获得较清晰的邻面接触区的影像（图 4-57，图 4-58）。

5. 非预备体所在区域及颊侧咬合像的扫描　在完成预备体区域扫描后，应获取准确的对颌牙的数字印模，其中对颌牙的咬合面和颊侧的扫描尤为重要，会影响最终修复体的设计。其获取方法和要点与预备体区域获取的方法一致。

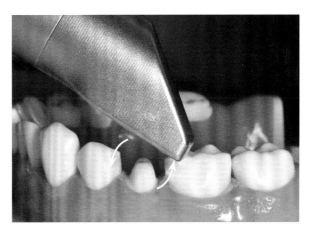

图 4-56　从预备体咬合面远中到近中摆动取像

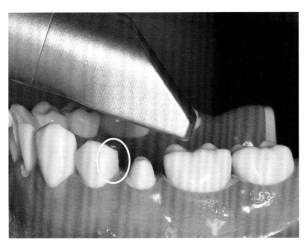

图 4-57　取得预备体近中牙齿的远中部分

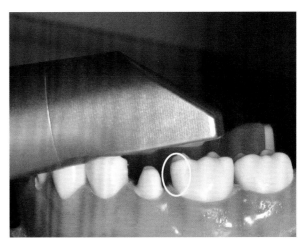

图 4-58　取得预备体远中牙齿的近中部分

完成牙列扫描后，需要获取颊侧咬合时的扫描数据，以便于修复体设计时建立正常的咬合接触点（图4-59）。颊侧咬合像扫描时要嘱咐患者紧咬牙，扫描前可嘱患者模仿演练，以保证扫描时得到准确的咬合位置。颊侧扫描不需要大的取像面积，在牙体长轴方向上下移动取得软硬组织影像即可。

后牙区整体的扫描顺序：扫描预备体的颌弓影像；扫描对颌牙的咬合面及颊侧影像；扫描颊侧咬合的影像。

（三）前牙区域的扫描技术要点

前牙区修复包括单颗牙及多颗牙修复，由于定位偏难，转换角度较多，操作难度相对较大，其要点与上述操作稍有不同，在此单独阐述。

如前文所述，前牙取像前可利用环形开口器暴露视野，以遮挡嘴唇，免受其干扰。取像通常按照从远中向近中方向进行，但到右侧前磨牙位置需要转换取像头方向，因为右侧的口角区会妨碍取像头的移动和印模获取。除扫描头方向转换外，从唇侧向舌侧的转动扫描也需要注意确保摄像头的正确倾斜角度，通常的操作是从口腔前庭转向口腔内（图4-60~图4-62）。扫描中要密切注意保证完全的扫过前牙的切端。

如果取像过程中断，则按照下面操作：取像头返回已取得前磨牙的骀面影像（图4-63）。从咬合面继续取像，准确匹配后逐渐移动到前牙区域完成取像（图4-64）。

建议扫描顺序：左侧前磨牙咬合面→转向前磨牙唇侧→向近中完成唇侧扫描至右侧前磨牙唇侧→反转镜头并扫描右侧前磨牙咬合面→转向右侧前磨牙舌侧→向远中完成舌侧扫描→最后补充前牙切端扫描（从唇侧向舌侧的转动扫描）。

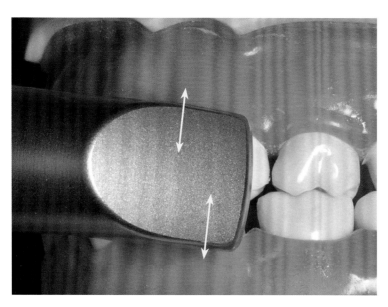

图 4-59　颊侧咬合扫描记录

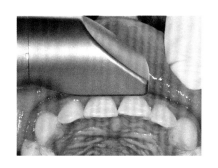

图 4-60 前牙区口腔前庭位置

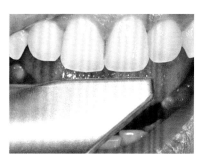

图 4-61 转到前牙切端

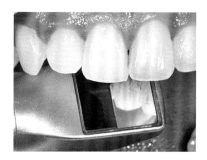

图 4-62 转到前牙舌侧

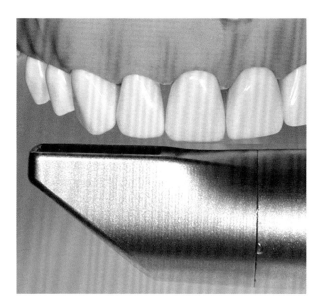

图 4-63 回到前磨牙咬合位置

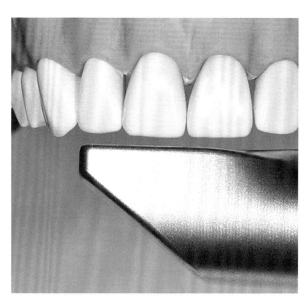

图 4-64 缓慢移到前牙位置

（四）整合计算已取得的数字化印模影像（图4-65）

取像过程中，屏幕左侧的取像动态窗口可直接观察到采集影像的面积、牙齿的位置、外形、角度以及牙龈软组织的情况，直观地指导操作者完成采集影像过程；采集过程中，屏幕的右侧可呈现数字化印模逐渐形成的过程，基本上可以判断数字化印模的有效性。

动态取像结束后，电脑会计算并展现彩色虚拟的数字化印模，基本评估取像质量，本阶段可进行模型修正，消除伪影和干扰（图4-66）。

如果预备体的影像数据采集不全或有难以消除的伪影，可以加拍影像，返回"取像"步骤，拍完后重新建立数字化模型（图4-67）。数字化模型是否准确，直接影响后期的修复效果。

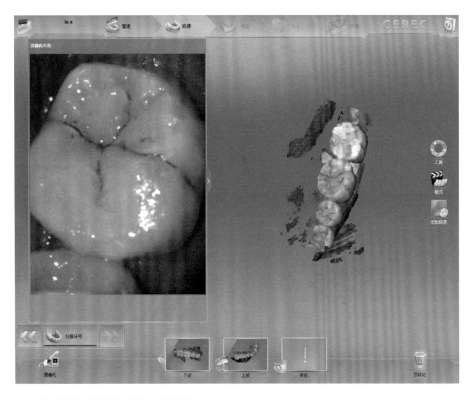

图 4-65　取像过程数字化印模整合形成

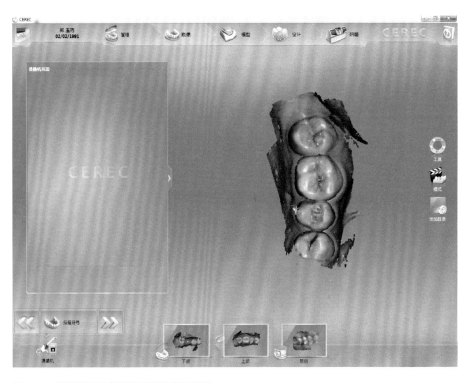

图 4-66　影像整合计算展现虚拟数字化模型

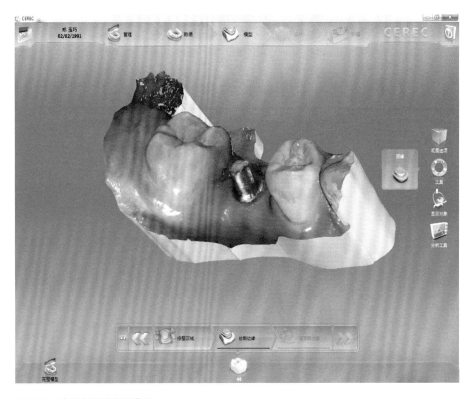

图 4-67　真彩虚拟数字化模型

四、数字化印模制取中的助手配合

在口腔科临床工作中，四手操作或六手操作已不仅仅是概念式的设想，而是在临床工作中应遵循的原则，在狭小的口腔湿润空间内，有唇颊舌软组织、唾液分泌及患者的张口度、配合度等因素的影响，顺利完成口腔取像较为困难。因此，口腔医师需要助理来协助工作。助理需要协助医师维护操作视野、传递器械、安慰患者，和医师配合完成高质量的临床工作。

在椅旁数字化印模制取中，因为是在患者口腔中完成操作，对医师和助理的要求更高，而且助手的默契配合必不可少。

为了高效率的完成口腔临床操作，尤其是 CEREC 的治疗，需要医师和助理团队的默契配合，达到提高效率和提高工作水准的目的，以医师为主的团队组建也是高品质治疗的必需条件。

基本按照医师、第一助理（护士）、流动助理（巡回护士）的三人组合方式较为合理，可以分工合作、各司其职、相互配合，让临床诊疗更加顺畅。当然要达到完美的精细化默契治疗，需要经过一段时间的练习与磨合，才会达到相当熟练与默契的程度（图 4-68）。

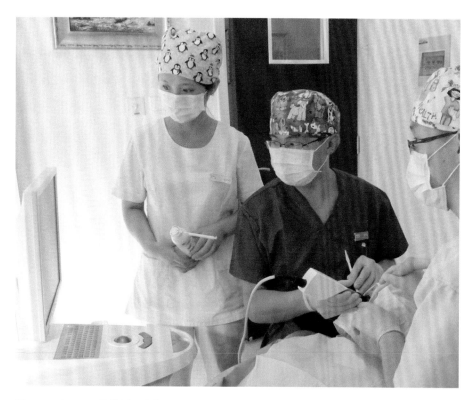

图 4-68　CEREC 取像过程中的医助配合

医师是临床操作的主导者，要具有六手操作或四手操作的专业意识，倡导并推进激发每位团队成员的能力与积极性。

第一助理作为医师与患者的助理，坐于患者的左侧位，协助医师完成诊疗工作并及时安抚患者。

流动助理则是面对第一助理、医师及患者的助理，协助第一助理和医师共同完成诊疗工作并及时关注和安抚患者。

以上内容是关于数字化印模制取的注意事项、临床操作及技术要点，掌握每一个操作细节都会有利于取得精确的数字化印模。如果想获得理想的牙齿修复效果，临床操作的每一步均会影响到最终的结果，但对于椅旁数字化修复来讲，制取精确的数字印模是关键的一步，必须通过不断地学习与实践、及时进行总结并优化操作步骤、熟练掌握制取数字印模的方法，才能制取出精确的数字印模，真正使数字化印模发挥出应有的优势，为临床工作提供更加便捷精准的修复方式。

（张振生　刘　星）

第 五 章

CEREC 修复数字化设计

第一节　模型的定位和检查

一、数字模型修整

　　完成上、下颌及颊侧咬合关系的数字印模后，应对口内扫描的模型进行基本的修整。一方面裁剪掉在取像过程中的部分干扰影像；另一方面也可用于隔离预备基牙，方便后期绘制备牙颈缘。

　　具体操作是首先点击左下方的模型编辑，进入编辑界面，可见屏幕中心一个未经过修整的模型，保留将要设计修复体位置近、远中至少各 1 颗天然牙的位置，其他位置根据需要可以切除。

①扫描二维码
②下载 APP
③注册登录
④观看视频

视频 1　模型的定位和检查

　　点击右侧工具栏"工具"选项，选择"切割"，光标处出现蓝色线条，双击开始，单击定点，双击结束，形成一个闭合的圆。将需要切除的部分包含在圆内，双击即可消除。如果是需要的部分被虚化后，可点击"反选"，即可保留需要的部分（图 5-1~ 图 5-6）。

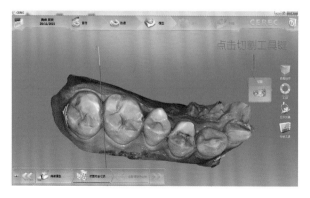

图 5-1　模型外区域双击左键开始

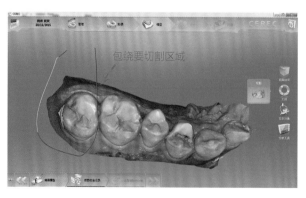

图 5-2　单击定点，包绕要切除区域

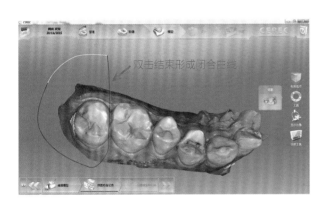

图 5-3　双击结束形成闭合曲线

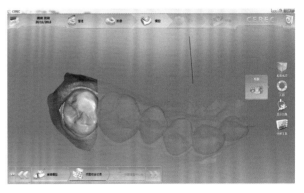

图 5-4　系统默认虚化了要保留的部分

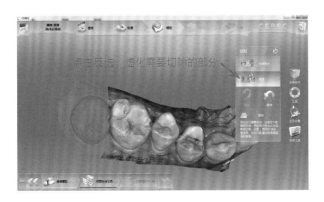

图 5-5　点击反选，虚化需要切除的部分

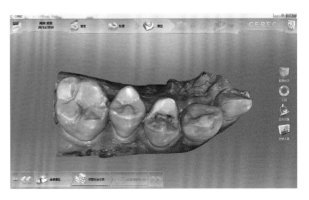

图 5-6　双击空白区域确定

二、模型摆放

对上、下颌模型进行修整后，进入下一步匹配上、下颌咬合模型，相当于上数字化的虚拟简单验架。

这时界面上会显示上、下颌扫描后取得的图像以及颊侧记录扫描的图像，此时上、下颌图像的三维位置可能与颊侧记录图像中的上、下颌三维位置有比较大的出入，在匹配前需要将上、下颌的图像调整到与颊侧记录图像中上、下颌图像基本相同的三维位置，然后再将颊侧记录图像先后拖动到上、下颌相应的颊侧区域上，随后软件会自动匹配模型。匹配成功后，上、下颌图像会与颊侧记录图像完全重合，此时点击蓝色的"下一步"箭头（图5-7~图5-9）。

对于最新的 CEREC4.4 版本软件而言，已优化了上、下颌模型的匹配过程，无需手工操作，电脑会自动匹配完成（图5-10）。

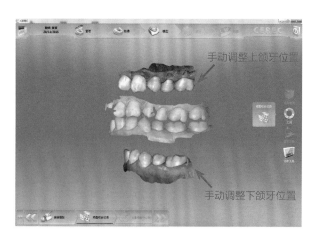

图 5-7　调整上、下颌位置与咬合像基本匹配

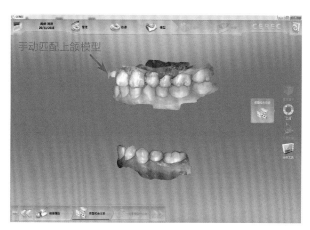

图 5-8　将咬合像拖动至上颌模型处匹配

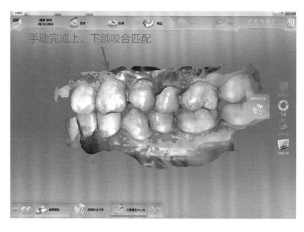

图 5-9　完成上、下颌咬合匹配

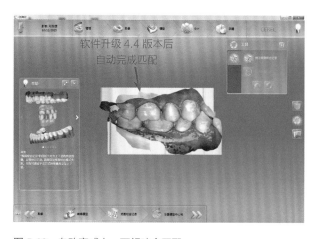

图 5-10　自动完成上、下颌咬合匹配

完成颊面咬合记录后，下一步就开始设置模型中心轴。

此时电脑页面上出现3幅画面：右侧虚拟牙弓上的区域分别代表了双侧的磨牙区、前磨牙区及前牙区，首先将工作侧模型调整方向和位置，放于相应牙弓的位置上；然后再通过左侧的上、下两幅画面，调整相应的横𬌗和纵𬌗曲线，均调整完毕后点击"确定"进入下一步（图5-11~图5-14）。

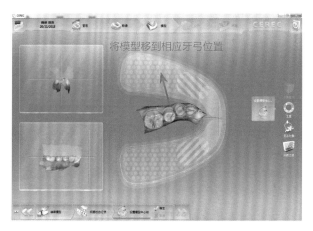

图5-11 初始界面

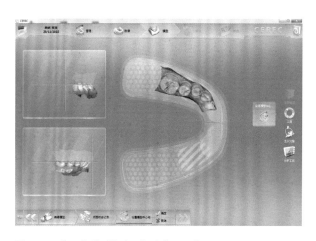

图5-12 将工作模型拖动至相应的牙弓位置

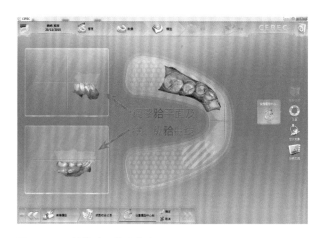

图5-13 调整横𬌗、纵𬌗曲线

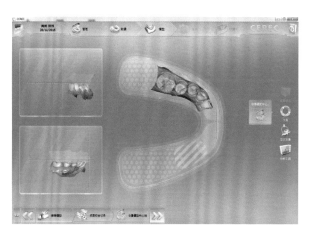

图5-14 调整完毕

三、边缘确定

　　设置模型中心轴完成后，点击"下一步"就进入了绘制边缘，这是数字化设计中非常关键的步骤。

　　对于 CEREC 初学者，绘制基牙边缘线前，可选择暂时隐藏两侧的邻牙，利于简单明了的绘制修复体的边缘线。隐藏邻牙就好比在石膏模型上片切模型，特别在邻间隙受到限制的情况下，隐藏两侧邻牙可以更好地识别制备边缘。

　　隐藏两侧的邻牙需要使用"修整区域"功能，具体操作步骤同前述的切割模型。此时只剩下 1 个单颗基牙的模型，将模型适当放大并三维旋转，从各个方向与角度去检查牙体预备情况。由于数字模型较口内实际情况放大了许多倍，非常利于医师检查牙体预备情况，必要时可重新在口内修改预备基牙，然后再次重新口内取像进行设计，这也是数字化带来的便利（图 5-15，图 5-16）。

　　绘制边缘线可有自动或手动两种方式，在牙体预备边缘比较清晰的位置，建议选择"自动"（绿线），软件可以很快的自动确定边缘。对于具有明确的龈上边缘的病例建议应用这种方法，不但节省时间，而且也相对准确（图 5-17，图 5-18）。

　　若牙体预备边缘不是特别清晰，特别是齐龈或龈下边缘时，则可能需要采用"手动"（白线）方式来绘制边缘线，具体操作步骤同前述的修整模型（图 5-19）。

　　此外，在分析工具栏内有一个彩色模型选项，点击后可将彩色模型转换成灰色模型（图 5-20），全灰色的模型更加容易判断边缘线的位置，特别是齐龈边缘或者是预备体和相邻牙之间仅有狭小的邻接区域时，三维彩色模型上可能反而无法准确显示相关结构，进而导致图像模糊。而在单色图像上，此类结构通过高对比度清晰可见，因而可更准确地绘制预备体边缘。

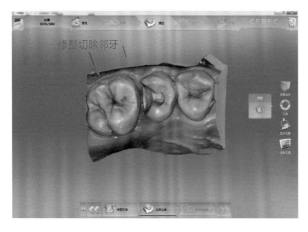
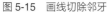

图 5-15　画线切除邻牙

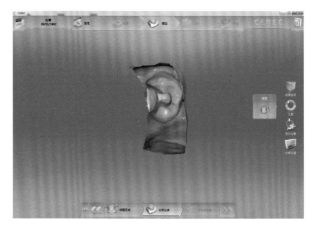

图 5-16　余留单颗工作牙

　　需要注意的是，无论采用哪种方法绘制边缘线，绘制完毕后都需要仔细检查，尽量避免突兀的折线及锐利的转折，确保边缘线圆滑流畅；否则，在后面的切割过程中，可能会产生菲薄的边缘，不利于最终修复体的抛光以及就位。

　　当然，精确清晰的牙体预备才能获得准确的绘制边缘，这是修复体成功的先决条件。

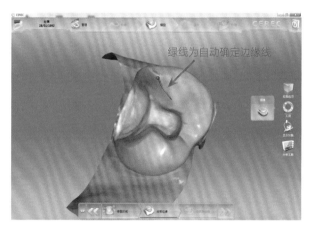

图 5-17　自动确定边缘

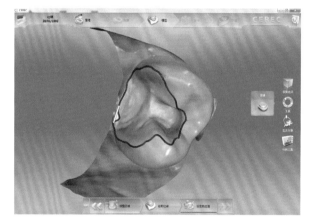

图 5-18　自动生成的边缘线

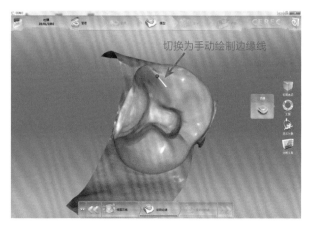

图 5-19　手动确定边缘

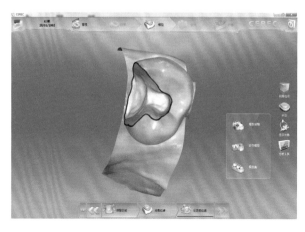

图 5-20　调整成灰色模型确认边缘线

四、就位道的确定

绘制好边缘线后就开始进入设定就位道的步骤。

与传统的石膏模型上观察台检查预备体倒凹相比，数字化模型更加方便、快捷，只需要通过三维旋转数字模型，就可以非常直观地看到预备体本身是否存在倒凹，或者是修复体未来就位时是否有倒凹。

数字化模型就位道确定的原则是应尽量切龈向原则，一方面利于戴牙时修复体的顺利就位；另一方面也利于数字化设计过程中修复体的顺利生成。如果就位道方向与牙长轴方向偏差太大，数字化设计过程中修复体的生成有时则非常怪异，这时应重新调整就位道方向后重新设计修复体。

进入设定就位道的界面，就会看到基牙上出现代表倒凹区的黄色区域。设置就位道时通过三维旋转调整模型的方向，可尽量消除黄色区域；如无法完全消除，应尽量让倒凹减少且均匀分布在远离边缘及应力集中的位置，防止修复体在切削及试戴时的破损（图 5-21，图 5-22 ）。

若修复体涉及与邻牙的邻接时，只与单侧邻牙接触，应尽量让就位道平行于基牙与邻接牙的牙体长轴夹角的平分线；若与双侧牙均有邻接，则应让就位道尽量平行于双侧牙的牙体长轴夹角平分线，也就是通常所说的平均倒凹原则，这样可以最大程度地保证修复体与邻牙之间比较好的邻接关系。

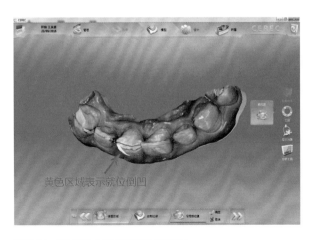

图 5-21　21 牙位上黄色区域为倒凹区

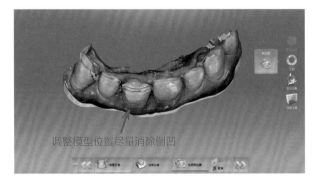

图 5-22　调整模型位置尽量消除倒凹

五、预备体分析

新的 CEREC4.4 版本软件在完成设计就位道后，添加了预备体分析的选项。

这个工具非常利于检查基牙的预备情况是否符合要求，可分别从预备厚度、就位倒凹、修复体颈缘、预备体表面状态四个方面来检查。

分析工具中第一个选项是距对颌牙的距离，点击以后，基牙会出现一个彩色区域，不同的颜色代表到对颌牙距离的不同厚度。这样可以很直观地看到未来修复体在各个方向的厚度（图5-23）。对于可切削的不同材料，修复体要求的安全厚度也是不同的。在微创治疗理念指导下，通过这个工具检查后合理选择修复材料，可有效地控制牙体预备量，确保修复体的长期成功。

第二个选项是倒凹，点击以后基牙区可能会出现彩色区域，出现的位置代表以目前设计的就位道情况下存在倒凹，不同颜色代表倒凹深度的不同（图5-24）。无论对于哪种修复体，在牙体预备中均应尽量消除倒凹或者通过树脂修复消除倒凹。

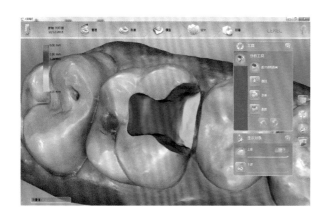

图 5-23　距对颌距离检查

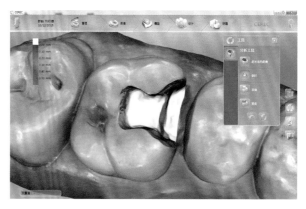

图 5-24　倒凹检查

　　第三个选项是颈缘，点击以后会在基牙区边缘出现黄色区域，代表颈缘处过于锐利（图5-25）。对于切削加工的修复体，都要求预备体边缘线尽量平缓圆钝，可避免修复失败。如果边缘位置过于锐利的话，在切削过程中很容易产生崩裂或者无法切削等问题。特别应注意的是，Ⅱ类洞嵌体修复时不要制备洞斜面，防止修复失败。

　　第四个选项是表面状态，点击以后可能会在基牙区出现黄色区域，代表线角转折处过于锐利，容易产生应力集中（图5-26）。牙体预备完成后应仔细抛光，特别在轴线角转弯处应避免过于锐利的边缘。一方面可提高修复体的适合性，另一方面也可以减小在突起处的应力集中，提高修复的成功率。

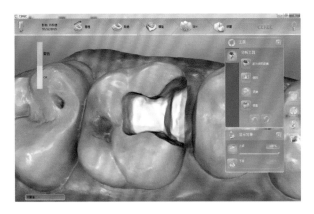

图5-25　颈缘检查

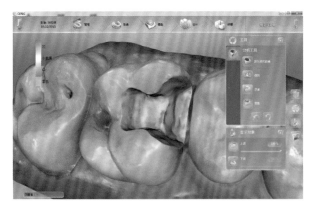

图5-26　表面检查

（彭　勃　余　涛）

第二节　CEREC 基本设计模式

一、生物再造

　　生物再造（CEREC Biogeneric）是 CEREC 常用的三种设计模式之一。

　　CEREC Biogeneric 的功能是由苏黎世大学 Albert Mehl 教授和锡根大学 Volker Blanz 教授共同开发研制，它通过扫描存取大量天然牙建立数据库，分析天然牙的形态特征后，CEREC Biogeneric 能自动地确认现存的结构，并以患者不同的牙齿形态为基础重建咬合面及牙齿外形。

视频 2　生物再造

　　这种遵循自然原则，参照剩余基牙形态、邻牙形态而设计出来的修复体，特别适用于后牙单个嵌体或者后牙单冠等不需要过多考虑美学因素的修复。

　　由于修复体的形态与大小跟天然牙的高度匹配，患者很快就能适应新的修复体。这种设计模式也是 CEREC 初学者最容易掌握的设计方式。

　　操作步骤首先选取生物再造模式、取像、绘制边缘、设定就位道后，软件会自动生成修复体（图 5-27~图 5-29）。如果对修复体形态不满意，则可进行个性化的手动细节微调，后面部分将会详细介绍。

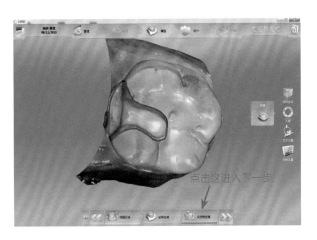

图 5-27　绘制边缘线

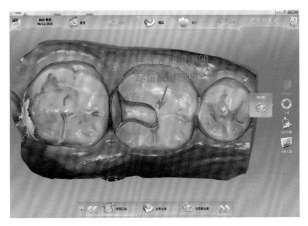

图 5-28　确定就位道

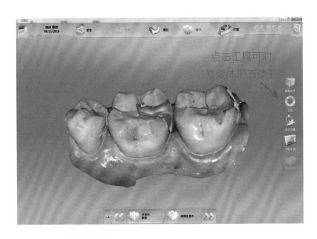

图 5-29　生成修复体

二、参考（镜像）

参考（镜像）是 CEREC 设计的第二种常用模式，其原理是选择对侧的同名牙作为参考对象，通过镜像反转生成新的修复体，基本上完全复制对侧同名牙的形态。

视频 3　参考（镜像）

此设计模式适用于单颗前牙的贴面或全冠修复。当患者对侧同名牙完好且形态良好时，就可以选其作为参考对象来生成新的修复体，确保修复体和其对侧同名牙在形态上的对称和协调，可明显减少后期生成的修复体在形态方面的调整与修改。

但如果是单颗后牙的嵌体或全冠修复时，使用参考（镜像）设计模式，则增加了口内扫描取像的难度，要求至少要取到对侧同名牙远中的 1 颗牙齿，因此这种情况下不建议使用这种设计模式。

参考（镜像）设计模式的具体操作步骤同生物再造设计模式相比较，增加了选择参考牙齿以及在参考牙齿上画复制线（操作同绘制边缘）的操作（图 5-30~ 图 5-34）。

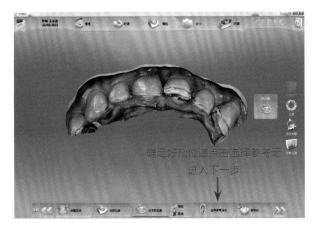

图 5-30　确定 21 边缘及就位道

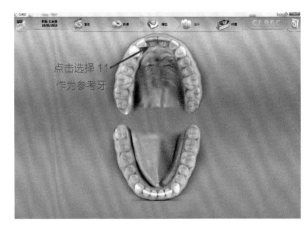

图 5-31　选择 11 作为参考牙

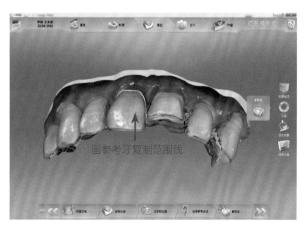

图 5-32 在参考牙 11 上绘制复制线

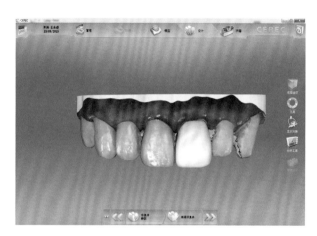

图 5-33 21 修复体生成

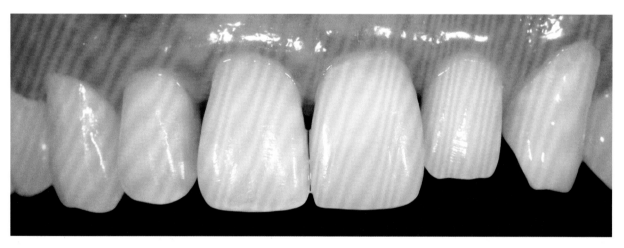

图 5-34 21 Vitablocs Mark Ⅱ 瓷贴面修复

三、复制

复制模式是 CEREC 设计常用的第三种设计模式。其原理是先扫描设计好的修复目标 Biocopy，然后再扫描预备体，两次扫描之间的差异即为未来的修复体。要完成这种 Biocopy 复制，最常用的是以下两种扫描方式：

①扫描二维码
②下载 APP
③注册登录
④观看视频

视频 4　复制

1. 首先点击 Biocopy 文件夹，在这个文件夹内完整扫描修复目标 Biocopy 影像，取像完成后仔细检查取像的完整性。下一步再点击相应上、下颌的工作模型文件夹，在相应的文件夹内再完整的扫描工作模型，让两者完全匹配完成复制（图 5-35，图 5-36）。

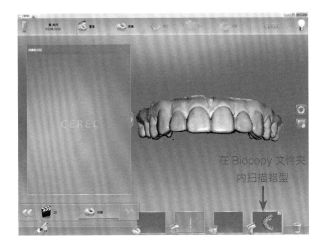

图 5-35　扫描诊断蜡型作为 Biocopy 影像

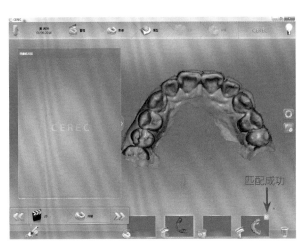

图 5-36　扫描工作模型完成 Biocopy 复制

2. 仍然是首先点击 Biocopy 文件夹，在这个文件夹内完整扫描修复目标 Biocopy 影像，取像完成后仔细检查取像的完整性；下一步将这个 Biocopy 影像复制到相应的工作模型文件夹内，然后将其工作区范围裁剪掉，只留下部分非工作区域影像；此时再扫描工作模型的工作区，将被裁剪的影像填补完全，使两者完全匹配完成复制。

相对于第一种扫描复制方式，第二种方法由于仍然保留了余下部分的相同信息，只是扫描和补充了工作区内新的信息数据，因此也很容易完成匹配复制（图 5-37~ 图 5-42）。

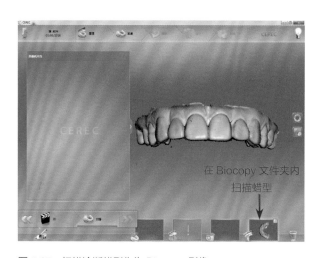

图 5-37　扫描诊断蜡型作为 Biocopy 影像

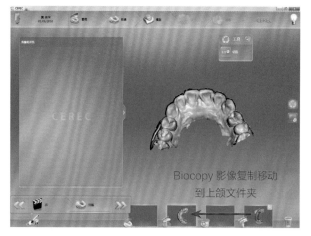

图 5-38　将 Biocopy 影像移动至上颌文件夹

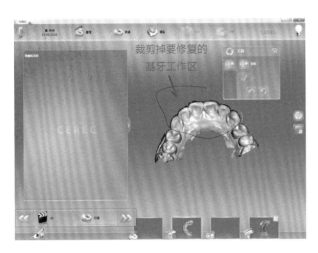

图 5-39　选定要裁剪的工作区域

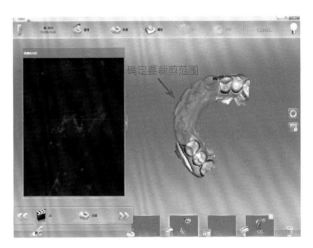

图 5-40　确认要裁剪的区域

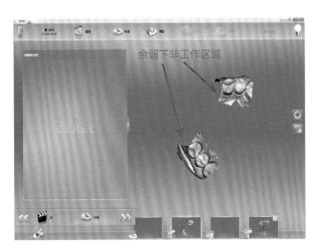

图 5-41　裁剪掉工作区域

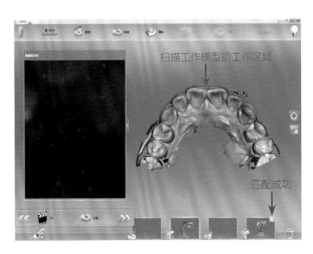

图 5-42　扫描工作区域完成 Biocopy 复制

采用 Biocopy 复制模式进行设计时有一个小技巧非常重要，如果先扫描诊断蜡型或 mock-up 影像作为 Biocopy，牙体预备后再次取像来完成 Biocopy 复制时，最好不要直接进行复制，而是将牙体预备后的取像资料放在另一个文件夹里面（比如实际取上颌牙但放入下颌牙文件夹，实际取下颌牙但放入上颌牙文件夹）。

这样操作的目的是牙体预备后取像是工作模型，应反复仔细检查取像是否完整清晰，比如预备体的边缘、邻面等。当准确取像完成后，再将其文件复制到相应的工作侧文件夹里让其与 Biocopy 影像完成匹配复制。

如果不是这样操作，而是直接复制时，很有可能出现工作模型取像尚未完全，就已经和 Biocopy 影像完成匹配，融合成为整体，则会对工作模型的观察和判断造成严重干扰。

Biocopy 复制匹配成功后，进入绘制边缘线时如果发现某个基牙取像不全，此时可通过解锁重新回到取像环节，补充取像直至清晰完整再进行后续设计（图 5-43~ 图 5-47）。

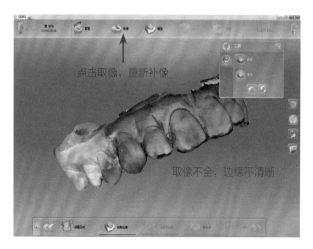

图 5-43 发现 11 取像不全

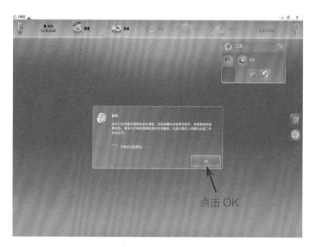

图 5-44 重回取像阶段

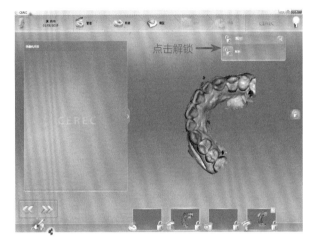

图 5-45　点击解锁

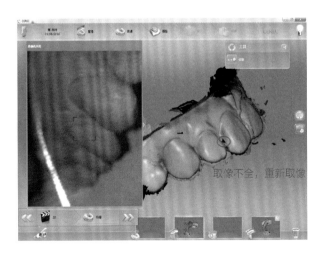

图 5-46　11 远中边缘补充取像

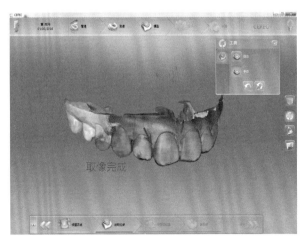

图 5-47　取像完成后绘制边缘线

四、三种复制方法

复制模式适用于多颗前牙美学修复，在明确修复目标的前提下，数字化技术可准确的复制修复体，达到修复目标。同时，对于修复体的形态设计，可避免过多的软件操作修改，基本上可以迅速按照实体设计来完成。

在临床上常见以下三种复制方式：

1. 口内—口内复制模式　对于多颗前牙的美学修复，临床上运用 CEREC 复制模式的方法是首先制作诊断蜡型及硅橡胶导板，然后在口内完成 mock-up，这样可将未来的修复目标直观的体现在患者口内。与患者共同对诊断饰面进行评估，包括修复体形态及发音功能方面等评估，确定好修复目标之后，直接 mock-up 制取口内光学印模，取像作为 Biocopy；然后在诊断饰面的基础上进行精确的牙体预备，预备完成后再次进行光学印模取像，并让其与 Biocopy 影像完全匹配重叠（图 5-48~ 图 5-62）。

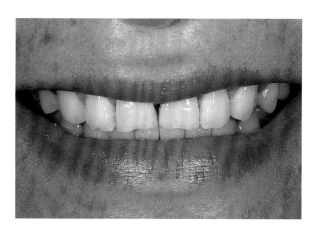

图 5-48　术前微笑像

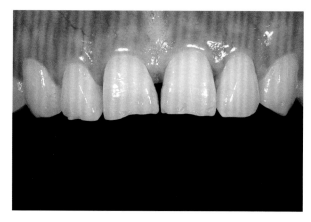

图 5-49　术前上颌前牙正面像

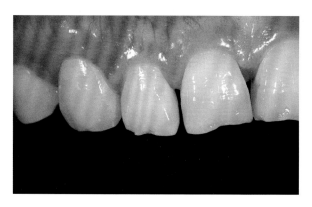

图 5-50　右侧上颌前牙术前侧面像

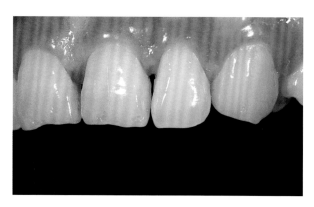

图 5-51　左侧上颌前牙术前侧面像

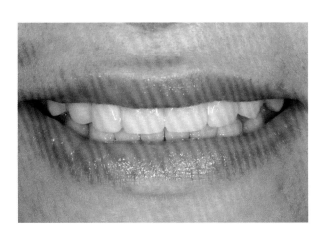

图 5-52 mock-up 微笑像

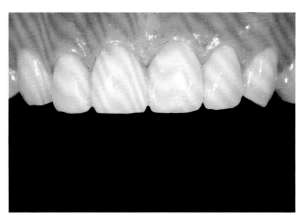

图 5-53 mock-up 上颌前牙正面像

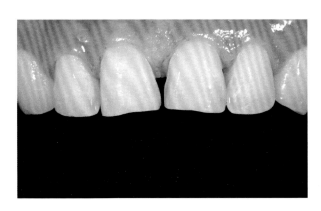

图 5-54 12、11、21、22 瓷贴面牙体预备

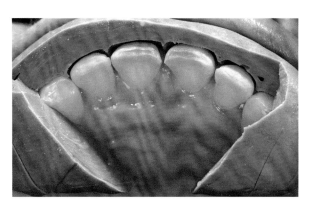

图 5-55 检查牙体预备

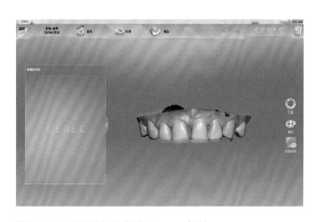

图 5-56　口内两次扫描完成 Biocopy 复制

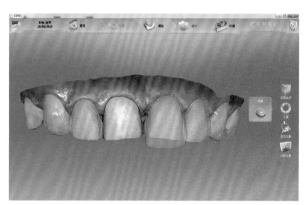

图 5-57　绘制边缘线

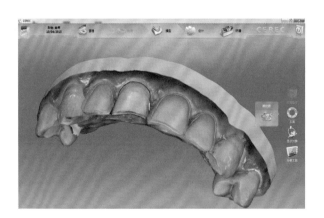

图 5-58　确定就位道

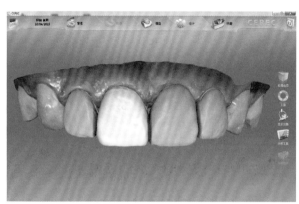

图 5-59　12、11、21、22 设计完成

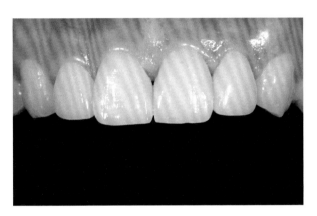

图 5-60　术后上颌前牙正面像

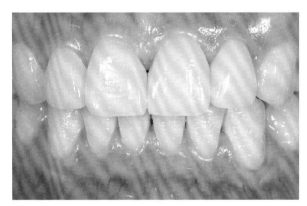

图 5-61　术后前牙咬合像

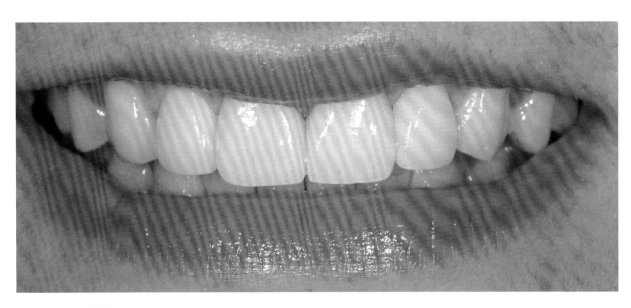

图 5-62　术后微笑像

这样均在口内取像的复制模式，临床操作相对比较简单，能迅速完成 Biocopy 匹配，是最常用的一种复制模式。

2. 模型—模型复制模式　对于可用无预备贴面来完成的多颗前牙修复时，首先针对术前模型制取数字印模，之后利用研究模型完成诊断蜡型，然后直接扫描蜡型完成 Biocopy 复制、设计及切削最终修复体。通过口内试戴并修改，然后对修复体进行抛光或上釉，最后粘接完成。这种方式的优点是避免了口内多次取像的操作不适，直接扫描模型也较口内扫描取像更容易。

同时，由于有石膏模型，可方便对切削出来的修复体在模型上进行试戴和调整，也可方便检查修复体之间的邻接关系，大大地减少了口内临床操作步骤，带给患者舒适、快捷的治疗体验。由于是在同一个模型上首先对术前扫描，然后对蜡型进行扫描，因此，很容易完成匹配复制（图 5-63~ 图 5-74）。

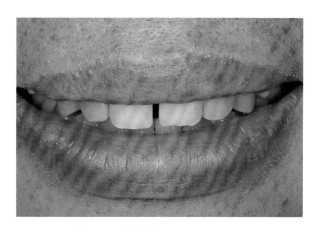

图 5-63　术前微笑像

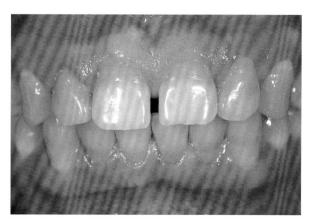

图 5-64　术前正面咬合像

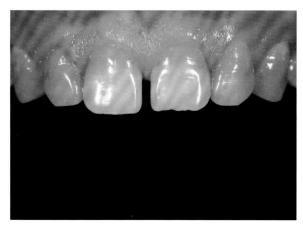

图 5-65　术前上颌前牙正面像

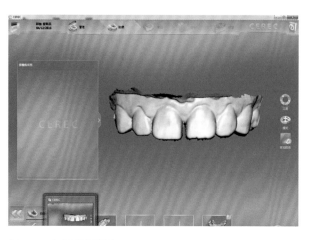

图 5-66　扫描术前模型

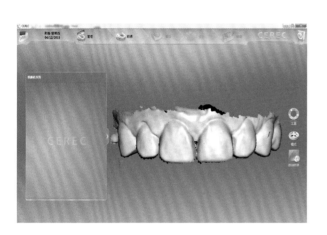

图 5-67　扫描诊断蜡型

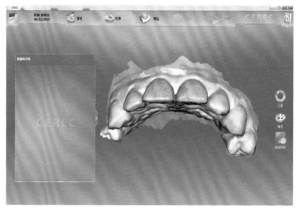

图 5-68　完成 Biocopy 匹配复制

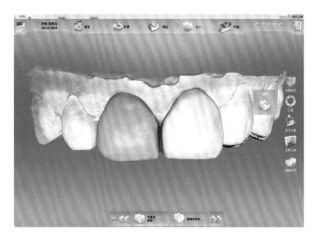

图 5-69　设计生成修复体

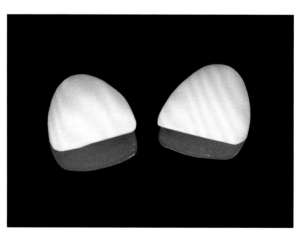

图 5-70　切削 Vitablocs Mark Ⅱ 瓷贴面

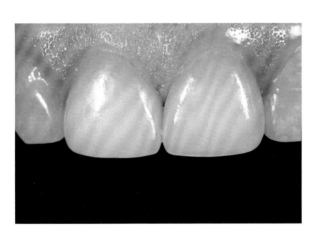

图 5-71　11、21 无预备瓷贴面粘接

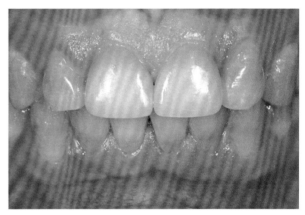

图 5-72　术后正面咬后像

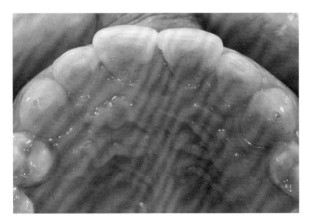

图 5-73　术后𬌗面像

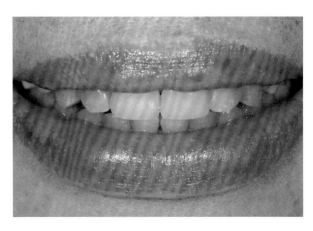

图 5-74　术后微笑像

这种模型—模型复制模式特别适用于多颗前牙无预备的瓷贴面修复，通过扫描术前模型及美学蜡型，迅速完成Biocopy匹配复制后，设计及切削出修复体。在模型上完成试戴后，即可转入口内进行试戴（图5-75~图5-89）。

3. 模型—口内复制模式　这种复制模式是首先在口内扫描取像，然后用硅橡胶制取研究模型来完成诊断蜡型，再对蜡型扫描来完成Biocopy复制；或者是首先对沟通确定好的口内mock-up进行扫描，让其与术前的石膏模型进行Biocopy匹配。

这种模型—口内复制模式，由于两次扫描的对象不一致，匹配有时比较困难，因此临床上不建议采用。

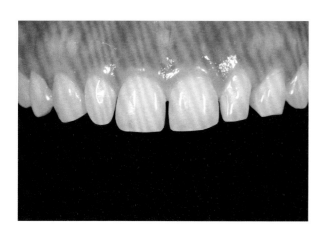

图 5-75　术前上颌前牙正面像

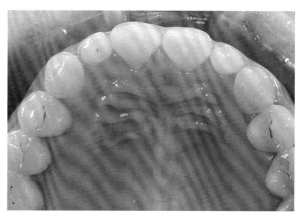

图 5-76　术前上颌前牙𬌗像

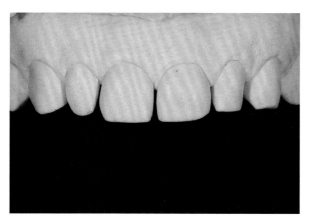

图 5-77　术前上颌模型

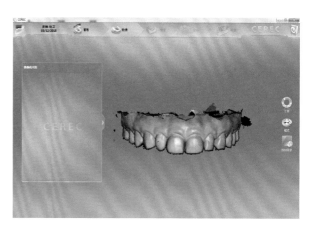

图 5-78　扫描术前模型

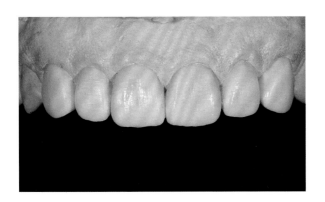

图 5-79　上颌牙美学蜡型

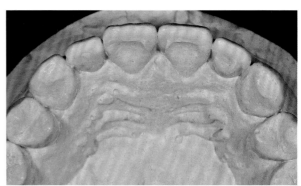

图 5-80　美学蜡型殆面像

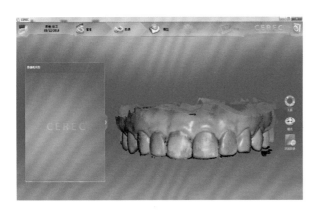

图 5-81　扫描蜡型完成 Biocopy 复制

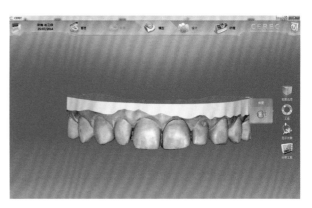

图 5-82　21 绘制边缘线

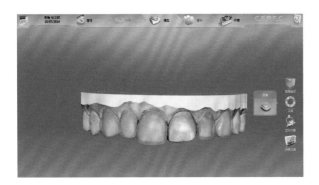

图 5-83　21 设定就位道

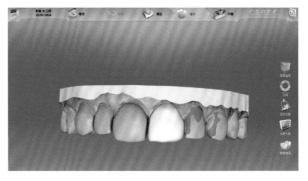

图 5-84　编辑修改修复体

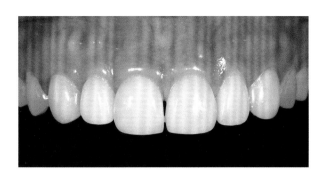

图 5-85　初戴摆放瓷贴面修复体

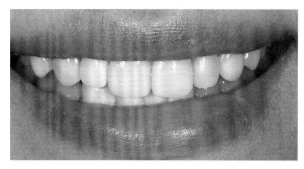

图 5-86　试戴糊剂选色

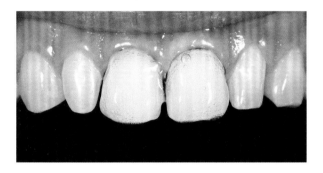

图 5-87　粘接前酸蚀基牙

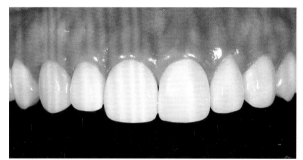

图 5-88　14—24 瓷贴面粘接完成

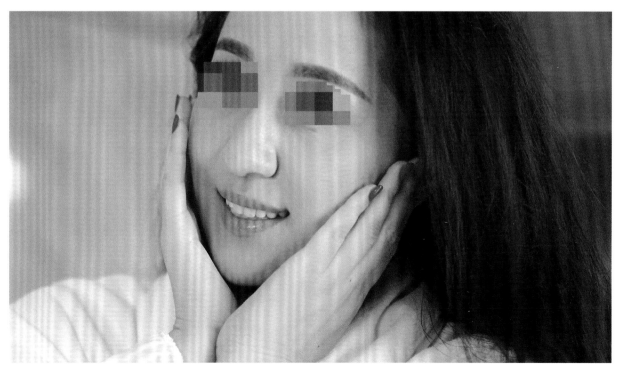

图 5-89　术后美姿像

（彭　勃　刘　峰）

第三节 CEREC 自由编辑设计

　　CEREC 修复设计完成后，计算生成的修复体在形态、邻接及咬合等方面很可能不太理想，此时就需要利用自由编辑功能对修复体进行修整塑形。

　　自由编辑相当于技师修整修复体蜡型的过程，所有的工具相当于虚拟蜡刀，掌握这些工具后就可以制作出理想的修复体。

　　CEREC 自由编辑常用的工具有六大项，即"成形"、"移动、"塑形"、"Biogeneric 变形"、"重新计算"、"接触"，熟练掌握后可简单快捷的编辑过程（图 5-90）。

视频5

①扫描二维码
②下载 APP
③注册登录
④观看视频

视频 5　CEREC 自由编辑设计

图 5-90　显示六大项编辑工具

一、成形

点击"成形"，工具栏会跳出"添加 / 光滑 / 移除"3 个工具选项，同时还会显示"大小"及"强度"2 个选项，它们分别代表设置每个工具使用时可调整的范围大小，以及可调整的幅度范围。

具体操作时，选择"添加 / 光滑 / 移除"之中需要的功能，然后将鼠标拖动到牙齿需要"添加 / 光滑 / 移除"的部位，可以看见一片黄色的区域，调整好大小、强度后，单击鼠标左键、或者按住鼠标左键不放即可完成"添加 / 光滑 / 移除"步骤。

"添加"就像在蜡型上加蜡，使修复体变得更厚；"移除"就像用蜡刀将蜡型修整变薄；"光滑"的作用是将凹凸不平的位置变得平滑，包含添加和移除两种动作，即添加了相对凹陷的部分，移除了相对凸出的部分，使得修复体整体平滑（图 5-91~ 图 5-93 ）

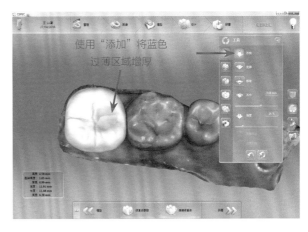

图 5-91 使用"添加"工具

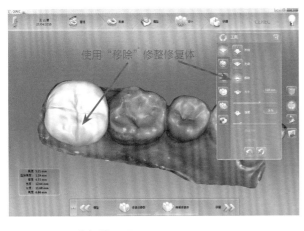

图 5-92 使用"移除"工具

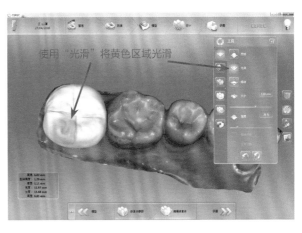

图 5-93 使用"光滑"工具

二、移动

点击"移动"工具，工具栏会跳出"位置和旋转"及"比例"2个选项。

点击"位置和旋转"，修复体各个面均会出现很多箭头，左键点击箭头不放，并移动滚轮，可以三维方向调整修复体，使修复体的轴向或者咬合面发生位置移动改变或者旋转改变（图5-94，图5-95）。

点击"比例"，修复体的各个面同样会出现很多箭头，左键点击箭头不放，并移动滚轮，可以整体调整颊舌面和近远中面的厚薄程度（图5-96，图5-97）。

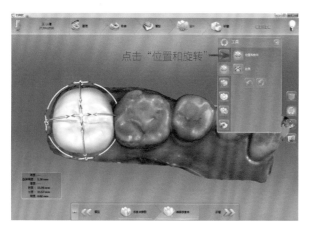

图 5-94 使用"位置和旋转"工具

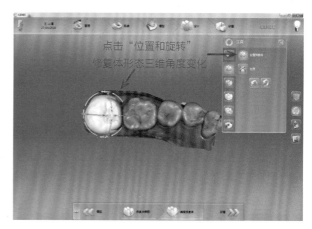

图 5-95 修复体的变化

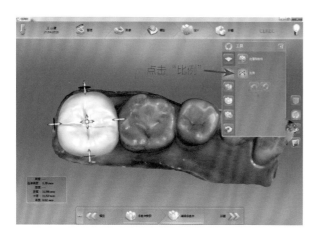

图 5-96 使用"比例"工具

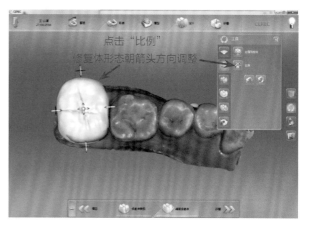

图 5-97 修复体的变化

三、塑形

点击"塑形",工具栏会跳出 2 组共 4 个选项，分别是解剖的二维 / 四维工具和环形的二维 / 四维工具。

1. 解剖 - 二维　将鼠标放置在牙齿上，可使牙齿的某个解剖结构（牙尖 / 发育沟 / 颊舌面 / 近远中面）的厚度朝箭头方向增厚，或者箭头相反方向变薄（图 5-98）。

2. 解剖 - 四维　将鼠标放置在牙齿上，可使牙齿的某个解剖结构（牙尖 / 发育沟 / 颊舌面 / 近远中面）朝图示 4 个箭头所指的任一方向移动（图 5-99）。

3. 环形 - 二维　首先选择环形范围的大小，然后将鼠标放置在牙齿上，可将环形范围内的修复体的厚度朝箭头的方向增厚，或者箭头相反方向变薄（图 5-100）。

4. 环形 - 四维　首先选择环形范围的大小，将鼠标放置在牙齿上，可将环形范围内的修复体朝图示 4 个箭头所指的任一方向移动（图 5-101）。

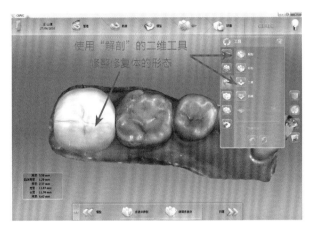

图 5-98　使用"解剖"的二维工具

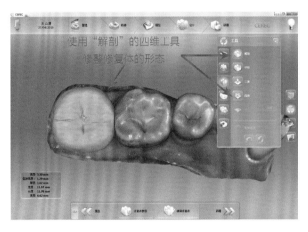

图 5-99　使用"解剖"的四维工具

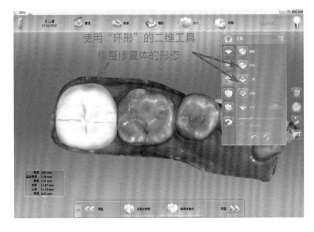

图 5-100　使用"环形"的二维工具

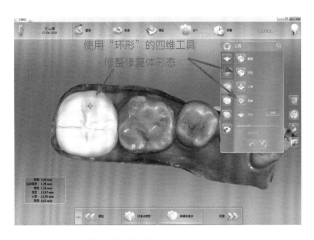

图 5-101　使用"环形"的四维工具

四、Biogeneric 变形

点击"Biogeneric 变形"后，会弹出一条 Biogeneric 数据变化直线，直线上有一箭头，点击箭头后可在直线上拖动，同时修复体的唇侧外形轮廓或者殆面形态会随之逐渐发生变化。

临床医师可根据美学需求，选择、设计理想的修复体形态（图 5-102，图 5-103）。

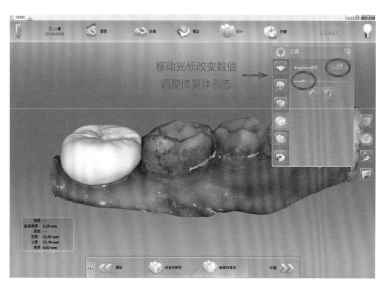

图 5-102 使用"Biogeneric 变形"工具

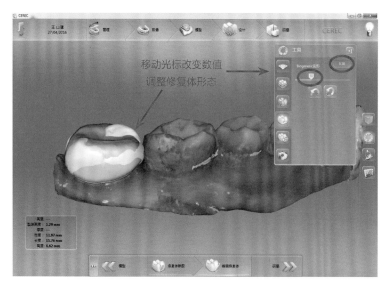

图 5-103 修复体的变化

五、重新计算

如果对于修复体整体形态不满意，则可点击"重新计算—应用"，则软件会重新生成一个与原修复体完全不同的新的修复体（图5-104，图5-105）。

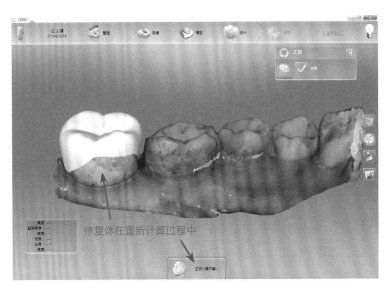

图5-104　使用"重新计算"工具

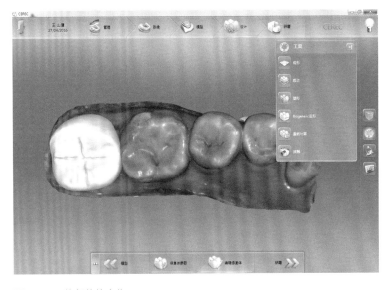

图5-105　修复体的变化

六、接触

在咬合面及近远中邻面的接触区域，修复体会显示出各种颜色，由红色—黄色—绿色—深蓝色代表修复体与邻牙或者对颌牙的接触由紧到松，每个颜色之间代表 50μm 的差距，而浅蓝色则表示修复体的厚度可能过薄。

点击"接触"工具后，界面会跳出"远中端 / 咬合面 / 近中"3 个选项，点击其中之一后，软件会自动生成最合适的"远中 / 殆面 / 近中"的接触关系（图 5-106~ 图 5-108）。

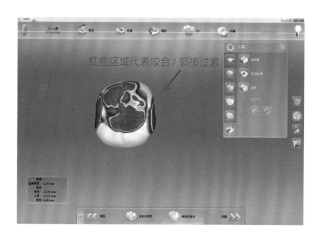

图 5-106　使用"接触"工具

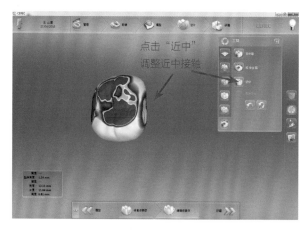

图 5-107　调整近中邻面

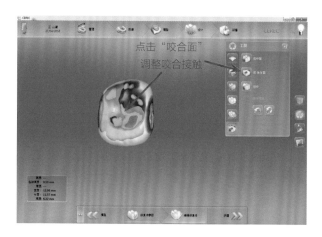

图 5-108　调整咬合面

七、显示对象

点击显示对象，电脑上会弹出一个工具栏，下面有 5 个选项，分别是"上颌"、"下颌"、"最小厚度"、"修复体"和"修整后的模型"。

点击任意选项均可显示或者隐藏所选的项目（图5-109）。

其中"上颌"、"下颌"、"修复体" 3 个选项下均有一个进度条从 1%~100%，当选择显示这 3 个选项时，拖动进度条从 1%~100% 过程中该选项会从"完全透明"—"半透明"—"不透明"逐渐变化，方便软件操作者可以穿透模型看到修复体或者穿透修复体看到基牙（图5-110）。

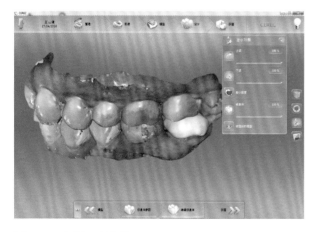

图 5-109　显示 5 个选项

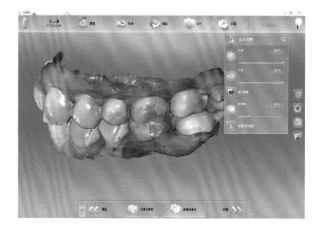

图 5-110　调整修复体可视明度

八、分析工具

点击分析工具，电脑上会弹出一个工具栏，包括以下选项：

1. 接触　点击"接触"后，修复体上会出现彩色区域表示接触面的大小和强度（图5-111）。

2. 模型接触　点击"模型接触"后，模型上会出现彩色区域表示天然牙列接触面的大小和强度（图5-112）。

3. 彩色模型　点击后会将模型在彩色模型以及灰色模型两者中切换（图5-113，图5-114）。

4. 修复体颜色　是一个1%~100%的进度条，拖动该进度条从小至大，可使修复体的颜色饱和度从低到高变化（图5-115）。

5. 模型盒　点击后可形成一个类似带有石膏底座的三维模型（图5-116）。

6. 切割　点击后模型上会出现一个双向箭头，拖动该箭头可看到修复体在不同纵截面上的厚度以及其形态（图5-117）。

7. 光标详细信息　点击后将鼠标放置在修复体上，可了解鼠标放置位点处修复体的厚度（图5-118）。

8. 距离　在修复体上双击确定一个点的位置，再次双击确定另外一点的位置后则生成这两点之间的距离（图5-119）。

9. 网络扫描模式　点击后会生成一个全屏的网格，特别适用于前牙美学修复体设计过程中评估前牙切缘位置及修复体的整体比例的关系（图5-120）。

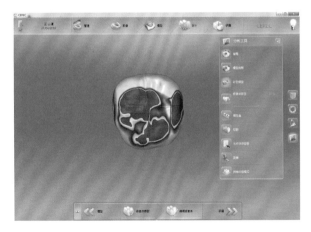

图5-111　红色范围表示修复体接触过紧区域

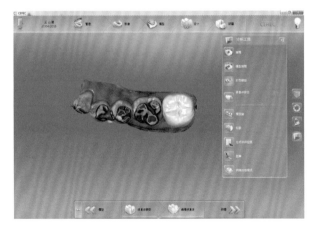

图5-112　天然牙接触区域

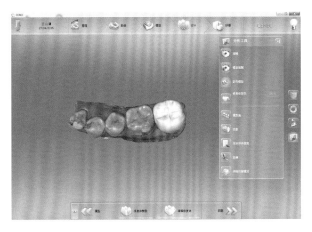

图 5-113　显示彩色模型

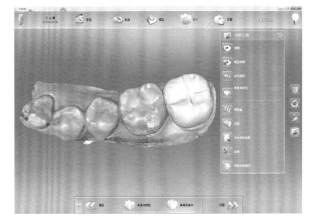

图 5-114　显示灰色模型

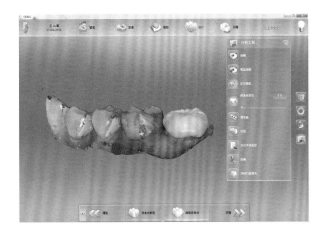

图 5-115　调整修复体颜色饱和度

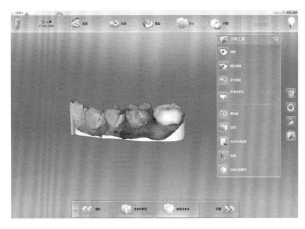

图 5-116　显示模型盒

202

Practice of
Chair-side Digitized Dental
Restoration

椅旁数字化修复实战
——从入门到精通

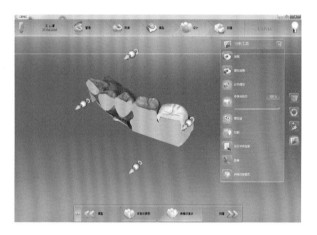

图 5-117　从不同纵截面观察修复体厚度

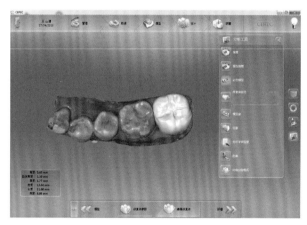

图 5-118　光标点击处修复体的各个参数

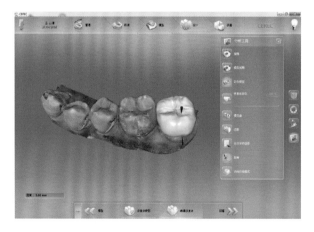

图 5-119　两个光标之间的距离

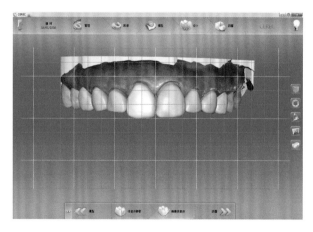

图 5-120　网格扫描模式

（彭　勃　刘　峰）

第四节 切削位置及切削道的确定

CEREC修复体编辑完成后，点击"研磨"就进入计算机辅助制作CAM的准备部分了。此时首先应选择好切削瓷块的种类及大小，原则是使用能够包含修复体的最小瓷块，还需要确认所选瓷块大小与实际放入研磨设备的瓷块大小应一致，否则研磨系统无法识别、无法工作（图5-121）。

一、设定切削位置及切削道

设计切削位置及切削道，需要用到2个设计工具，即"铸道"和"移动"（图5-122）。

1. 铸道　点击"设置铸道位置"，鼠标左键点住箭头拖动鼠标，可调整铸道的位置、角度，使之位于近远中颊舌面的任意一位置上（图5-123）。

铸道放置原则：远离接触面，远离边缘，放在非组织面，放在修复体最厚的位置，放在易于调磨抛光的位置。

当切削后牙全冠时，有时颊、舌侧或者近、远中侧容易混淆，可点击"显示对象—上颌/下颌"，显示出修复体在模型上的位置，确认铸道放在正确的位置上（图5-124，图5-125）。

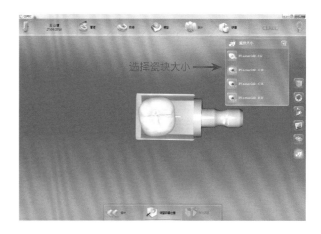

图 5-121 选择瓷块大小

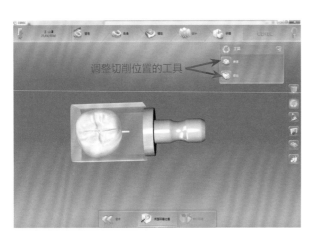

图 5-122　调整切削位置的 2 个工具

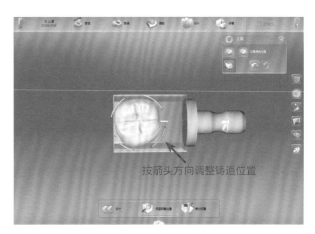

图 5-123　调整铸道位置

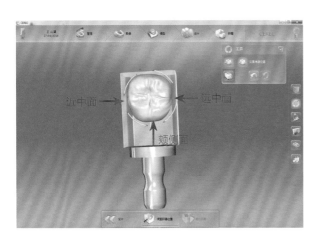

图 5-124　单独观察易混淆方向

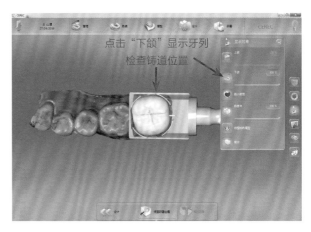

图 5-125　调出模型易观察方向

2. 移动 点击"移动瓷块",虚拟的瓷块图形上会出现很多箭头,点击不同的箭头并拖动鼠标,可调整修复体在瓷块内的位置(图5-126)。

此选项工具主要应用于切削多层色瓷块时,将修复体在瓷块内的位置移动并旋转,使得修复体按照颈、中、切缘解剖位置恰当的位于不同颜色的瓷层内(图5-127)。

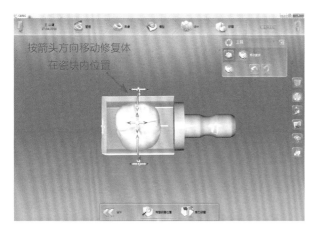

图 5-126 移动瓷块功能

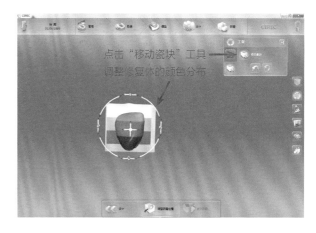

图 5-127 按颜色分布移动瓷块

二、研磨模式

CEREC 的研磨包括快速、精细、超级精细、贴面 4 种模式。

1. 精细研磨　适用于绝大多数常规修复体，精度中等，研磨速度中等，也是日常工作中最常用的研磨方式。

2. 快速研磨　可减少 1/3 的研磨时间，但是精度较差，适用于较厚的修复体。

3. 超级精细研磨　精度较高，相应的研磨时间较长，适用于拥有复杂边缘和具有小间隙的修复体。可提高修复体的戴入效果。对于 CEREC MC X 型号的研磨仪，由于只能装配 12S 型号的车针，因此无法进行超级精细研磨。而对于 CEREC MC XL Premium 型号的研磨仪，则可装配更为精细的 12EF 型号的车针，因此可以完成超级精细研磨模式（图 5-128~图 5-131）。

4. 贴面研磨　适用于前牙唇侧就位的贴面，默认不去除就位道上的倒凹。如果采用的是 CEREC MC X 型号的研磨仪，在完成贴面设计后，系统默认的是精细研磨模式，而不能选用贴面研磨模式。而采用 CEREC MC XL Premium 型号的研磨仪，在完成贴面设计后，则可选用贴面研磨模式完成研磨。

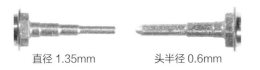

直径 1.35mm　　　头半径 0.6mm

图 5-128　CEREC MC X 研磨仪使用 12S 车针

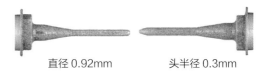

直径 0.92mm　　　头半径 0.3mm

图 5-129　CEREC MC XL Premium 研磨仪可使用 12EF 车针

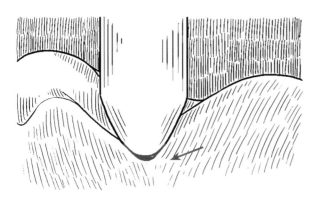

图 5-130　12S 车针切削研磨

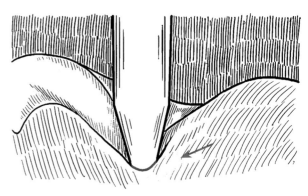

图 5-131　12EF 车针精细切削研磨

三、启动研磨

修复体设计完成并在瓷块内摆放完毕后，最后点击"设备 / 导出"，选择研磨单元（研磨设备）。当图标上出现"绿色√"则表示已连接上（图5-132）。

需要注意的是，计算机和研磨单元的连接方式可以是有线连接或者无线蓝牙连接，若是无线蓝牙连接要求保持50m以内的距离才可以连接上。

点击"启动研磨"后，研磨设备就开始检查瓷块，校准车针，开始研磨修复体（图5-133）。

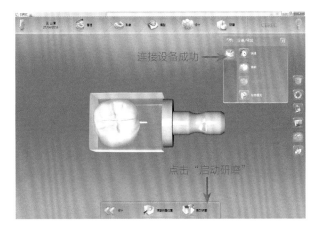

图 5-132　连接研磨设备

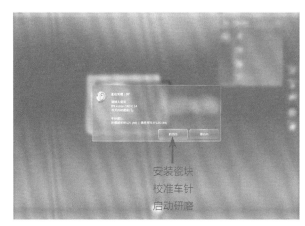

图 5-133　启动研磨

（彭　勃　余　涛　刘　星）

第五节　CEREC 的美学设计和三维数字化微笑设计

数字化微笑设计（DSD）是利用电脑和设计软件，将患者术前面部照片和微笑照片、口内照片相结合，进行牙齿和微笑的美学分析与美学设计，将虚拟术后效果呈现与展示，形成有效的医患沟通，同时可指导口腔医师和技师进行口腔美学修复的重建。

数字化微笑设计（DSD）作为口腔美学修复工作的一个环节，近几年越来越受到专业人士的认同，可帮助口腔医师和技师完成效果更佳的美学病例。

但是，常规的数字化微笑设计（DSD）是基于二维的照片为基础，进行面部、口唇和牙齿的分析和诊断，因此，所有的设计均停留在平面上。通过二维的平面照片来完全体现三维的微笑重建效果，可以说是有很大难度的，基本还是停留在面部正面的平面设计层面，很难达到十分精准的效果。

CEREC 近年来在设计软件中集成了三维数字化微笑设计（DSD）方面的功能，以下介绍其应用的基本流程和技术要点。

一、病例资料及照片收集

收集资料和照片应尽量完整，可按照 CSED（中华口腔医学会口腔美学专业委员会）推荐标准，必要时还要收集患者的视频影像资料。

进行 CEREC DSD 最基本的照片为患者面部正面微笑照片，允许格式为 JPEG/JPG、BMP、PNG，图片质量大于 2M。

在 CEREC 软件页面打开"下载参考照片"工具，打开照片所在的文件夹，把面部照片导入 CEREC 软件，即可开始进行设计。

二、CEREC DSD 设计的步骤

1. 首先打开微笑设计的设置　在模型设置阶段，在左侧下方的屏幕中打开"微笑设计"，然后正常的进入牙位设置页面（图 5-134）。

2. 面部描记点　在"描记特征标记点"步骤进行设置面部标记点（图 5-135），通过面部的 16 个特征描记点，可实现虚拟 2D 向 3D 的过渡。

①扫描二维码
②下载 APP
③注册登录
④观看视频

视频 6　CEREC DSD 设计的步骤

这个过程是通过软件自动指引完成的，简单且易操作。在阿凡达头像里的黄色标记点会自动展示下一个点的位置，操作者在患者照片上描记相应的位置即可。有些点位需要非常准确，系统会自动放大展示，这时要尽量精确的描记。

面部描计包括 16 个特征描记点，分别是：①右眼的外眦点；②左眼的外眦点；③鼻尖点；④右耳垂点；⑤左耳垂点；⑥右侧口角点；⑦左侧口角点；⑧唇珠点；⑨右上唇缘近口角 1/3 点；⑩左上唇缘近口角 1/3 点；⑪右下唇缘近口角 1/2 点；⑫左下唇缘近口角 1/2 点；⑬下唇缘正中点；⑭右下颌角点；⑮左下颌角点；⑯颏 下正中点。

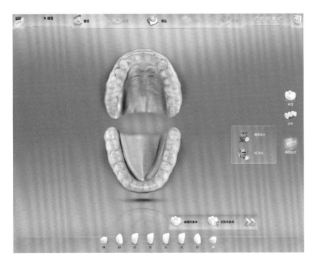

图 5-134　设置中打开微笑设计

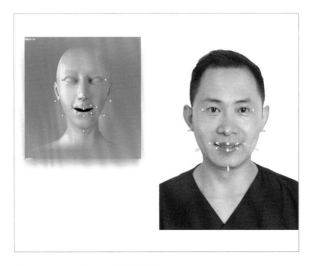

图 5-135　面部 16 个特征描记点

3. 匹配"两眼外眦距离"　利用合适的工具来测量两眼外眦之间的实际距离，再在软件中使用滑块调整数值，使 3D 的面像模型和实际情况达到相对准确的关联（图 5-136）。

4. 前牙修复体设计

（1）复制扫描：利用蜡型或口内 mock-up，均可以进行复制扫描，以辅助设计牙齿的最终外形、长宽比例、表面纹理和排列等细节（图 5-137）。

（2）扫描牙体预备后的模型：预备体扫描的范围与之前的原始取像范围要相符（图 5-138），然后按软件指引的颌弓位置正确摆放模型（图 5-139）。

（3）生成准确的数字化模型：仔细检查牙体预备后数字化模型是否准确、清晰（图 5-140），按照设计步骤画好边缘线，调好就位道角度（图 5-141）。

（4）在软件里调出复制模型：如果准备进行完全的复制，就需要把复制线的面积扩大，尽可能包含需要复制的更多的牙齿信息（图 5-142，图 5-143）。

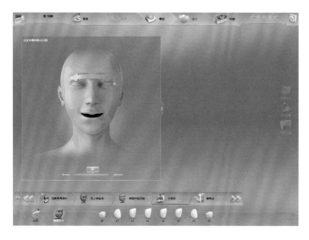

图 5-136　两眼外眦点连线

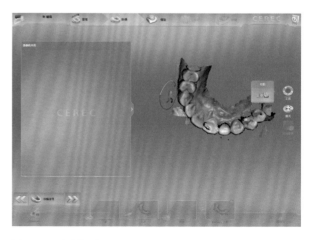

图 5-137　复制口内 mock-up

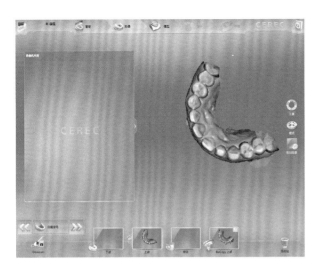

图 5-138　扫描牙体预备模型

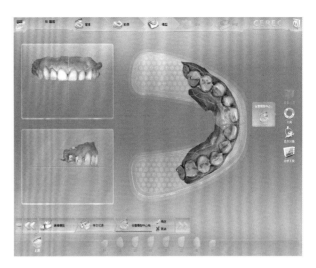

图 5-139　按颌弓位置摆放模型

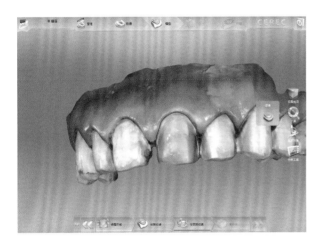

图 5-140　形成牙体预备后的光学模型

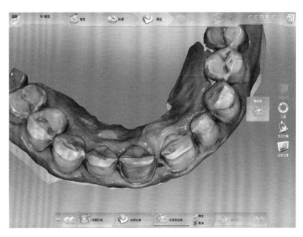

图 5-141　确认边缘并描画边缘线

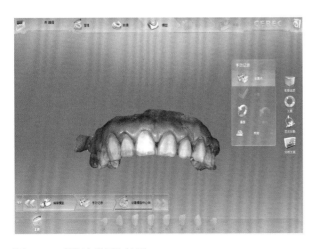

图 5-142　复制之前牙齿外形

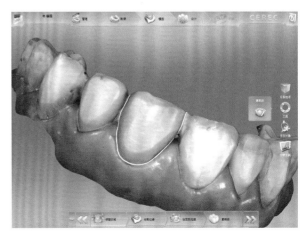

图 5-143　白线圈选范围可调整

（5）修复体美学设计：按照美学需求进行修复体设计，并可以利用各种工具进行形态调整（图5-144~图5-146）。

可利用修复体参数进行修复体厚度调整，如将贴面的最小厚度设置为300μm，当修复体显示淡蓝色时，说明修复体薄于设定的最小厚度，应加厚修复体至淡蓝色消失，可最大程度保证修复体的足够厚度，避免研磨中因修复体过薄而产生破损（图5-147）。

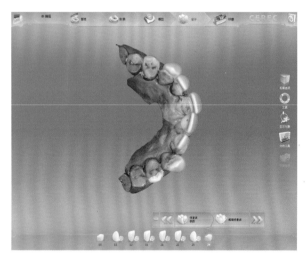

图 5-144　修复体生成

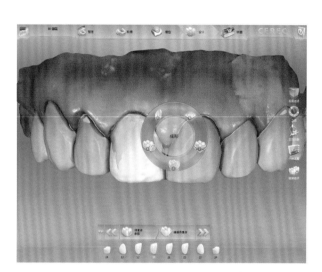

图 5-145　利用功能键调整

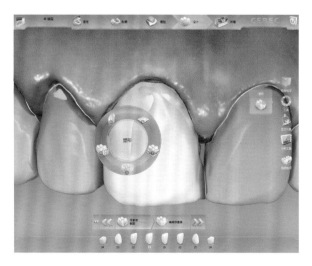

图 5-146　贴面设计微调

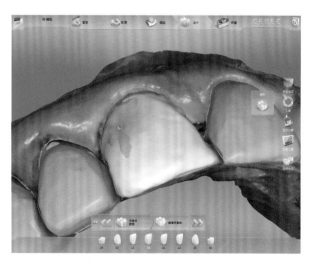

图 5-147　利用参数进行贴面厚度调整

修复体设计中可利用网格标尺来评估和检查对称性（图5-148），还有一些功能键可帮助医师很容易的进行修复体设计，比如利用切牙美化功能可调整发育沟的外形及深浅，使修复体更加自然美观（图5-149）。

切牙美化功能键可很好地解决牙齿表面纹理及微结构的设计，利用鼠标随意调节需要调整的范围与程度（图5-150），可调整、选择最适合的修复体设计方案及细节（图5-151）。

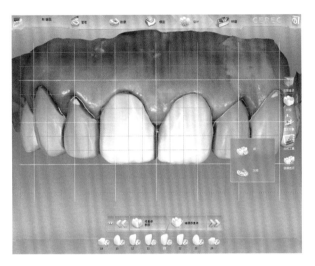

图 5-148　利用网格评估修复体对称性

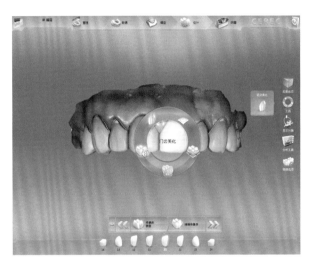

图 5-149　切牙美化功能调整发育沟

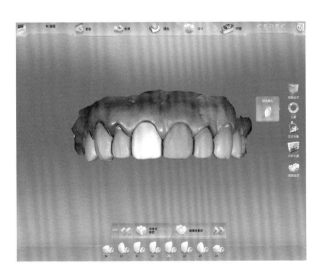

图 5-150　切牙美化功能调整的范围与程度

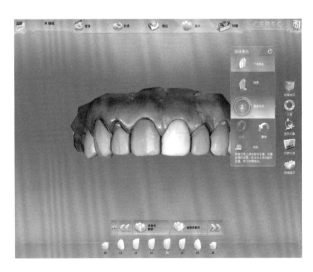

图 5-151　便捷地调整牙齿外形

最终修复体设计完成（图 5-152），可以从不同角度审视设计完的修复体，确定最终设计方案（图 5-153）。

（6）修复体检查：CEREC 软件里的功能键可对修复体进行全方位的审视与调整，比如之前的设计已经确定了牙齿的长度、宽度（图 5-154）、厚度及表面纹理等细节（图 5-155，图 5-156），在屏幕上均可以很直观的标注、测量，实现对修复体精确的评价。

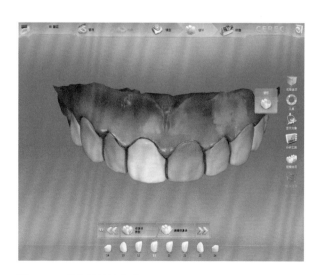

图 5-152　修复体设计完成

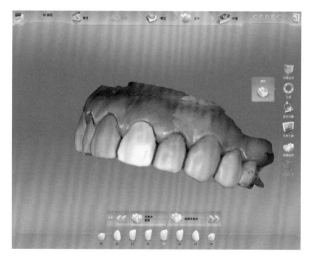

图 5-153　从不同角度观察修复体外形

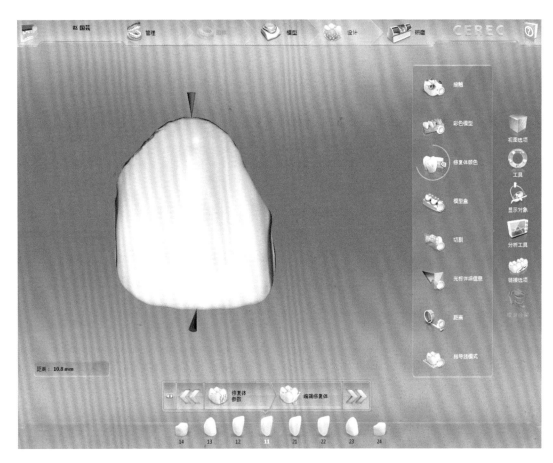

图 5-154　软件功能可以测量贴面长度及宽度

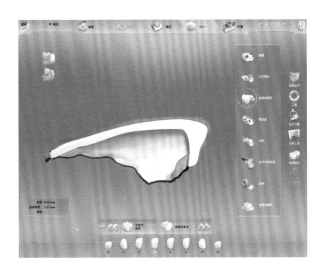

图 5-155　软件评估贴面厚度（纵向）

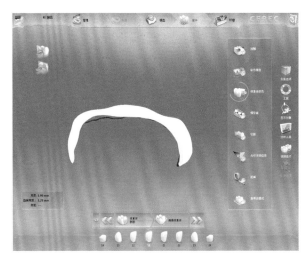

图 5-156　软件评估贴面厚度（横向）

5. 面像与设计完的修复体进行匹配

（1） 摆正设计完的修复体模型，然后与面部照片进行匹配。

（2） 放置设计完修复体模型的位置：左键点击箭头标识并保持，就可与相匹配的方向旋转模型（图5-157）。

（3） 用左侧或右侧的透视功能或者把面部的模型转到侧面，利用"Global"功能从三维观察角度进行选择（图5-158，图5-159），这样可以把面部模型和修复体设计模型对位匹配准确。

（4） 改变轴向：右键按住箭头标识并保持按键向下，通过旋转或移动目标可以改变轴向。

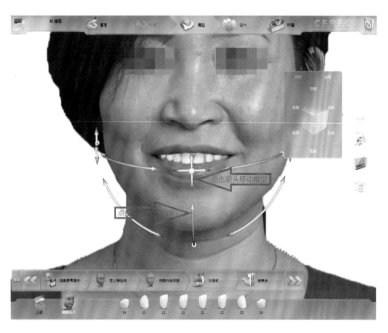

图 5-157　调整牙齿与嘴唇的位置（三维调整）

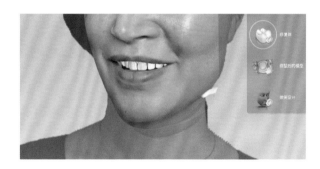

图 5-158　牙齿在口腔里的位置（左侧观）

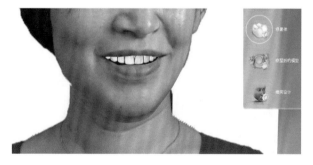

图 5-159　牙齿在口腔里的位置（右侧观）

6. 调整辅助平面　包括水平面、左右侧的尖牙矢状面（图 5-160）。

"Guideline"步骤可显示水平面、左右侧的尖牙矢状面等辅助平面。双击可以选中需要调整的平面，用箭头点选可以选择或调整移动平面。

辅助平面可作为患者面部模型与修复体设计模型对位匹配的参考，也可以清楚的评价模型、修复体及对称性。

7. 3D DSD 虚拟效果　观察审视设计完的修复体在口腔里的效果，这样的 3D DSD 设计效果，可基本正确的展示最终修复体与面部结合在一起的美学效果。当然，由于修复体的颜色、质感等局限性，此时的美学效果与真实效果间还是有比较大的差异。

修复体模型可在面部模型限定的三维立体空间内进行调整，并且能够明确的检查牙齿的三维位置。在与患者沟通的过程中，可根据需要调整牙齿与口唇的位置关系（图 5-157）；也可旋转面部照片，观察牙齿与嘴唇的侧貌位置关系（图 5-158，图 5-159）。所有的细节与整体的关系确定后，最后确定修复体的最终设计（图5-161）。

综上所述，CEREC 的数字化微笑设计 DSD 相对直观简单，可将 2D 的面部照片和 3D 的口内设计结合起来，基本能够起到和患者进行美学设计沟通的目的，并且可根据患者的反馈，随时进行方案的调整与即时的修正，并以三维的方式来审视和评估设计方案。

但是目前的软件中，颜色和表面纹理还不能准确体现，对于美学效果的观察有一定干扰。相信未来的相关软件还会不断升级、改进，使 DSD 功能更加强大与便捷，逐渐成为椅旁数字化口腔美学修复常规使用的工具。

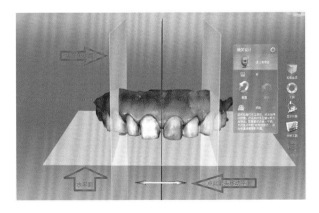

图 5-160　辅助平面

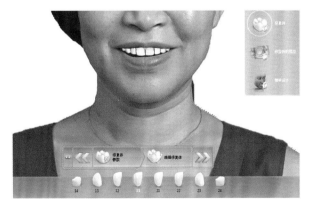

图 5-161　调整牙齿的细节并确定牙齿在口腔里的位置

（张振生　刘　星）

第六节　数字化咬合设计

目前版本的 CEREC 软件中，有 2 个特殊设计功能，即"数字化咬合设计"和"数字化微笑设计"，可在顶部菜单栏打开配置菜单后，单击进入选项中打开此 2 项功能（图 5-162，图 5-163）。

本节将主要介绍数字化咬合设计的内容。咬合功能用于在考虑动态因素的情况下设计修复体。在完成首选方案的计算之后，将用彩色显示动态接触点。

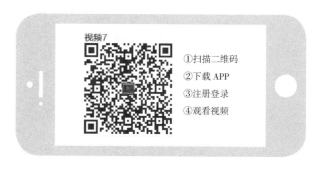

①扫描二维码
②下载 APP
③注册登录
④观看视频

视频 7　数字化咬合设计

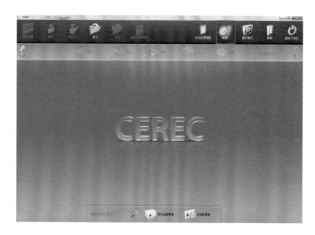

图 5-162　打开 CEREC 数字化咬合设计和数字化微笑设计（1）
单击红框所示按钮即可进入选项设置菜单

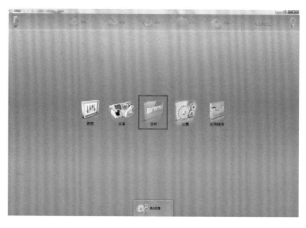

图 5-163　打开 CEREC 数字化咬合设计和数字化微笑设计（1）
单击红框所示按钮即可进入选项设置菜单

为使结果尽可能精确，颌骨取像必须满足以下条件：

1. 两侧均取像到尖牙的牙位。

2. 在设置模型轴时，使虚拟模型精确对齐指引线。

3. 在调整模型轴时请使用下颌骨。

虚拟𬌗架使用鼻翼耳平面（Camper's plane）作为𬌗参数的基准面。鼻翼耳平面通常平行于咬合面。

在完成模型轴调整之后，可随时通过页面工具选用区内的按键激活虚拟𬌗架（图5-164 红框所示）。

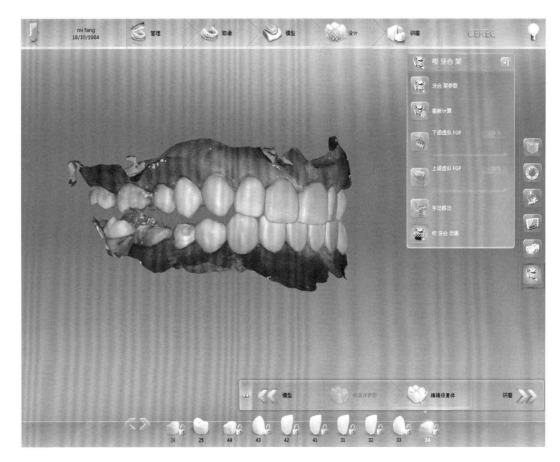

图 5-164 CEREC 虚拟𬌗架功能激活
单击红框所示按钮即可激活

一、虚拟𬌗架参数

可自定义设置下列参数值（表5-1，图5-165~图5-170）：

表5-1　设置虚拟𬌗架参数

参数	设置	平均值
"臂"	Bonwill 三角的边长	105mm
"底座"	髁间距	100mm
"Balkwill 角"	Balkwill 角	22°
"左侧髁导角度" "右侧髁导角度"	矢状髁导斜度	34°
"左侧 Bennett 角" "右侧 Bennett 角"	Bennett 角	15°
"左侧 Bennett 偏移" "右侧 Bennett 偏移"	Bennett 移动	0μm

系统默认参数为平均值（表5-1），如要使用该功能，需利用运动面弓及双侧关节 CBCT 数据测量患者的真实𬌗架参数，然后将数据输入至软件内即可。

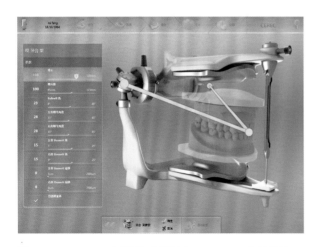

图 5-165　CEREC 虚拟𬌗架参数设定：Bonwill 三角的边长

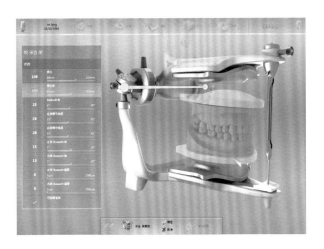

图 5-166　CEREC 虚拟𬌗架参数设定：髁间距

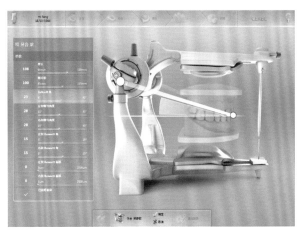

图 5-167　CEREC 虚拟𬌗架参数设定：Balkwill 角

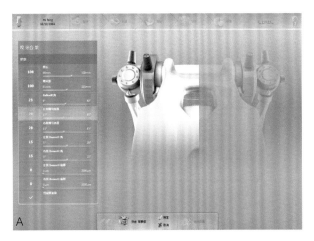

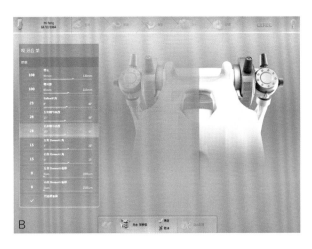

图 5-168　CEREC 虚拟𬌗架参数设定：双侧矢状髁导斜度

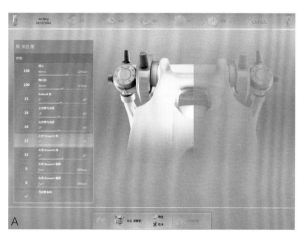

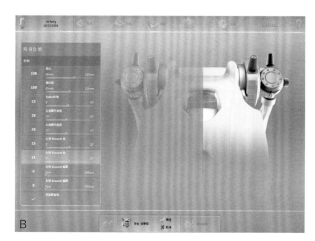

图 5-169　CEREC 虚拟𬌗架参数设定：双侧 Bennett 角

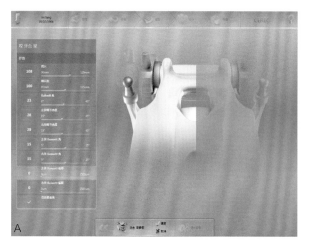

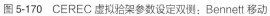

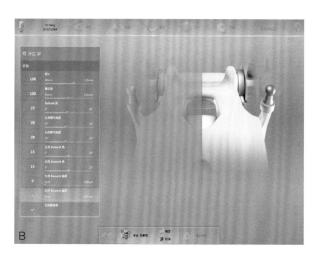

图 5-170　CEREC 虚拟𬌗架参数设定双侧：Bennett 移动

二、切导针

针对咬合重建患者，借助"切导针"功能可以生成一个颌骨开口。"切导针"功能仅在"模型"阶段可用。点击"切导针"，按住鼠标左键拖动鼠标，直至到达所需的颌骨开口数值（图5-171）。

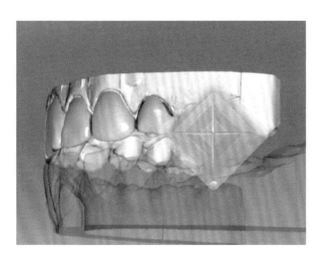
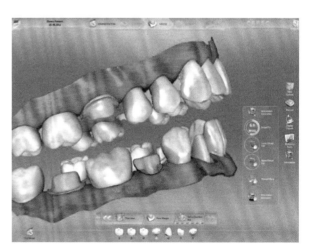

图 5-171　CEREC 虚拟𬌗架：切导针功能

三、咬合范围

利用动态𬌗架可更有效地帮助医师对修复体的咬合进行分析，并在软件设计里模拟下颌骨各向运动，观测修复体咬合接触时接触点的位置和轨迹，进而精细地调整修复体，避免咬合干扰，合理设计咬合接触。

1. 不同咬合运动接触点　在不同的咬合运动过程中，修复体与对颌牙或修复体的接触点以不同的颜色显示，红色代表牙尖交错咬合时，灰色代表前伸运动，绿色代表均衡运动，蓝色代表侧方运动，黄色代表侧前方运动（图5-172）。

2. 虚拟FGP和动态咬合分析功能　除了单独观察各修复体不同运动时咬合接触点的形态外，数字化咬合设计功能还提供了上、下颌虚拟FGP功能和动态咬合分析功能，虚拟FGP功能可将上、下颌之间运动时的极限位所触及到的区域显示出来（图5-173，图5-174），以利于分析和向患者展示。而动态咬合分析功能又分为手动移动和咬合动画演示。手动移动可以通过拖动左侧罗盘控制下颌进行前伸、后退及双侧侧方或混合方向的运动。从唇颊舌腭侧各个角度观察咬合接触的情况，从而获得更加准确的观测信息，并完成正确的咬合分析和设计（图5-175~图5-177）。在此基础上，利用修复体修改工具，调整修复体形态，最终完成符合咬合要求的修复体。

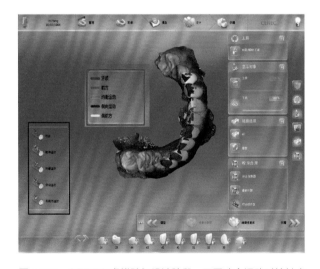

图5-172　CEREC虚拟𬌗架设计阶段，不同咬合运动时接触点以不同颜色显示

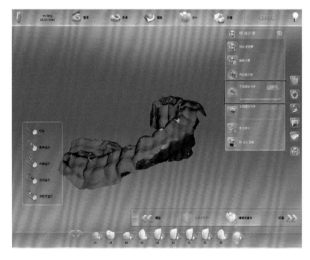

图5-173　CEREC虚拟𬌗架：下颌虚拟FGP

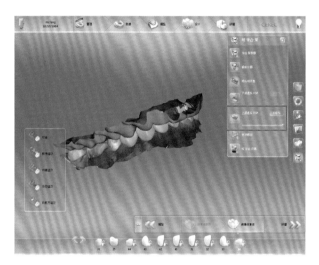

图 5-174　CEREC 虚拟𬌗架：上颌虚拟 FGP

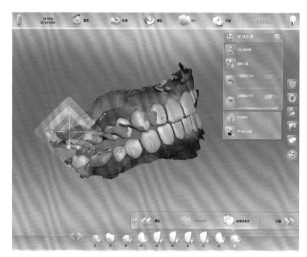

图 5-175　CEREC 虚拟𬌗架：动态咬合分析前伸及后退

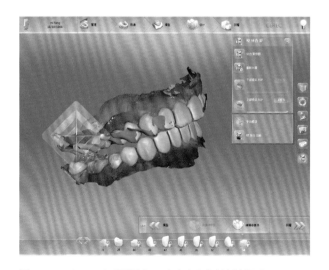

图 5-176　CEREC 虚拟𬌗架：动态咬合分析侧方运动

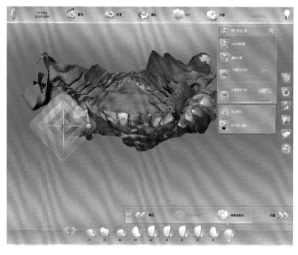

图 5-177　CEREC 虚拟𬌗架：动态咬合分析（舌腭侧观察）

（刘　星　刘冬冬）

第七节　患者资料的保存、导出与传输

一、患者资料的保存

在患者资料病例建立后，系统会自动保存患者信息和病例信息，如有未保存的信息，退出程序时也会有相应的储存提示。

所有的患者资料均可在患者数据库里查看。在软件任意界面均可以单击左上角的黄色下箭头（图5-178红框所示），打开顶部菜单栏后可看到左起第2个和第3个按钮为"保存"和"另存为"（图5-179红框所示），

视频8　患者资料的保存、导出与传输

单击保存即可将患者资料自动保存至数据库中，单击另存为则将患者资料保存在使用者选定的患者档案中。

患者资料数据统一存放在数据库中，通过单击顶部菜单栏右侧"配置"按钮并依次单击"设置"—"患者数据库"按钮（图5-180~图5-182红框所示），即可找到患者数据库在设备中的存放位置（图5-183），图5-183中红框所示路径即该软件患者数据库储存路径。操作者可依据该路径在电脑硬盘中的相应位置找到患者数据库，进行患者资料的直接、大量拷贝和转存。

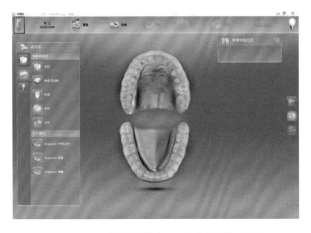

图5-178　CEREC患者资料储存：顶部菜单栏打开按钮

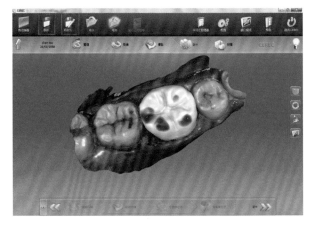

图5-179　CEREC患者资料储存：顶部菜单栏中左侧可见保存和另存为按钮

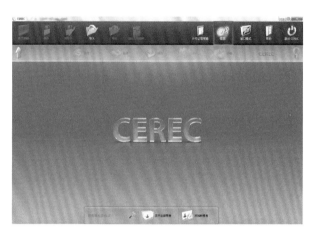

图 5-180 CEREC 患者资料储存：单击顶部菜单栏的配置按钮

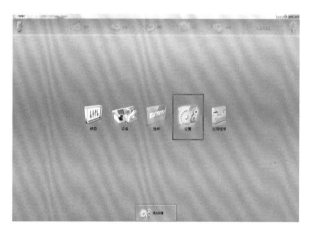

图 5-181 CEREC 患者资料储存：进入配置界面，单击设置按钮

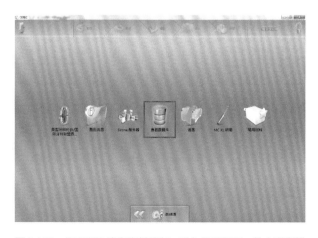

图 5-182 CEREC 患者资料储存：进入设置界面，单击患者数据库按钮

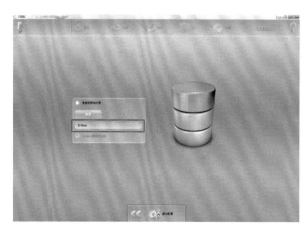

图 5-183 CEREC 患者资料储存：获得数据库所在路径

二、患者信息导出

除上述方法外，较为常用的患者数据转存方式为通过软件直接导出到其他设备储存，该转存步骤可在设计过程的不同阶段用于存储已产生的数据，如在完成取像后导出的为数字印模数据；模型设定完成后导出的为数字印模和模型数据；修复体设计完成后导出的为包括数字印模、模型和修复体的数据。

无论在上述哪一阶段，其导出方法均相同，单击红框所示的导出按钮，弹出导出文件确认窗口（图5-184），该窗口基本内容及操作方法与 Windows 常见储存窗口相同，不同之处仅在储存格式一栏，打开下拉菜单可以选择 rst、dxd 和 pdf 三种储存格式（图5-185红框所示），完成格式选择和命名后保存即可。

rst 和 dxd 格式均可以完整保存设计文件，并可导入其他设备的 CEREC 软件及 CEREC 相关软件中，而 pdf 格式储存的内容为设计报告。

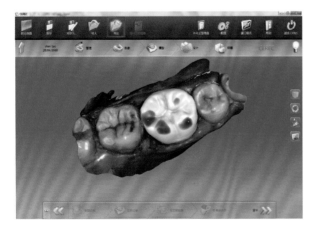

图 5-184　CEREC 患者的病例数据文件导出操作

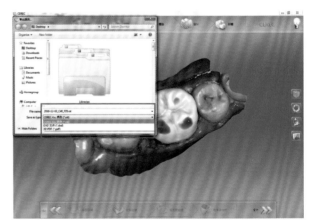

图 5-185　CEREC 患者的病例数据文件导出操作：导出格式选择

三、患者信息传输

CEREC 软件本身不具有自主上传的功能，其设计文件的传输可通过将获得的 rst 或 dxd 文件转存至 U 盘等储存设备，或网络上传下载的方式发送至接受设备，然后利用接受设备中的 CEREC 软件单击导入并选择拷贝的文件即可完成传输（图 5-186）。

此外，还可借助 CEREC Connect 软件，Connect 软件是独立于 CEREC 使用，该软件不具备完整的 CAD 功能，主要作用为订单生成和网络传输，可辅助用于患者信息的传输。旨在形成 CEREC 使用者间良好的沟通渠道。

在诊室中，医师可通过 Connect 软件将病例信息进行录入，其建立病例基本信息的操作方法和流程与 CEREC 一致，而修复体信息的建立稍有不同（图 5-187~ 图 5-208）。

利用 Connect 建立的患者资料不能进行完整的 CAD 设计，所建立的档案可直接传输至 CEREC 网络服务器，再由技工室的 CAD 设备接收下载，并在技工室完成后续的修复体设计加工过程，最终修复体返回诊室。如果使用 CEREC 建立了患者资料，也可通过 Connect 软件进行传输，这就需要 CEREC 导出后，在 Connect 导入、完善后上传，其导入的操作方法与 CEREC 一致，此处不再赘述。

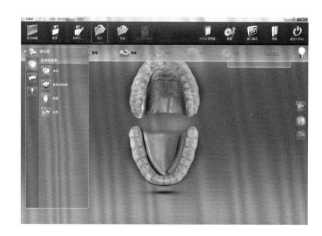

图 5-186　CEREC 患者的病例数据文件传输：接受设备导入

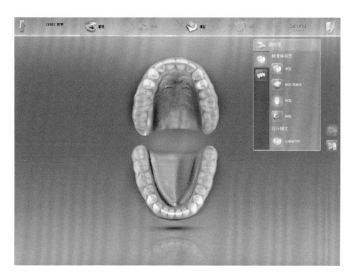

图 5-187　Connect 建立患者档案

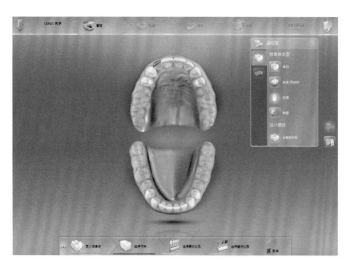

图 5-188　Connect 创建指定类型修复体，如图中右上颌侧切牙贴面

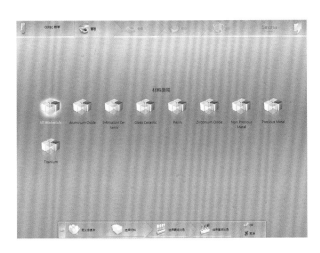

图 5-189 Connect 选择修复体材料

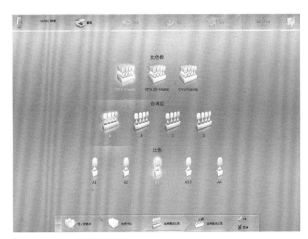

图 5-190 Connect 根据临床比色结果，指定最终修复体比色

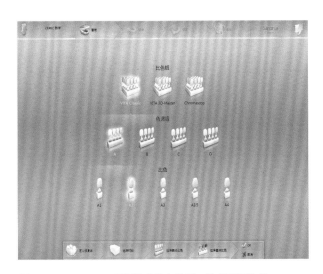

图 5-191 Connect 根据临床比色结果，选择基牙比色

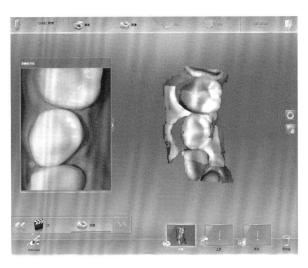

图 5-192 Connect 通过与 CEREC 类似的取像过程获得数字印模

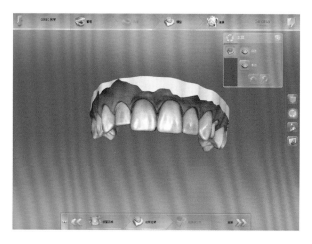

图 5-193　Connect 绘制边缘（同 CEREC）

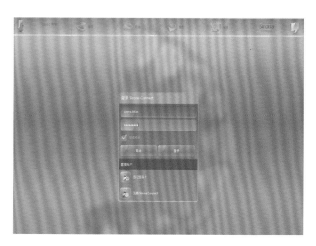

图 5-194　Connect 登录 Sirona Connect 账号

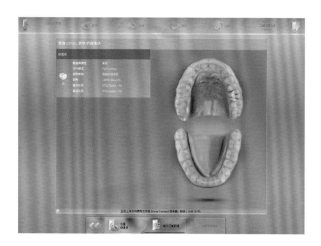

图 5-195　Connect 再次核对修复体，并上传至服务器

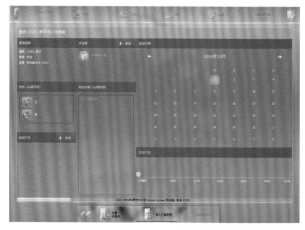

图 5-196　Connect 确定订单信息和修复体转回时间

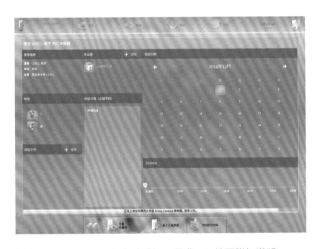

图 5-197　Connect 如有特殊加工需求，可填写附加说明

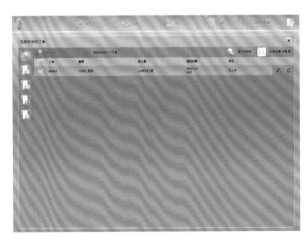

图 5-198　Connect 在购物车中查看已提交订单

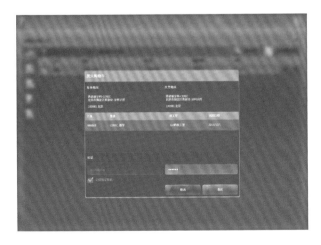

图 5-199　Connect 将订单发送至技工室

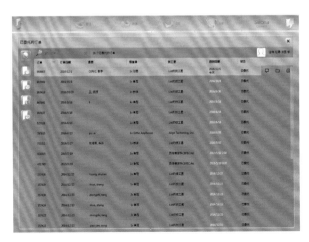

图 5-200　Connect 确定已委托的订单，并可查看以往订单

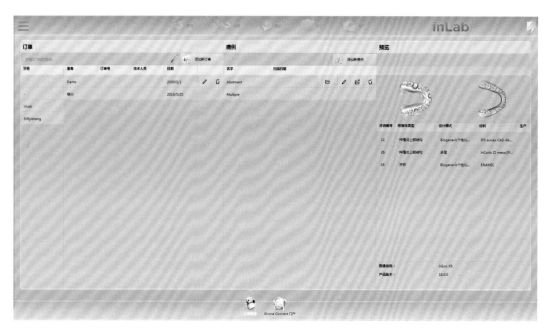

图 5-201　Connect 技工室利用 inLab 进行修复体设计加工

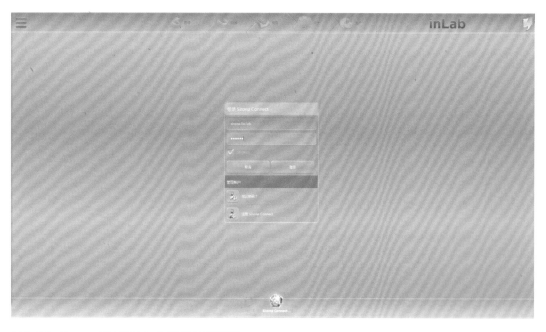

图 5-202　Connect 技工室 inLab 登录技工室账号

图 5-203　Connect 技工室 inLab 查看所有接收订单

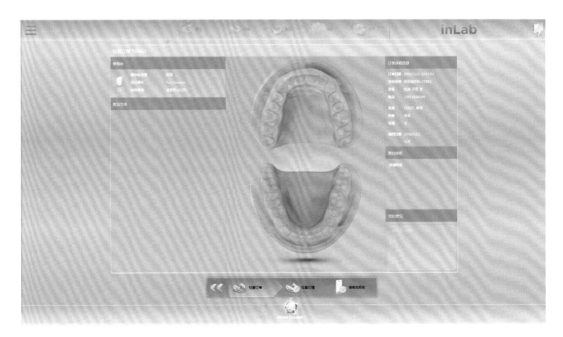

图 5-204　Connect 技工室 inLab 打开订单，查看订单内容概要

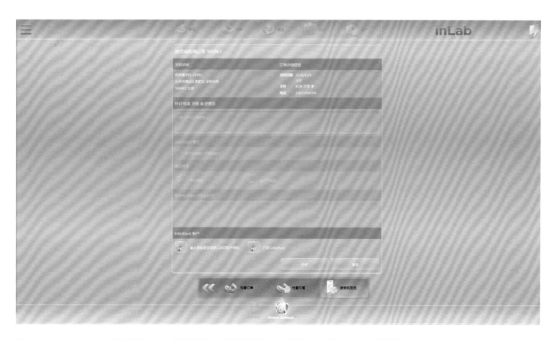

图 5-205 　 Connect 技工室 inLab 打开订单查询详细信息，确认有无信息不足或错误

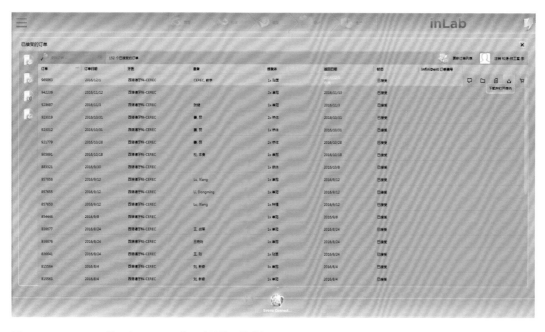

图 5-206 　 Connect 技工室 inLab 下载已确认的订单数据

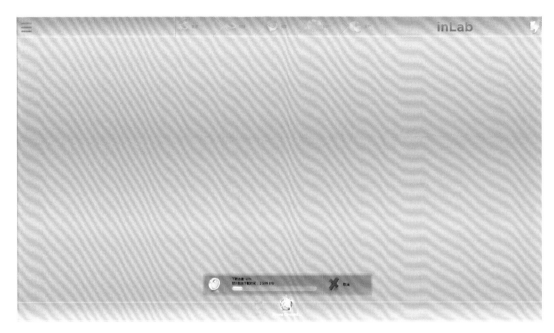

图 5-207　Connect 技工室 inLab 下载订单数据过程

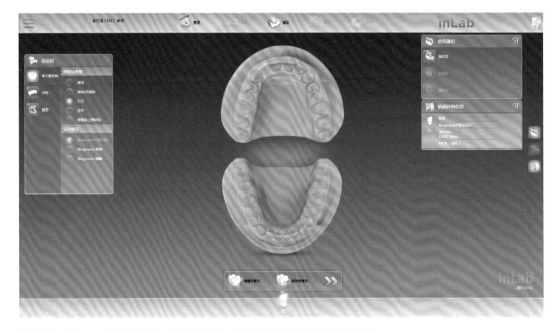

图 5-208　Connect 技工室 inLab 下载完成，获得数字印模和修复体加工信息

（刘　星　刘冬冬）

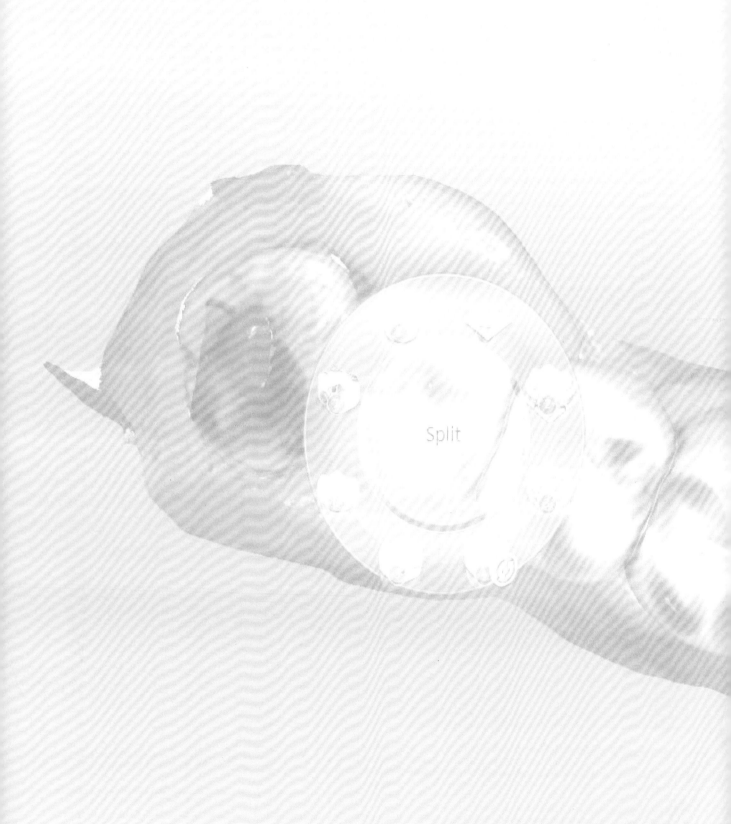

Split

Practice of
Chair-side Digitized Dental
Restoration
——from Beginner to Master

第六章

牙列缺损的 CEREC 修复

牙列缺损的修复方式包括活动义齿、固定义齿和种植修复，选择哪种方式进行缺失牙修复是由缺失的牙齿数目和软硬组织的健康条件来决定的。

CEREC 最初的研究与临床应用几乎都是单颗牙的牙体缺损修复。但经过30多年的发展，椅旁数字化设备、软件和技术的不断更新与升级，功能与适用范围得到全面提升与不断扩大，目前利用 CEREC 椅旁数字化技术已可以完成牙列缺损的修复。受材料及技术等因素的限制，目前这一技术仅可完成单颗牙及少数牙齿的缺失修复。

椅旁数字化技术为临床修复提供了更多的可能性方案，而且更便捷，也逐渐改变着临床修复的理念与修复方式。

第一节　CEREC 固定桥修复的适应范围和基本流程

一、CEREC 固定桥修复的适应范围

1. 年龄在 18 岁以上，全身健康；

2. 牙齿单颗或多颗缺失，基牙无松动，牙龈无红肿；

3. 牙冠不能过短，颌间距离正常；

4. 不适宜或不接受种植的患者。

二、CEREC 固定桥修复的基本操作

可以说，利用 CEREC 制作固定桥彻底颠覆了传统固定桥修复的工作理念与操作方式。口腔医师要在椅旁完成口腔内上、下颌弓以及颊侧咬合记录的数据扫描，在 CEREC 软件里生成光学印模，根据治疗前的诊断及临床实际情况，设计完成固定桥修复，最终研磨出固定桥修复体。

利用 CEREC 设计制作固定桥与传统方式设计制作固定桥的临床要点基本一致。口腔医师对于固定桥适应证的把握和冠桥牙体预备的基本能力是必要且重要的。只有深入理解了固定桥的临床适应证，才能因地制宜地为患者设计合理的固定桥修复体；而对于固定桥的牙体预备更要严格掌控，其核心在于 2 个或 2 个以上冠形预备体共同就位道的确立和形成。良好的牙体预备可最终合理加工出易于就位、强度足够且兼具美观的固定桥修复体。

对于 CEREC 固定桥修复体的临床适应证与传统固定桥一致，此处不做赘述。本文将重点介绍如何使用 CEREC 设计加工固定桥修复体。其基本操作如下：

（一）在软件界面建立固定桥修复体及牙体预备

本文以利用标准模型设计加工 16 缺失的 15—17 三单位固定桥为例介绍。

首先，以常规方式建立新患者档案，进入到新修复体建立界面，此时选择界面左侧的桥修复体建立菜单，在固定桥基牙牙位建立两个牙冠修复体，并在牙列缺损牙位建立桥修复体（图 6-1）。软件会将三者自动连接形成固定桥，多单位固定桥设计方法相同。进行牙体预备，完成符合牙体预备要求且具有良好的共同就位道的预备体（图 6-2）。

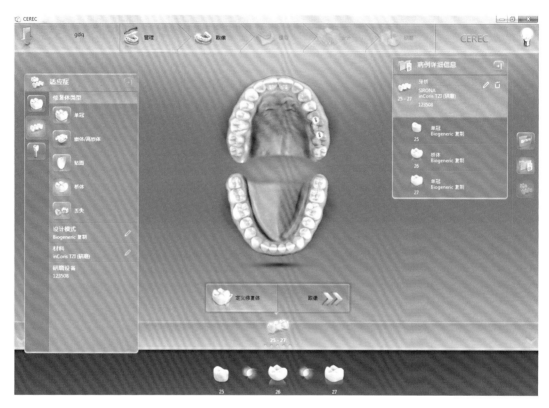

图 6-1　建立固定桥修复体档案

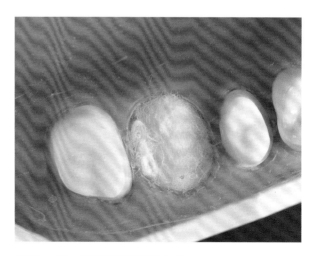

图 6-2　15—17 固定桥牙体预备完成

（二）数字印模获取

对预备体进行口内扫描或模型扫描，获取预备体和 Biocopy 的数字印模（图6-3，图6-4）。本节以标准模型为例，故选择标准解剖形牙冠为 Biocopy 进行复制。临床工作中，有良好的蜡型或临时桥的病例也可以采用此方式。

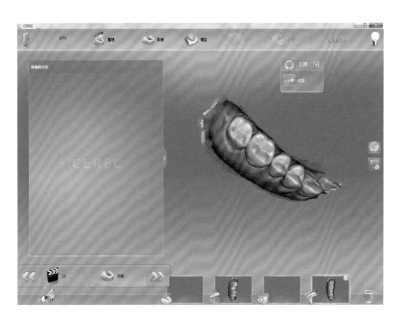

图 6-3　Biocopy 数字印模

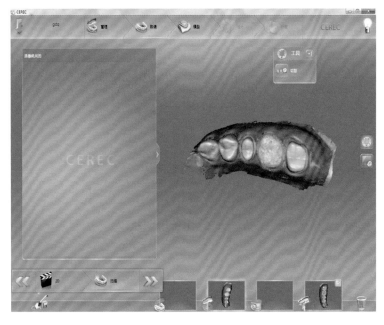

图 6-4　预备体数字印模

（三）固定桥的 CAD 设计

获取精准的数字印模后，建立模型进入模型步骤，设定模型中心轴（图6-5），描记预备体边缘线（图6-6，图6-7）

视频9

①扫描二维码
②下载 APP
③注册登录
④观看视频

视频 9　固定桥的 CAD 设计

由 CEREC 软件自动设计出初始修复体，但此时生成的修复体往往会存在一些问题，除与牙冠修复体相同的咬合、邻接等问题外，本节主要介绍固定桥特有的设计问题——桥体与牙冠连接部的面积和桥体部分的外形设计。软件自动生成的固定桥，往往存在连接面积不足的问题，此时在软件设计界面下方可以看到黄色叹号三角警示标志（图6-8），点击叹号会提示面积不足的信息。

另外，若设计出的修复体连接面积足够，医师要格外注意一个问题，即桥体部分修复体的外形。此时计算机通常会设计一个完全"正常"的牙冠形修复体，它与单冠修复体的外形大小一致，但由于桥体部分没有基牙，完全解剖正常的桥体所承受的咬合力将由两侧基牙承担，其连接部分的应力较大（图6-9）。

因此，通常建议桥体部分进行减径，牙尖斜度减缓的修复体设计，以免桥体受力过大，导致连接部折裂。

桥体部分的设计技巧由于较为特殊，此处单独论述。首先，需编辑基线确定桥体覆盖的牙龈组织边缘（图6-10）。其后，对桥体部分的牙冠外形利用比例工具进行缩放变形，减小牙冠的颊舌径，即传统修复体加工中的减径（图6-11）。

降低牙尖斜度（图6-12），增加邻接相交面积满足连接部横截面积的要求（图6-13）。

调整桥体组织面的设计（图6-14），可依据需要调整外形形成鞍式桥体、盖嵴式桥体以及改良盖嵴式桥体。最终完成修复体设计（图6-15）。

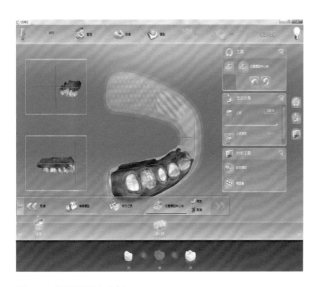

图 6-5　设置模型中心轴

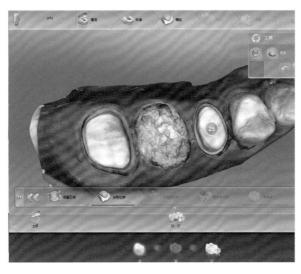

图 6-6　15 预备体边缘线

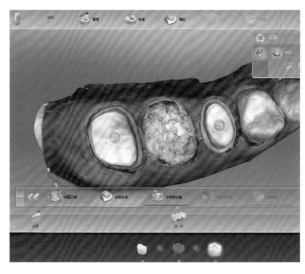

图 6-7　17 预备体边缘线

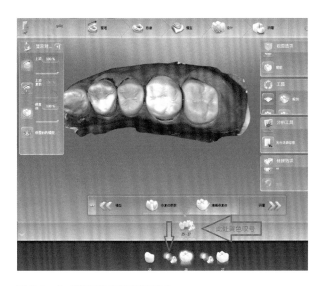

图 6-8　生成修复体连接面积不足

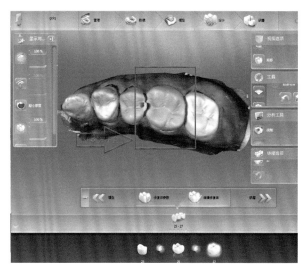

图 6-9　生成修复体

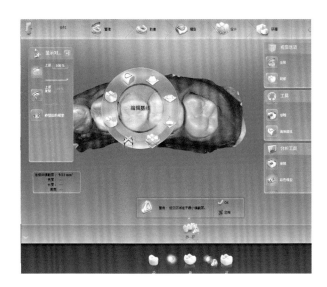

图 6-10　编辑基线

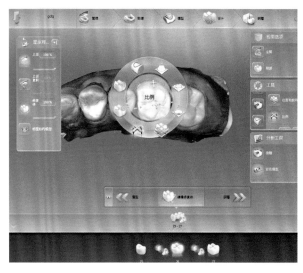

图 6-11　减径设计

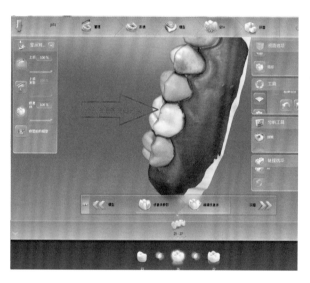

图 6-12 降低牙尖斜度

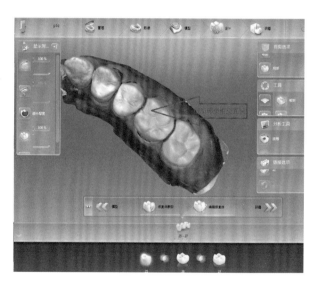

图 6-13 增加邻接相交面积

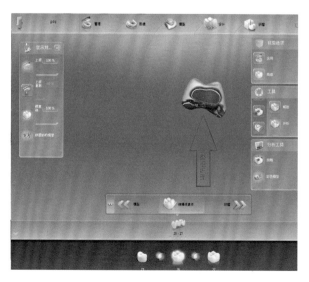

图 6-14 调整桥体组织面结构

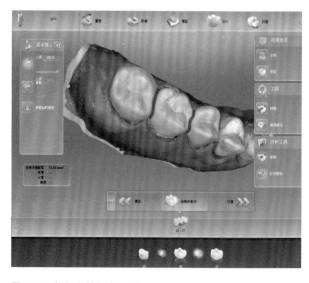

图 6-15 增加邻接相交面积

（四）固定桥 CAM 加工

完成固定桥设计后，进入研磨预览界面。因研磨方式不同可以进入两种不同的研磨界面，最终均可以完成研磨（图 6-16，图 6-17），研磨完成获得修复体（图 6-18，图 6-19）。

对于临床完成的固定桥修复，有时存在着固定桥制作出来需要试戴模型进行检查与调改。试戴模型的实现有两种方式，一种是应用硅橡胶制取工作模型，灌制石膏模型后形成工作模型；另一种是利用光学扫描数据打印出工作模型。

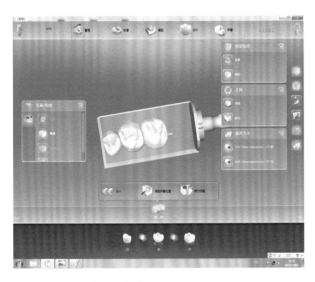

图 6-16　研磨预览界面（1）

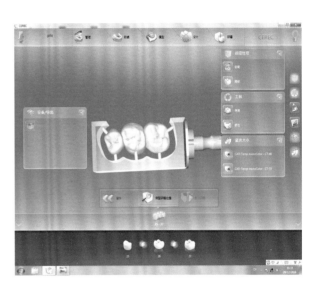

图 6-17　研磨预览界面（2）

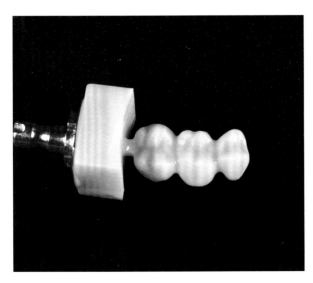

图 6-18　研磨完成

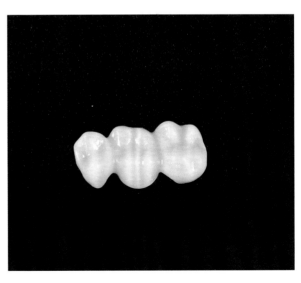

图 6-19　固定桥修复体完成

三、CEREC 固定桥修复的流程演示

下面将以一个实际病例为例，介绍利用 CEREC 制作固定桥修复的具体流程。

1. 选择适宜的病例　根据患者的主诉、临床检查、X 线检查，确定适合进行固定桥修复的病例。

病例介绍：患者 16 缺失，未及时修复缺失牙，天然牙发生移位，缺牙间隙变小，14 与 15 间隙变大。经口内检查，并与患者沟通，确定牙周基础治疗后行缺失牙的固定桥修复。固定桥类型选择氧化锆内冠及 e.max CAD On 饰面瓷的叠层冠（图 6-20，图 6-21）。

2. 牙体预备　按照烤瓷固定桥修复的牙体预备要求进行预备，保证基牙的轴向一致，保证共同就位道（图 6-22）。

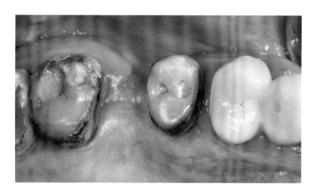

图 6-20　16 缺失，牙齿间隙变小

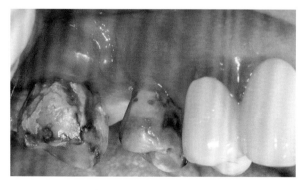

图 6-21　16 缺失（颊面观）

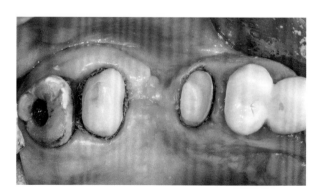

图 6-22　基牙牙体预备

3. 制取数字化印模　制取数字化印模前要进行患者建档、牙位设置及修复体类型设置（图6-23）。

与传统修复一样，数字化制取印模必须要取得精准的模型。但数字化印模是通过取像头在口内进行扫描完成的，对于口腔的取像环境要求比较高，需要保证患者足够的开口度，充分暴露视野、隔湿，保证取像区域干燥、无唾液干扰，牙龈无出血及渗出，预备体边缘清晰，排龈线无脱出或暴露。这些需要操作者及助理熟练配合完成操作。

取像过程最好一气呵成，尽量缩短口内的操作时间，但一定要取足影像数据，包括上、下颌模型及颊侧咬合模型，尤其要保证清晰的工作模型。

根据检查诊断来设计固定桥的类型并进行材料的选择，选择合适的氧化锆内冠材料和饰面瓷外冠材料（图6-24，图6-25）。

取得清晰准确的数字化印模是非常重要的，也直接决定了修复体的设计过程是否顺利，以及修复体的制作是否成功。取像结束后，检查影像是否完整清晰，点选"下一步"生成数字化模型，为后期的修复体设计进行准备（图6-26）。

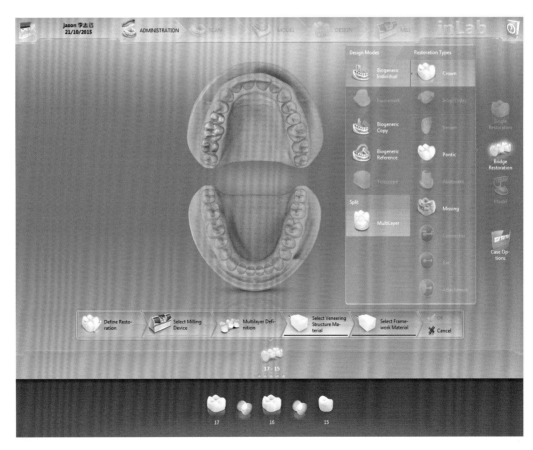

图 6-23　在 InLab 软件里建档设置固定桥牙位

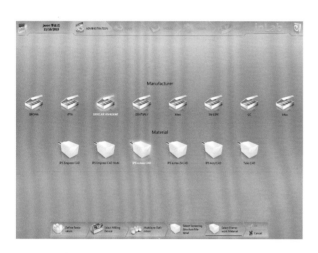

图 6-24　选择叠层冠里的外层饰面瓷材料

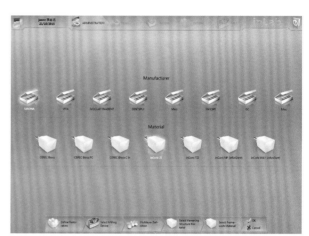

图 6-25　选择叠层冠里的内冠材料

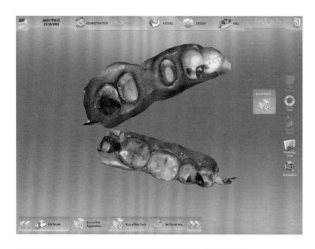

图 6-26　数字化模型建立，为设计修复体进行准备

4. 计算机辅助设计（CAD）　数字化模型生成后，仔细检查预备体的边缘是否清晰完整，并检查邻牙与软组织影像是否清晰完整。确定无误后，进行修复体设计。

对软件的功能键及设计流程熟练掌握，软件会指导设计者进行模型摆放，模型位置有章可循，按照软件给出的颌弓位置安放模型，使就位道更加准确（图6-27）。设计的过程先从确定修复体边缘线开始，3颗修复体都要画出边缘线。

在设计过程中，可随时调整模型的角度和位置，以便设计并调整修复体（图6-28）。

应用CEREC的功能键，可进行修复体设计及咬合调整，边缘线画完后生成三单位的固定桥修复体（图6-29）。固定桥设计要进行形态、接触区、咬合、连接体面积等各个方面的调整，得到最终修复体（图6-30）。

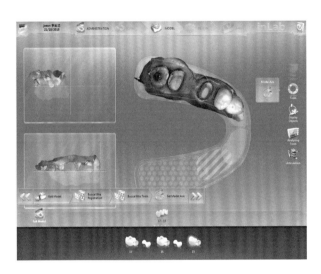

图 6-27　摆放正确的模型位置

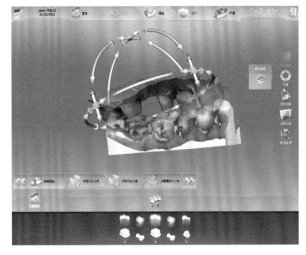

图 6-28　设计过程

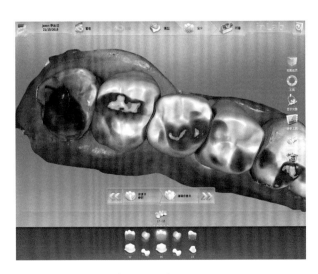

图 6-29　固定桥设计（咬合面观）

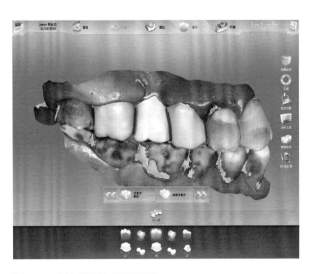

图 6-30　固定桥设计（颊面观）

5. 计算机辅助制作(CAM) 确认固定桥修复体的设计完成(图6-31),从各个角度查看修复体,确认无误,选择合适的材料,进行研磨制作。内层选择氧化锆预成瓷块(图6-32),外层选择 e.max CAD 预成瓷块(图6-33)。

分别研磨出氧化锆内冠(图6-34)及 e.max CAD 饰面瓷外冠(图6-35),检查修复体的完整性并进行初步的调磨修型与抛光,之后氧化锆内冠和 e.max CAD 饰面瓷外冠分别进行结晶强化(图6-36)。

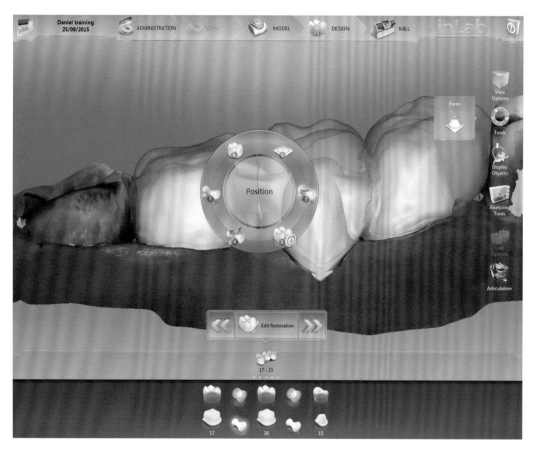

图 6-31 固定桥设计完成

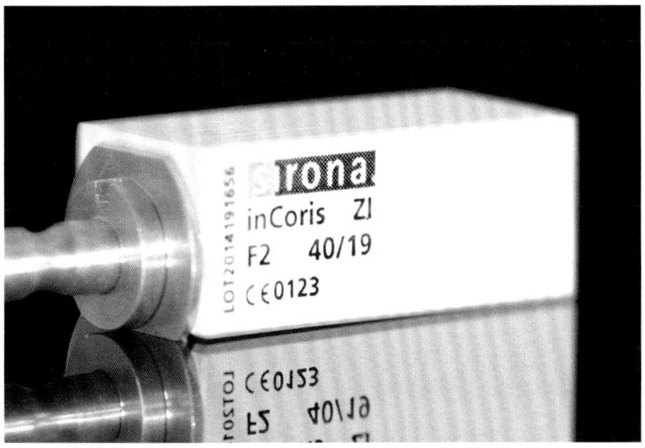

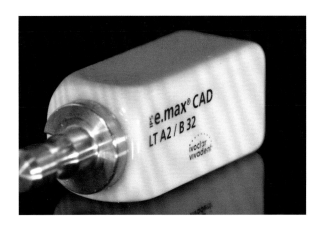

图 6-32　内层氧化锆预成块

图 6-33　外层 e.max CAD 预成瓷块

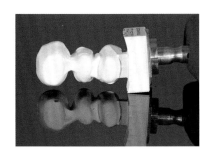

图 6-34　研磨完成的氧化锆内冠

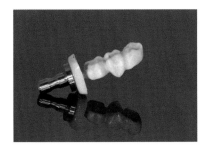

图 6-35　研磨完成饰面瓷外冠

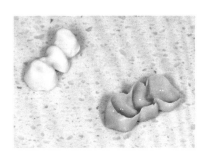

图 6-36　内外冠准备结晶

6. 模型试戴　利用扫描的影像数据可与 3D 打印技术结合，打印出树脂工作模型，研磨完成的修复体就可以直接在树脂模型上进行试戴，进行邻接点、咬合调整，以实现真正意义上的椅旁数字化工作流程。在 3D 打印相关技术临床配合能力有限的情况下，可制取硅橡胶印模后灌制石膏工作模型进行固定桥的试戴与调整。

7. 烧结、染色、上釉　氧化锆内冠与 e.max CAD 的结合是非常关键的一步，需要 e.max Connect 结合剂来配合（图 6-37），结合剂需要配合专用的振荡器（图 6-38）。

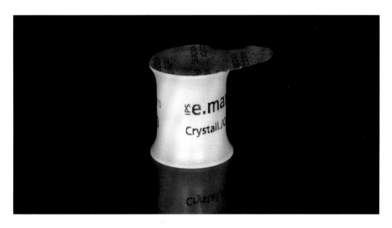

图 6-37　内冠与外冠饰面瓷结合剂

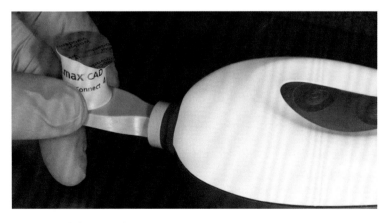

图 6-38　结合剂专用振荡器

　　氧化锆内冠与 e.max CAD 通过结合剂 e.max CAD Connect 结晶强化结合到一起，结合剂初始为固态，需要通过专业振荡器来振荡其变成稀糊流体状（图6-39），然后放置外冠内，把结晶后的氧化锆内冠按就位方向压入外冠内（图6-40），压入过程从内外冠间隙均可见到结合剂溢出，保证了结合剂的充分填满间隙，并保证内外冠的充分就位（图6-41），最后进入烤瓷炉进行结晶强化（图6-42），烧结程序遵循 e.max CAD 结晶的程序。

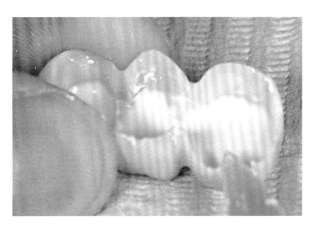

图 6-39　结合剂经振荡会变稀糊状，放入外冠内

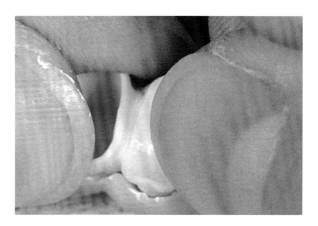

图 6-40　内冠压入外冠内，就位完全，挤出多余的结合剂

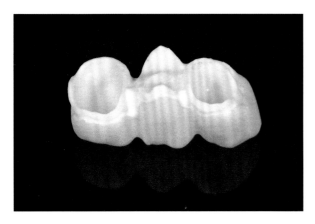

图 6-41　内冠与外冠充分就位

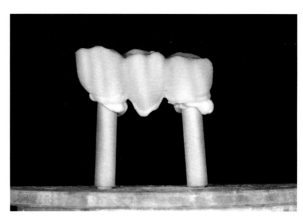

图 6-42　进烤瓷炉进行结晶

内、外冠通过结晶强化结合到一起形成叠层冠（图6-43），叠层冠形成后，进行修复体的染色、上釉（图6-44）。

氧化锆内冠及 e.max CAD 外冠充分结晶强化形成叠层冠，可进行模型试戴或口腔内试戴，上釉染色后得到永久固定桥修复体（图6-45），再次进行试戴，进行微调及抛光，得到最终修复体（图6-46）。

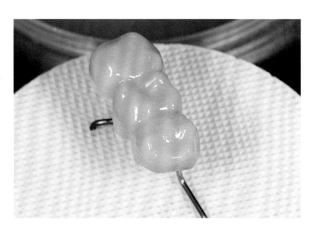

图 6-43　内、外冠通过结晶完成结合

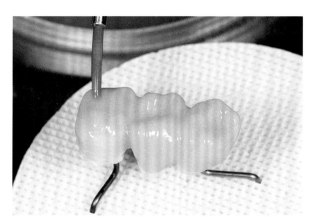

图 6-44　结晶完成后，进行染色、上釉

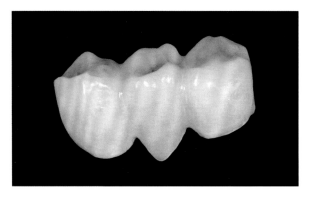

图 6-45　修复体制作完成，检查试戴

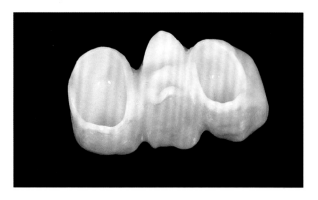

图 6-46　修复体最终完成

8. 临床试戴、粘接完成 临床进行试戴，检查就位、邻接、解剖形态、咬合等细节，最后进行粘接固位(图 6-47，图 6-48）。

椅旁数字化修复技术已经能实现当次完成修复治疗，尤其是单颗牙或多颗牙牙体缺损的病例；但病例适应证的选择与工作流程流畅性的可行性，还是要依据临床医师的诊断与治疗计划的制订。有些固定桥或联冠等复杂病例，必要时也是需要分次来完成的，最终的目的是要达到临床修复的合理设计与效果。

当然，如果固定桥修复需要分次完成，临时固定桥也是必不可少的部分，利用 CEREC 完成临时固定桥也是不错的选择，基本上可以利用 CEREC 设计永久固定桥的方案，而不用再重新设计临时固定桥，节省了时间，只是需要更改固定桥修复体的材料即可。

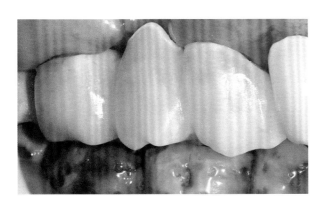

图 6-47　固定桥粘接完成

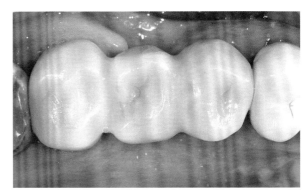

图 6-48　固定桥修复完成

四、椅旁数字化临时固定桥修复

以下仍以上述的固定桥修复病例为例，介绍利用 CEREC 设计制作完成的临时固定桥的操作流程。

病例介绍：患者 16 缺失，之前的诊断与病例设计是进行固定桥修复（图 6-49），因为患者时间上的原因，采取分次的方式进行固定桥修复，所以可先制作临时固定桥。牙体预备完后即可进行数字化印模扫描（图 6-50）。

利用之前设计好的 CEREC 软件的固定桥方案，更换材料选项，选择临时牙树脂预成块，准备研磨临时固定桥（图 6-51）。

利用预成树脂块进行研磨切削，制作出临时固定桥（图 6-52），修去尾块，进行调磨抛光，得到最终临时固定桥（图 6-53）。

临时固定桥在口内进行试戴、调整、抛光，最后粘接固位（图 6-54，图 6-55）。

CEREC 制作固定桥修复是可行有效的修复方式，可减少患者的诊疗时间和复诊次数，使医师全程掌控固定桥的制作流程，在制作过程中能够根据临床情况进行及时调整，使修复体更加贴近口腔实际。

当然，采用 CEREC 技术制作固定桥虽然方便快捷，但有些临床细节需要严谨的态度与细致的工作流程加以完善并不断修正，才可以达到精益求精的效果。

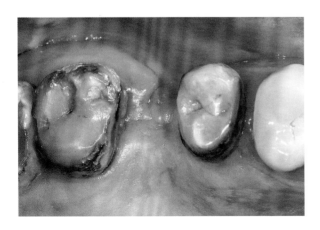

图 6-49　16 缺失

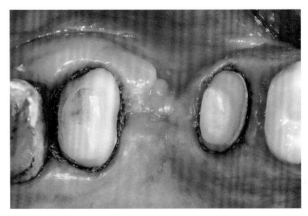

图 6-50　基牙牙体预备

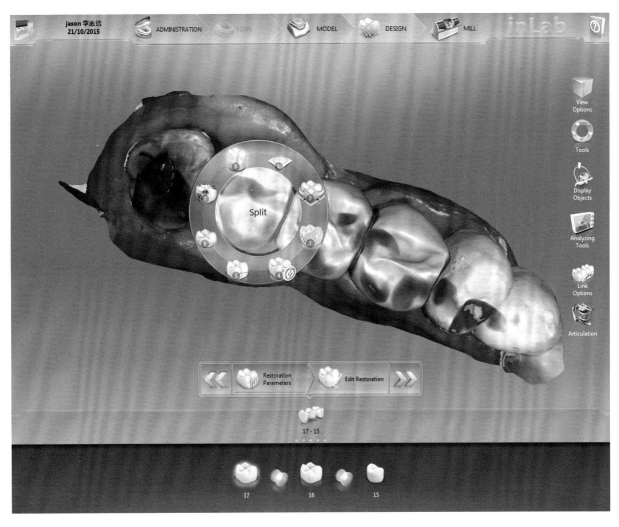

图 6-51　CEREC 设计临时固定桥

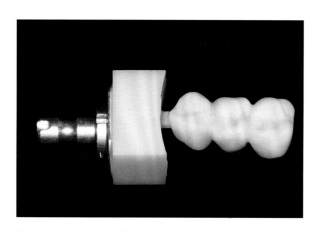

图 6-52 树脂块研磨出临时固定桥

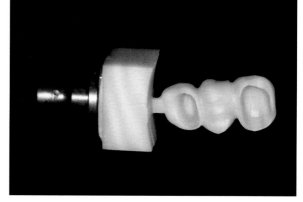

图 6-53 临时固定桥

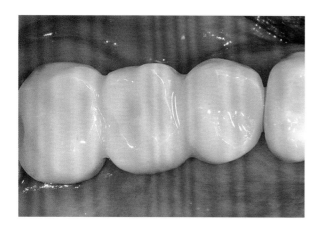

图 6-54 临时固定桥粘接就位（拾面观）

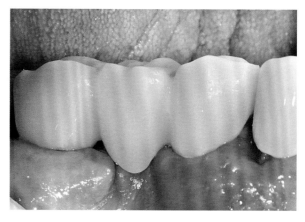

图 6-55 临时固定桥粘接就位（颊面观）

（刘 星 张振生）

第二节　CEREC 种植修复的适用范围和基本流程

对于种植来讲，从最初的设计到手术的进行以及后期的修复完成，通常时间比较久、复诊次数比较多。利用 CEREC 进行种植后修复，既可以明显缩短临床时间，又可以完成与传统治疗方式相媲美的精美种植修复体，对于个别牙种植修复来讲具有临床意义（图6-56）。

对于单颗牙的种植修复，CEREC 可以完成的修复形式包括螺丝固位一体冠修复、修复基台的上部冠修复、修复基台及冠修复。以下通过临床实际病例，针对不同的修复方式来阐述基本操作流程。

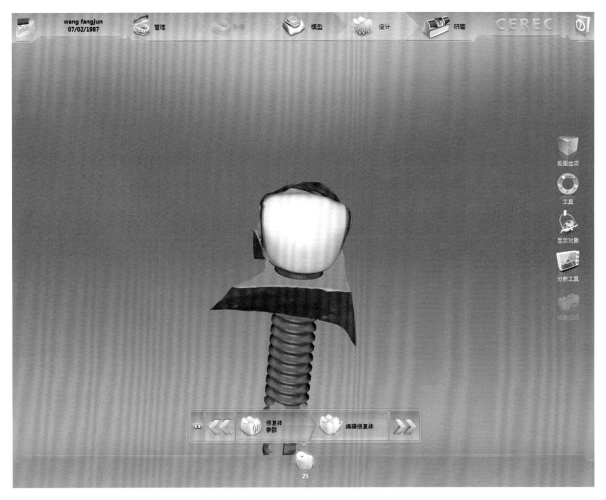

图 6-56 CEREC 设计种植上部修复体

一、螺丝固位一体冠修复

（一）病例的选择、评估与诊断

病例介绍：患者 25 缺失，缺牙间隙稍微缩窄，牙龈无红肿（图 6-57~图 6-59）。

患者要求：要求缩短修复时间、减少复诊次数，并希望即刻有临时修复。

治疗方案：利用 CEREC 制作种植导板并配合种植后即刻及永久修复。术前拍摄全口牙位曲面体层 X 线片（俗称全景片）检查诊断（图 6-60）。

（二）利用 CEREC 设计制作种植导板

准备热敏树脂和影像定位珠支架，准备制作导板（图 6-61）。

在石膏模型上先摆放定位珠支架，位置确定后，热敏树脂压入固定，热敏树脂和定位珠支架形成一体后，待冷却后从模型上取下（图 6-62）。在口内进行试戴，把定位珠支架放入到缺失牙的位置就位（图 6-63）。

把制作好的带有定位珠支架的导板在口内缺失牙的位置就位，检查戴入情况，待就位完全，拍 CBCT（图 6-64），根据定位珠在 CT 中的位置影像来定位导板位置（图 6-65）。

在 CT 设计软件里就可以确定植体的位置、直径、长度（图 6-66），并根据这些数据来指导导板的设计，完成最终导板设计（图 6-67）。

导板设计结束，确认位置无误，选择材料设置选项并放置导板树脂块（图 6-68），设置研磨选项，准备研磨（图 6-69），研磨出来并放入定位珠支架位置，做成最终导板（图 6-70，图 6-71）。

手术中进行导板引导种植，手术导板固定于口腔中（图 6-72），导板种植钻、引导扳手引导种植钻进行种植手术（图 6-73，图 6-74），选择合适的种植体植入（图 6-75）。

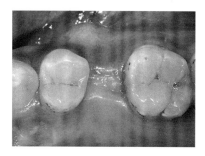

图 6-57　25 缺失

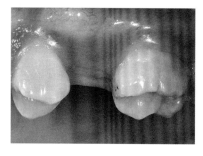

图 6-58　颊侧观

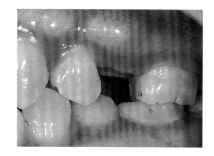

图 6-59　颊侧咬合

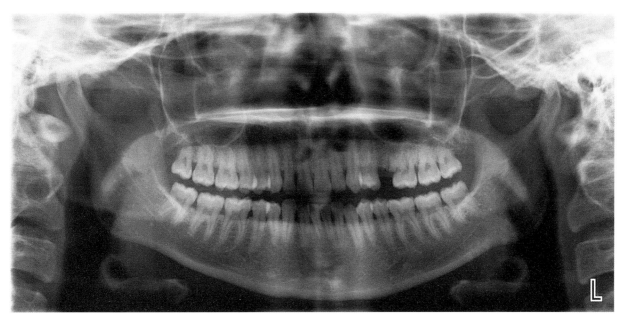

图 6-60　患者术前全景片

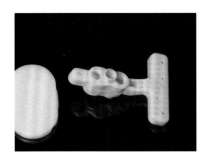

图 6-61　热敏树脂和影像的定位支架

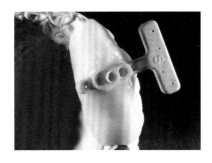

图 6-62　模型上就位、试戴

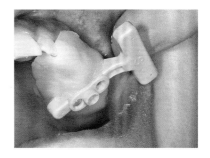

图 6-63　口腔内就位、试戴

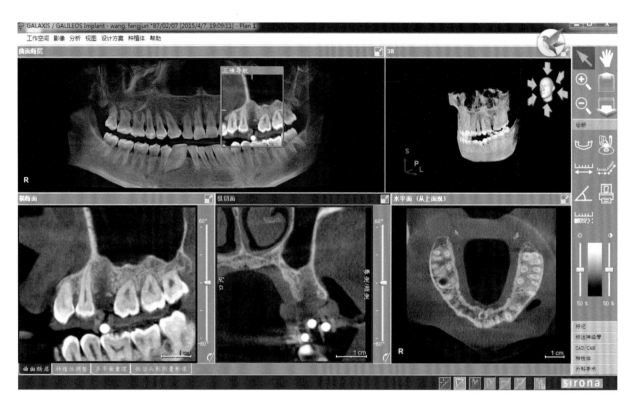

图 6-64　患者术前 CBCT 扫描

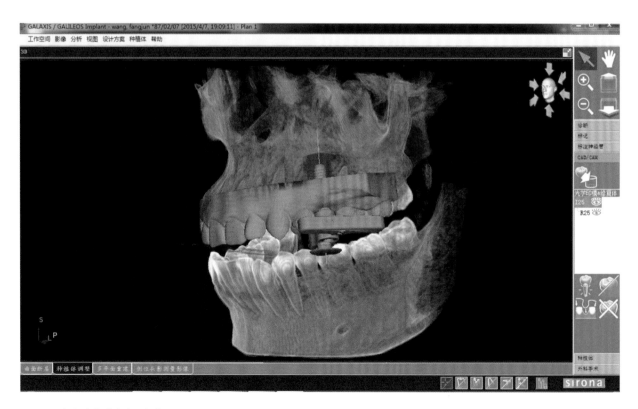

图 6-65　根据定位珠确定导板位置

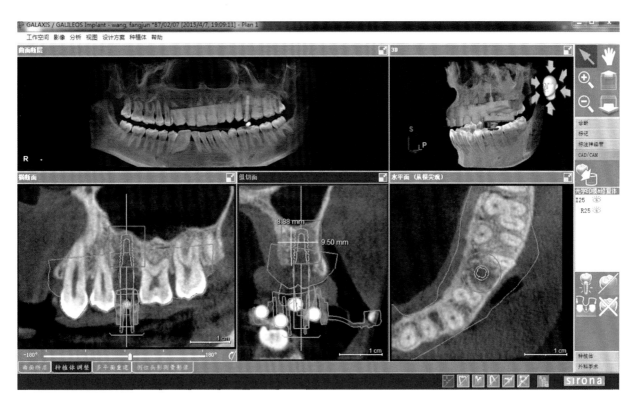

图 6-66　设计植体位置

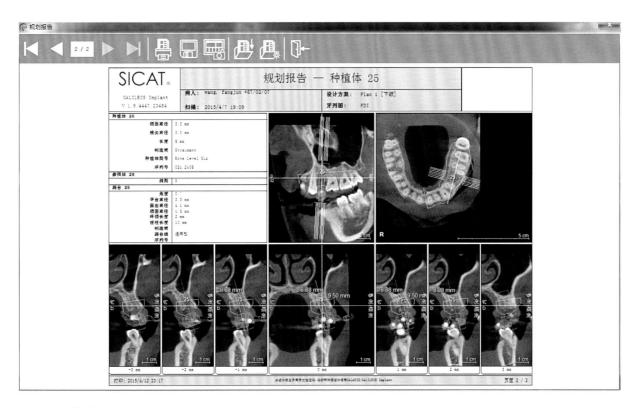

图 6-67　最终确定导板设计

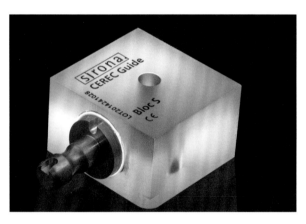

图 6-68　种植导板树脂块

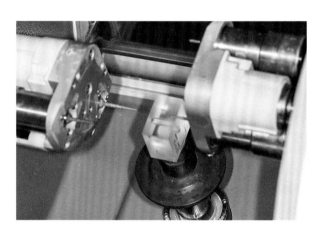

图 6-69　准备研磨树脂导板块

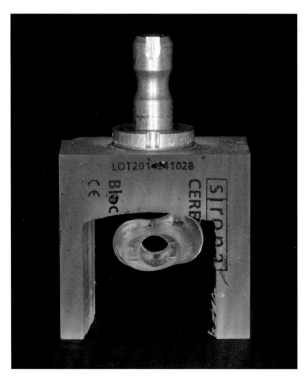

图 6-70　导板研磨制作完成

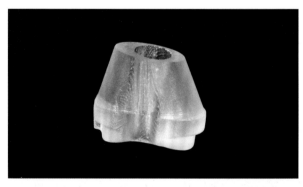

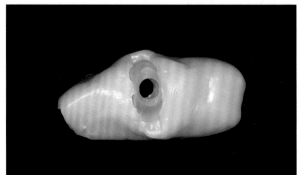

图 6-71　导板制作完成

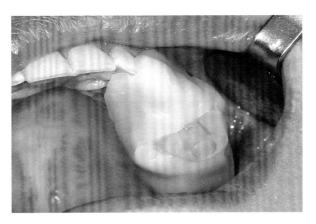

图 6-72　手术中导板就位，准备种植

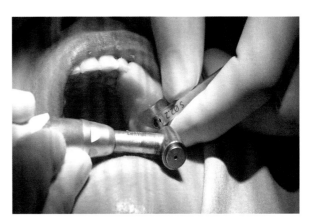

图 6-73　导板引导种植钻定位

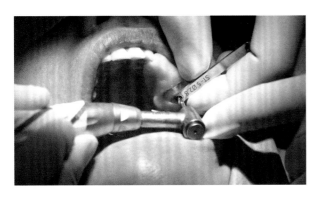

图 6-74　导板引导种植

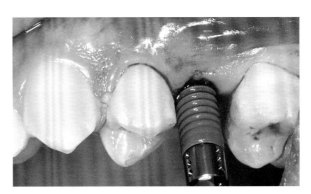

图 6-75　植入种植体

（三）种植完成

种植导板引导钻孔结束后，检查和测定钻孔位置与深度，植入合适的植体，拍全景片进行种植体位置与角度的确认（图6-76）。

（四）光学扫描并设计制作临时一体冠修复体

确认种植到位，安放扫描杆，准备扫描制作临时一体冠修复体（图6-77）。扫描杆上安装扫描帽（图6-78），安装到位，并清理干净术区，为光学扫描做准备。

利用CEREC Omnicam进行光学扫描后收集影像数据，并生成光学印模，按照软件设置摆放工作模型（图6-79），观察模型。检查模型影像是否数据完全，进行设计（图6-80），画出修复体边缘线（图6-81）；生成一体冠（图6-82），调整解剖外形、邻间隙、接触点、咬合点等细节（图6-83）；设计完成，确认材料选择项，准备研磨临时一体冠（图6-84）。

研磨出临时带孔树脂冠并准备Ti-base（图6-85），两者匹配并进行粘接形成一体（图6-86），然后在口内试戴、安装，拧紧固位，树脂充填螺丝孔（图6-87），临时修复完成（图6-88）。

牙龈塑形3个月后进行后期修复。

利用临时牙进行牙龈袖口的成形非常重要，会为永久修复体提供良好的软组织条件（图6-89，图6-90）。

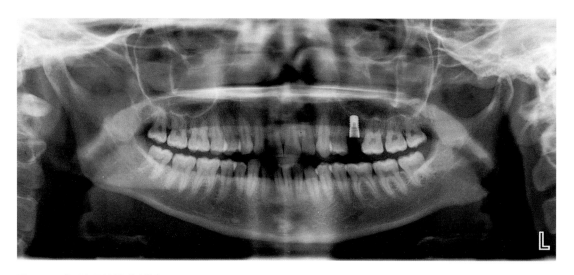

图6-76　术后全景片检测种植位置

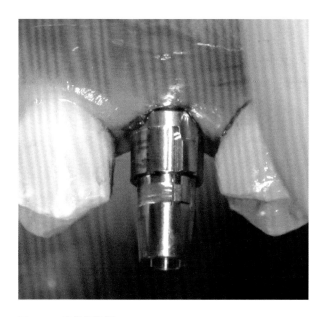

图 6-77　安放扫描杆

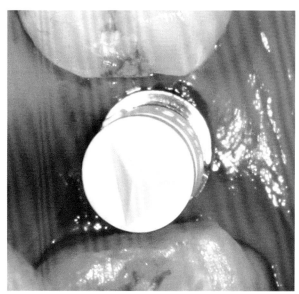

图 6-78　扫描杆上安放扫描帽

视频 10　螺丝固位一体冠设计

① 扫描二维码
② 下载 APP
③ 注册登录
④ 观看视频

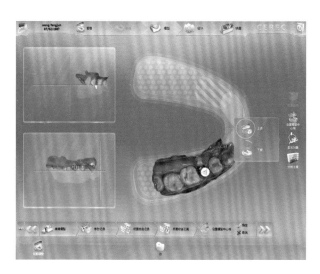

图 6-79　CEREC Onmicam 扫描，摆放工作模型

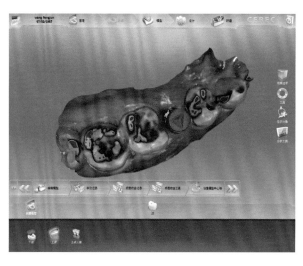

图 6-80　CEREC 生成光学模型并进行设计

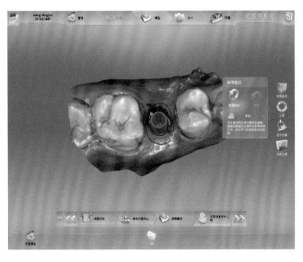

图 6-81　画出边缘线

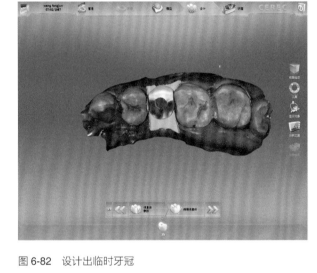

图 6-82　设计出临时牙冠

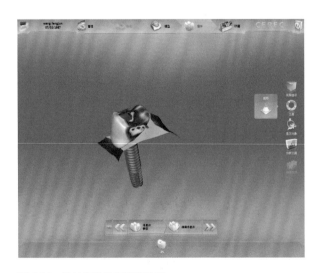

图 6-83　设计完并检查邻接关系

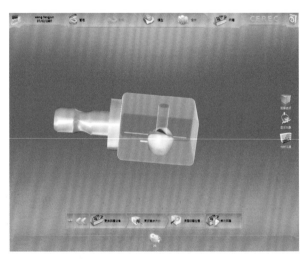

图 6-84　准备研磨临时牙冠

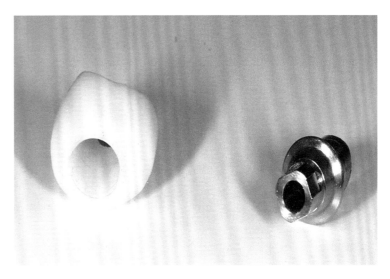

图 6-85 带孔树脂块研磨出树脂冠 +Ti-base

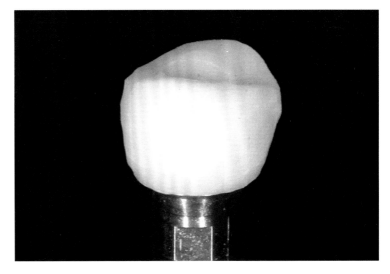

图 6-86 带孔树脂冠与 Ti-base 粘接结合

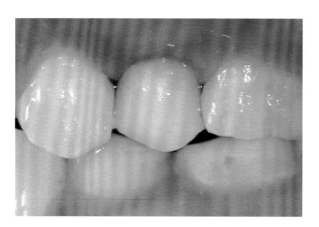

图 6-87　临时树脂一体冠就位固定

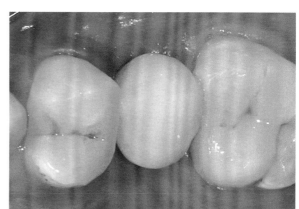

图 6-88　临时树脂一体冠修复完成

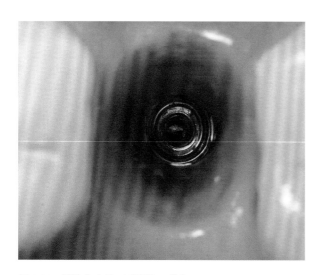

图 6-89　等待 3 个月，牙龈袖口成形

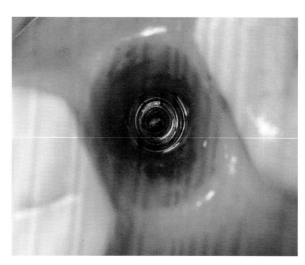

图 6-90　牙龈袖口形成

（五）光学扫描进行永久牙冠设计

种植后期修复重新安放扫描帽进行扫描，软件设定扫描帽类型（图6-91），并选择修复材料的种类（图6-92），重新确定边缘线并调整就位道方向（图6-93），生成牙冠并进行设计，调整牙冠位置及与邻牙关系（图6-94）。

一体牙冠设计完成（图6-95），确认无误，准备研磨（图6-96）。

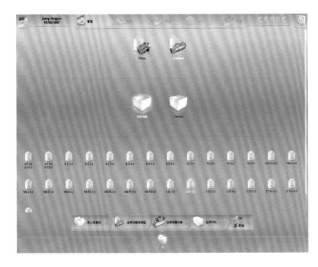

图 6-91　选择扫描帽类型

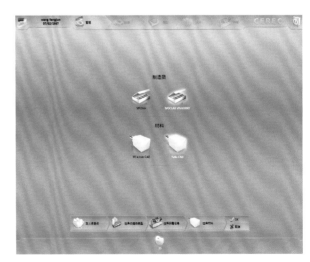

图 6-92　选择修复材料种类

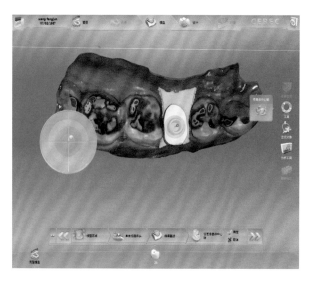

图 6-93　设置就位道

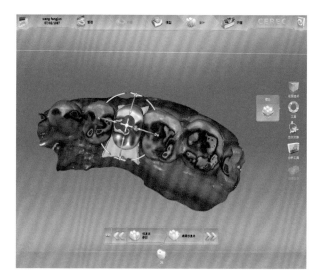

图 6-94　设计牙冠

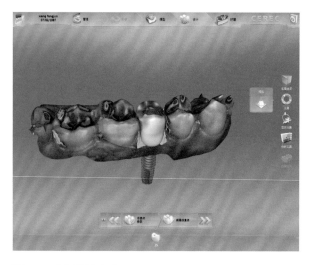

图 6-95　牙冠设计完成

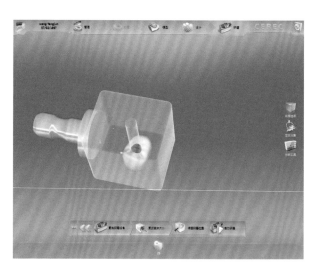

图 6-96　准备研磨

（六）修复体制作完成

研磨出 e.max CAD 带孔一体冠（图6-97），并上釉、染色、烧结结晶（图6-98），然后一体冠与 Ti-base 进行粘接固位形成一体（图6-99）。

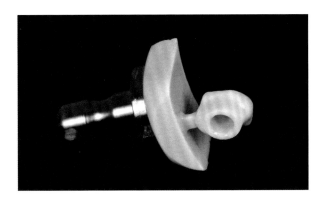
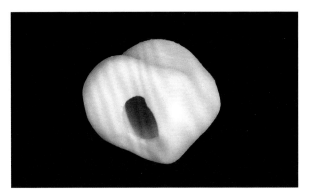

图 6-97　研磨出 e.max CAD 带孔一体冠

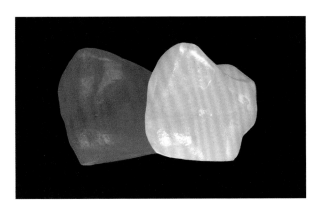
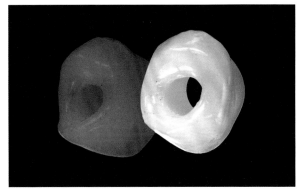

图 6-98　一体冠上釉、染色、烧结结晶

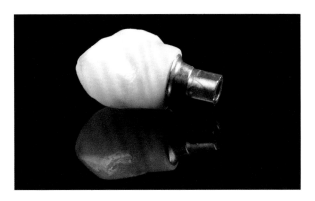

图 6-99　结晶完一体冠与 Ti-base 粘接结合

（七）口内固定修复完成

最后一体冠试戴、就位，螺丝拧紧固位，树脂充填螺丝孔（图6-100），种植后一体冠修复顺利完成（图6-101）。

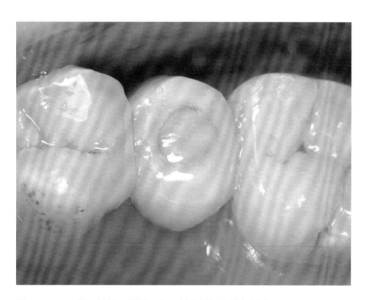

图 6-100　一体冠就位、螺丝固位、树脂封闭充填螺丝孔

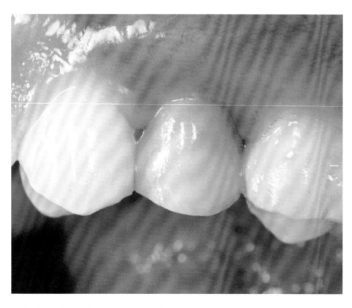

图 6-101　种植后一体冠修复完成

二、修复基台的上部冠修复

利用 CEREC 配合种植后冠部修复可显著缩短种植修复的整体时间，也可以达到临床美学与功能修复的要求。以下通过一例病例实战介绍其操作流程。

（一）病例选择、评估与诊断

病例介绍：患者 36 缺失，牙槽嵴顶有降低，牙龈无红肿（图 6-102，图 6-103）。经与患者进行沟通，决定种植修复缺失牙。

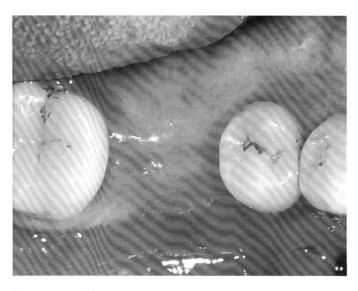

图 6-102　36 缺失

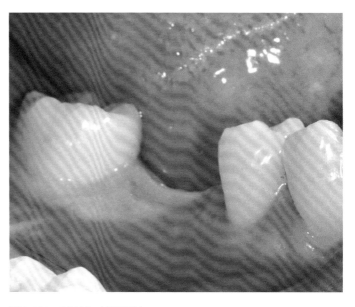

图 6-103　36 缺失（侧面观）

（二）种植完成

种植手术当天即安装愈合基台（图6-104，图6-105），等待约3个月，进行后期修复。

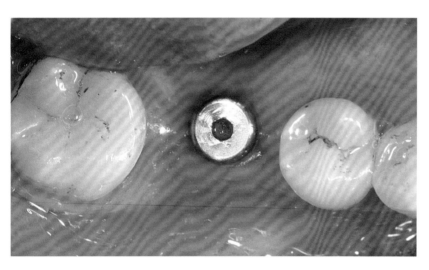

图 6-104　种植完成，安放愈合基台

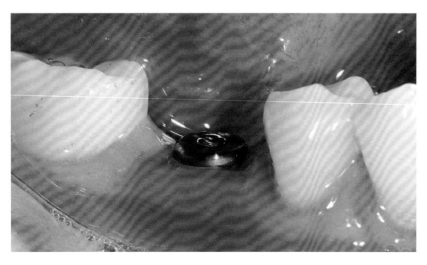

图 6-105　种植完成，安放愈合基台（侧面观）

（三）光学扫描并设计牙冠

临床取下愈合基台，安装修复基台，修整到合适的外形。软件设置牙位及修复体类型（图6-106），制取光学影像资料，按步骤摆放模型位置（图6-107），建立准确的光学印模（图6-108），确定模型无误后，进行描画预备体边缘线（图6-109）。

根据光学印模画好边缘线，生成牙冠并设计（图6-110），进行位置、解剖外形、邻接、咬合等细节的设计与调整，确认最终修复体，准备研磨（图6-111）。

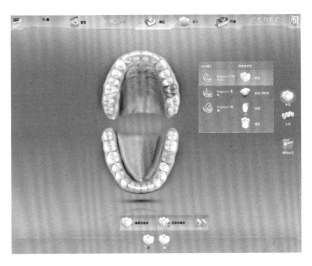

图6-106　软件设置牙位及修复体类型

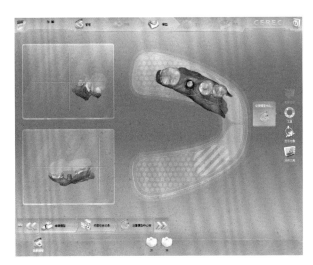

图6-107　按照软件指引位置摆放模型

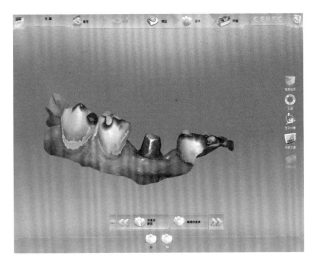

图6-108　建立光学印模

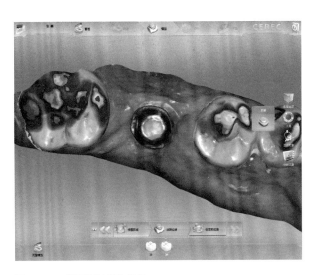

图6-109　描画预备体边缘线

（四）修复体制作完成

研磨出修复体，进行调磨、试戴、上釉、染色（图6-112），制作出最终的牙冠（图6-113）。

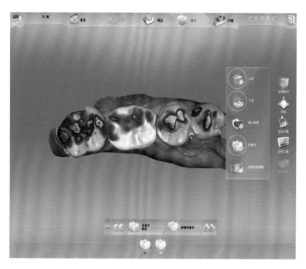

图 6-110 进行牙冠设计

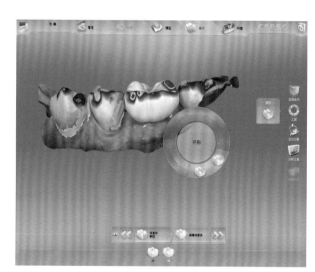

图 6-111 牙冠设计完成

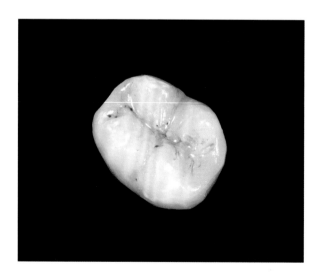

图 6-112 牙冠染色上釉结晶

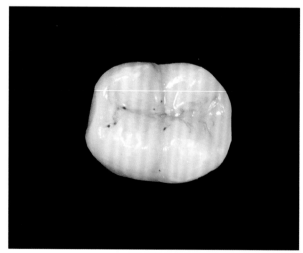

图 6-113 牙冠制作完成

（五）口内试戴、粘接完成

口内进行试戴，检查邻接、就位、边缘、外展隙、解剖形态等细节，进行粘接固位（图6-114），种植修复完成（图6-115）。

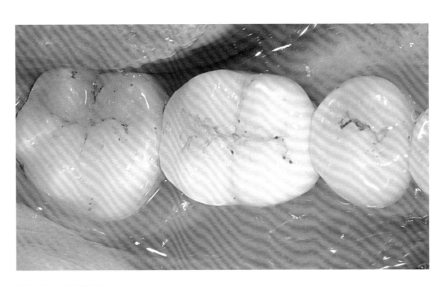

图 6-114　粘接牙冠

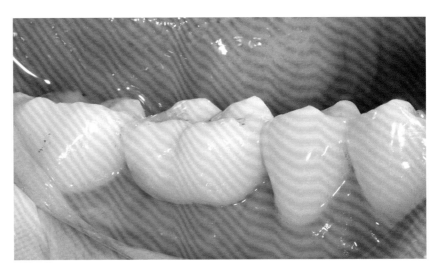

图 6-115　种植修复完成

三、修复基台及冠修复

修复基台及冠部修复的分体式设计也充分展示了种植后修复设计的灵活性与多样性。

（一）病例的选择、评估与诊断

病例介绍：患者 26 缺失，邻牙稍向缺隙倾斜，牙龈无红肿（图 6-116~ 图 6-118）。

患者要求：希望减少就诊次数，设计种植后一体冠修复。

（二）种植完成

进行种植后，安放愈合基台（图 6-119），利用 Ti-base 和扫描帽就位（图 6-120），为取光学印模做准备。

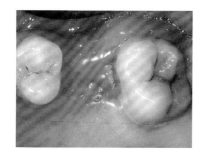

图 6-116　26 缺失

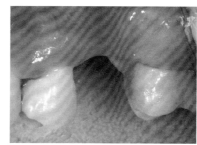

图 6-117　26 缺失（侧面观）

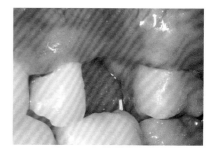

图 6-118　侧面咬合像

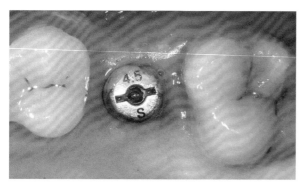

图 6-119　种植完成，安装愈合基台

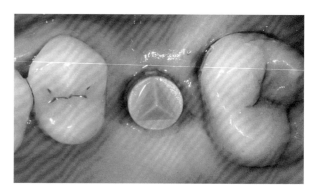

图 6-120　取下愈合基台，安放 Ti-base 及扫描帽

（三）光学扫描并设计牙冠

利用CEREC Omnicam进行口内扫描（图6-121），收集上、下颌及颊侧咬合影像资料，进行咬合匹配（图6-122）。

按照设计步骤进行，先按软件引导的位置进行摆放模型（图6-123），得到完整准确的光学印模（图6-124），画出边缘线（图6-125），进行细节设计并生成牙冠（图6-126）。

设计完牙冠，仔细检查牙冠的位置、邻接、就位等细节，确认无误，按照修复体的类型进行分解，设计为基台与牙冠分体式修复（图6-127~图6-129），选择氧化锆基台和全瓷牙冠，准备研磨制作（图6-130）。

视频 11　种植上部个性化基台及牙冠修复设计

①扫描二维码
②下载 APP
③注册登录
④观看视频

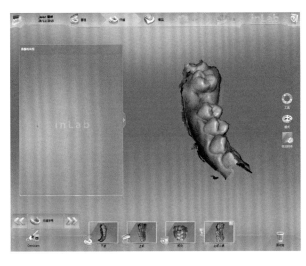

图 6-121　口内扫描取像

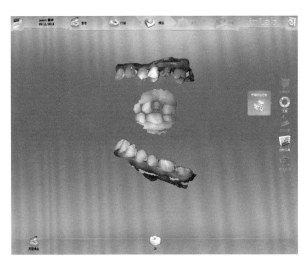

图 6-122　上、下颌模型与颊侧咬合匹配

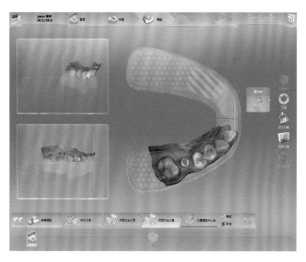

图 6-123　摆放模型

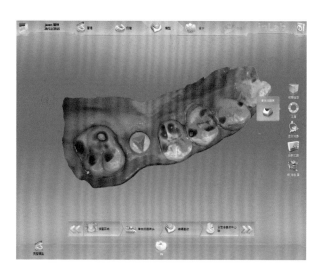

图 6-124　形成光学模型

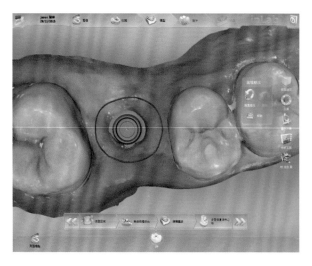

图 6-125　画出边缘线

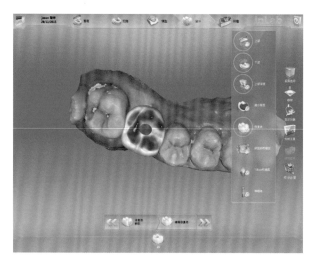

图 6-126　生成牙冠

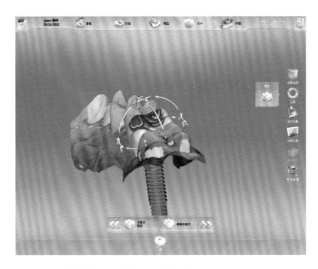

图 6-127　基台与牙冠分体式设计（1）

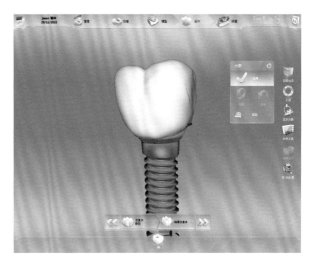

图 6-128　基台与牙冠分体式设计（2）

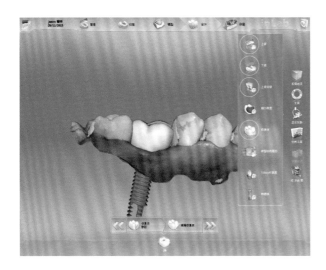

图 6-129　基台与牙冠分体式设计（3）

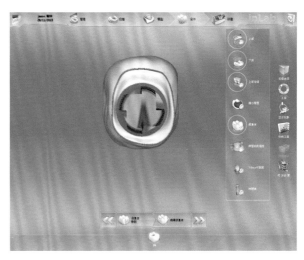

图 6-130　检查设计好的修复体

（四）修复体制作完成

利用 CEREC 设计好基台和牙冠后，安装瓷块，分别研磨出氧化锆基台和 e.max 外层冠（图 6-131），氧化锆基台准备结晶强化（图 6-132）。

研磨出的氧化锆基台要进行结晶，然后与牙冠进行试戴，匹配就位（图 6-133~ 图 6-135），再进行 e.max 外冠的结晶强化，完成最终修复体（图 6-136）。

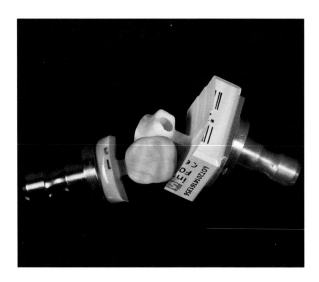

图 6-131　氧化锆基台和 e.max 外部冠

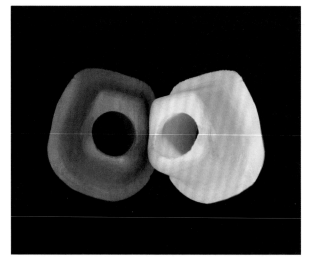

图 6-132　氧化锆基台准备结晶强化

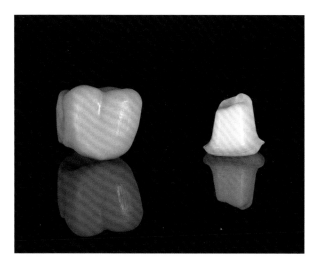

图 6-133　氧化锆基台与前牙冠

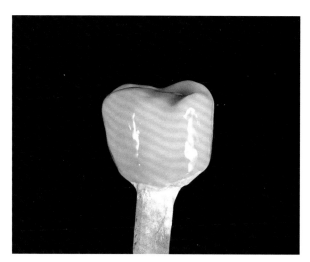

图 6-134　试戴匹配（1）

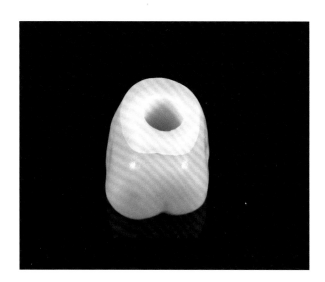

图 6-135　试戴匹配（2）

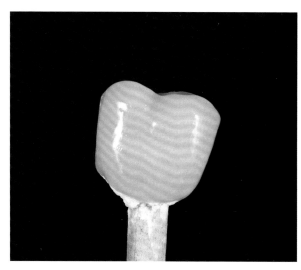

图 6-136　氧化锆基台结晶及牙冠制作完成

（五）口内试戴、粘接完成

　　口内试戴氧化锆基台并拧紧，树脂封闭螺丝孔，同时试戴牙冠（图6-137，图6-138）。最后粘接牙冠完成最终种植修复（图6-139，图6-140）。

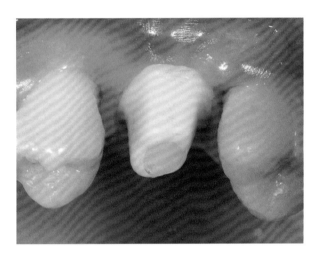

图 6-137　安装氧化锆基台

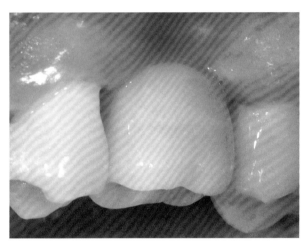

图 6-138　试戴牙冠

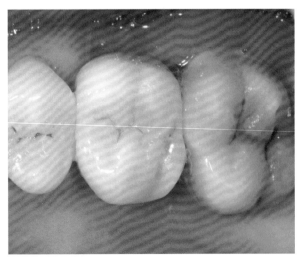

图 6-139　种植修复完成（𬌗面观）

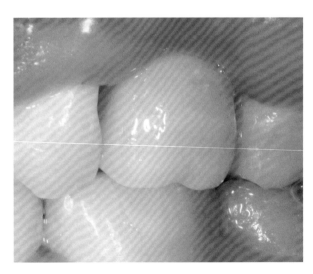

图 6-140　种植修复完成（颊面观）

以上是对单颗牙齿缺失进行种植牙后期修复方式的阐述，利用 CEREC 配合种植后期修复大大提高了工作效率，而且使种植流程明显简化，治疗的次数相应减少，是值得推广的修复方式。CEREC 对多颗牙齿种植的后期修复也进行了探索，椅旁完成多颗种植修复已成为现实。

综上所述，利用 CEREC 进行种植后修复，可在椅旁真正体现出数字化配合种植后修复的优越性。传统意义上的种植牙及修复的完成往往需要时间久、次数多，患者面对如此现实只能是接受，但 CEREC 可以彻底改变这种现状，对于推广种植牙及消除技术瓶颈提供了更优化的选择。相信随着软件的升级及材料的多样性选择，利用 CEREC 进行种植后修复会得到更多口腔医师的认可，为更广大的患者服务。

（张振生　刘　星）

第 七 章

修复体切削后处理和粘接

第一节　修复体切削后处理

目前，椅旁数字化设备加工完的修复体尚需经过一定的人工处理，才能满足临床对修复体的最终要求。切削后处理的主要内容包括：修整修复体外形、试戴、抛光、烧结、上釉、外染色、堆塑饰瓷等。具体操作步骤的选择与顺序依不同材料会有所不同。

一、修复体外形修整

根据设备与修复体的不同，切削完成的修复体会有一个至数个连接至原瓷块的支撑体，需设备自动或手工离断修复体与瓷块的连接。

断口一般较为锋利，在放入患者口内试戴前一般需手工磨除修复体上的支撑体残端，以免划伤患者的软组织。在手工磨除支撑体残端后，对修复体的轮廓、形态等可以进行必要的修整，一般按照先整体、后局部，先使用较粗颗粒、后使用较细颗粒车石的顺序进行修整。

二、试戴

去除支撑体后的修复体，除氧化锆材质外，均可以进行试戴检查（图 7-1~ 图 7-4 ）。

以下的论述如无特殊说明，均基于玻璃陶瓷类修复体。

试戴的目的包括检查就位是否完全、邻接关系的松紧程度、边缘密合程度以及外形等，以便酌情调整或返工。一般椅旁数字化设备加工的修复体就位均比较顺利。一旦出现就位障碍时，常规需要检查修复体邻接与组织面，可配合颜色指示剂确定以去除影响就位的点。

确认修复体就位后，检查边缘的密合程度与邻接的松紧程度。对于邻接关系的检查，要考虑到后续处理措施可能的影响，以便预留余量。比如预计修复体要上釉完成，邻接关系将要增加数十微米的釉液厚度，试戴时的邻接就不要过紧；如果预计修复体将要抛光后不上釉，邻接区将要再损失一定厚度的材料，试戴时的邻接就要紧一些，以免抛光后邻接过松。对于相对不耐磨的材料，比如树脂类及 Enamic 等，这个余量要留得更大一些。

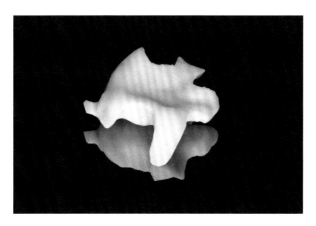

图 7-1　后牙嵌体切削完成

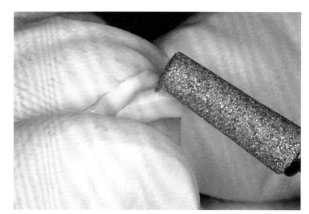

图 7-2　去除支撑体，调整外形

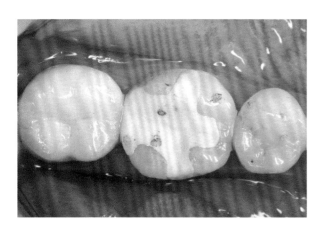

图 7-3　口内试戴

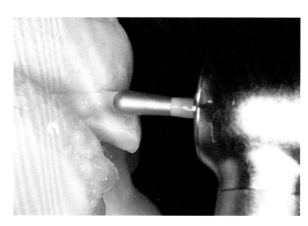

图 7-4　调整咬合

试戴时咬合关系的检查要慎重，一般厂家建议瓷材料粘接前避免患者咬合，以免修复体崩瓷或折裂。实际临床工作中，为了避免最终修复体粘接后出现牙合低或牙合过高等情况，经验丰富的医师也会进行咬合关系的检查。此时要嘱患者轻咬，也有的医师通过在邻牙区垫一薄层棉花来缓冲牙合力。一般来说，对于咬合区较厚的嵌体、高嵌体、髓室固位冠等，瓷层厚度通常会在 3mm 以上，慎重的咬合检查是安全的。

完成上述步骤后，可对修复体的外形做进一步的调整、完善、移行调改，也可进一步增加沟、嵴等细节。

至此，修复体的轮廓、形态等已基本达到临床要求，但是有些陶瓷材料需要烧结，表面的光洁度与牙色等也需要进一步的处理。

根据临床的具体情况，一般选择抛光或上釉来提高表面光洁度；在上釉基础上选择外染色来改变修复体颜色；切端或唇面饰瓷来优化修复体的切端透明度等提高整体质感。烧结、抛光、上釉、外染色与饰瓷五种手段的应用各有考虑，分述如下：

（一）烧结

有一些椅旁修复材料是完全的结晶状态，切削后无需结晶即可应用；也有一些椅旁修复材料是在半结晶状态下进行切削研磨，切削完成后需要再次烧结。

这类修复体主要包括 IPS e.max CAD（Ivoclar Vivadent）、Suprinity（Vita）、Up.CAD（爱尔创），这些材料必须在烧结后才能获得正常的牙齿颜色，以及足够的强度。

Celtra Duo（Dentsply）可以进行选择性烧结，即当修复体需要非常好的强度时，即进行烧结；如果修复体的结构无需很大强度，则可以不必再次烧结处理。

（二）抛光

可切削陶瓷通常是具有良好的抛光性能的材料，并且在一定范围内，修复体表面越光滑，表现出的机械强度越高。

由于可切削瓷块本身是有颜色的，可通过比色板比色，选择和邻牙颜色相匹配的瓷块。对于邻牙颜色均匀且没有太多特征色的患者，正确的比色后采用抛光的方法就能获得很好的美学效果，并且抛光的方法不需要特殊的设备，简单易行，对于椅旁一疗次诊治非常适合（图 7-5，图 7-6）。

目前市场上可以购买到许多适用于全瓷的抛光套装，要注意这些抛光材料一般分为用于玻璃陶瓷的或烧结后氧化锆两类，由于两类材料性质并不相同，两类抛光系统的性质也不完全相同。

所有的抛光套装均提供了粒度由粗到细的系列抛光车针，在使用时也要遵照由粗到细的顺序使用（图 7-7，图 7-8）。

抛光时的力度要适中，适当的加压可提高抛光效率（图 7-9，图 7-10），但也要避免过大的力度，以免过热或折断修复体，尤其是在修复体边缘及其他薄弱处。对于树脂类及 Enamic 等混合物陶瓷材料，过大的力度会造成过大的体积损失，甚至可能会造成形态的意外改变。

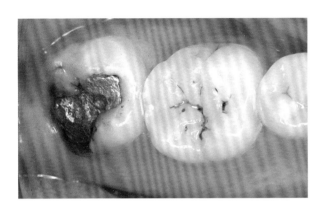

图 7-5　37 修复前

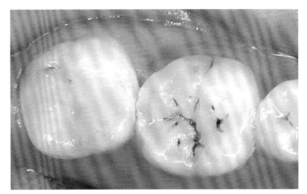

图 7-6　37 嵌体抛光粘接后

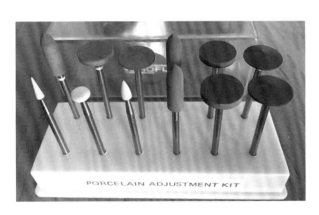

图 7-7　玻璃陶瓷抛光套装（1）

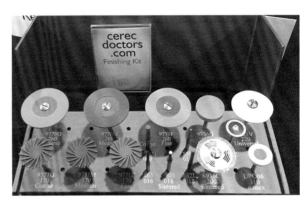

图 7-8　玻璃陶瓷抛光套装（2）

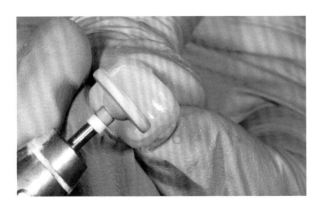

图 7-9　在适合的压力下进行抛光操作

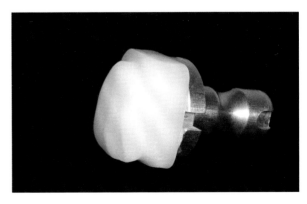

图 7-10　抛光后获得釉质样光泽

（三）上釉

上釉是另一种使可切削陶瓷修复体表面光滑的方法，通过在修复体表面涂釉液并烧结后获得光滑的表面（图7-11~图7-14）。

就美观性而言，上釉和理想抛光后的修复体美学效果没有太大区别。但Suchen等的体外研究证实，上釉可以小幅提高修复体的机械强度。

在临床工作中，选择抛光还是上釉，主要根据颜色的匹配要求。上釉一般与其后的外染色程序结合使用；如果不需要外染色，可直接选择抛光处理即可。当然，有时也可以通过上釉小幅调整邻接的紧密程度。

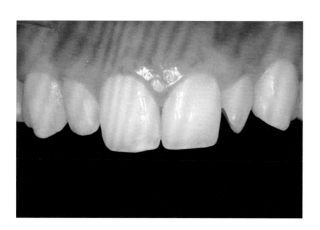

图 7-11　双侧上颌侧切牙修复前

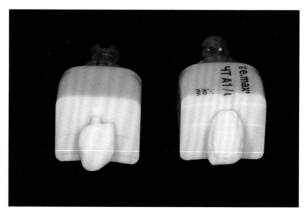

图 7-12　贴面修复体切削后

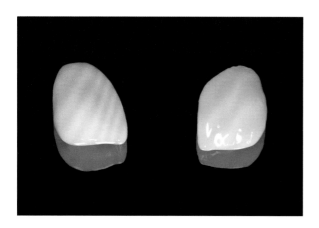

图 7-13　贴面上釉后

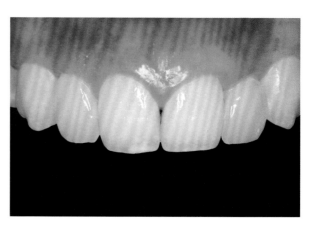

图 7-14　贴面粘接后

（四）外染色

为获得更佳的美学效果，通过对一些特征性解剖部位的外染色或修色，可使修复体呈现天然牙的颜色层次和立体感。

对于瓷块和天然牙颜色不能完全匹配、或者天然牙表面有特征色的患者，更加需要对修复体进行颜色外染等后期的美学处理，如在窝沟和牙颈部染上少量的棕褐色来增加颜色的梯度；在边缘嵴和牙尖的地方染上白色强化高光区效果；或者模拟唇颊面白垩色条纹等特征色（图 7-15~ 图 7-18）。

修复体通过外染色能获得更丰富的颜色表达，但过程更复杂，如果颜色调整需要多次的高温烧结，可能会对修复体的半透明性和强度造成不利影响。

如果是含有树脂成分的可切削材料（如 Vita Enamic）则不能烧结，可通过光固化染色剂来进行外染色修饰。

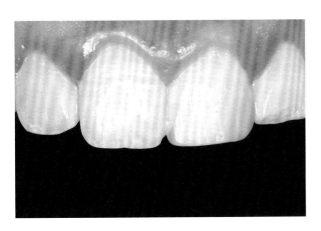

图 7-15　21、22 修复前

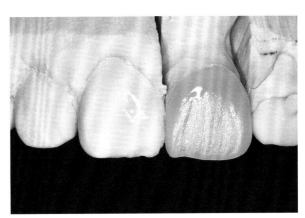

图 7-16　切削后贴面在模型上试戴

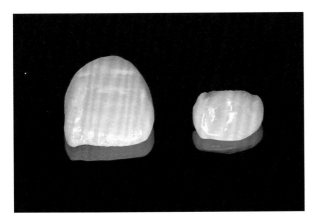

图 7-17　贴面外染色后

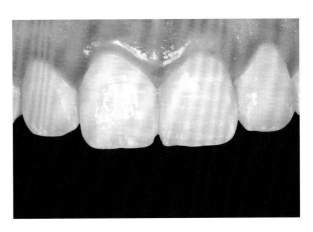

图 7-18　贴面粘接后

298
Practice of
Chair-side Digitized Dental
Restoration

椅旁数字化修复实战
——从入门到精通

（五）切端或唇面饰瓷

可切削陶瓷作为单层的修复材料，难以兼顾多种透明度等质感。尤其对切端透明性较高的前牙进行修复时，为了获得更逼真的切端透明效果，可将切削后修复体的切端 1/3，甚至整个唇面回切后加饰瓷处理，可以更好地模拟天然牙的半通透性。

切端或唇面饰瓷可使修复体更加的美观和个性化，但回切会降低切削陶瓷瓷层厚度，影响修复体强度，因而主要应用于切端较厚的前牙全冠修复，并需注意咬合调整。在咬合力较大的位置要慎用。

相对于抛光而言，外染色和切端回切能模拟更复杂的美学效果，但工艺相对较复杂，需要技师配合和额外的技工设备。其具体步骤如下（图 7-19~ 图 7-26）：

1. 形成切端指状突　可在修复体数字化设计时，直接调整成前牙切端指状突的外形，也可以切削后手工打磨回切。

2. 切端加瓷　使用匹配的饰瓷，粉、液调和后，分层堆塑，烧结。

3. 修形　烧结后修整切牙唇面和切端形态，使之与邻牙形态协调。

4. 上釉、外染色修饰　对于颈部深染或有其他特征色的天然牙可进行适当染色，增加修复体的颜色匹配度，上釉烧结完成。

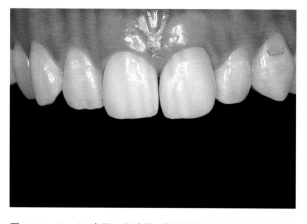

图 7-19　11、21 全冠口内试戴，发现切端透明性和邻牙不匹配

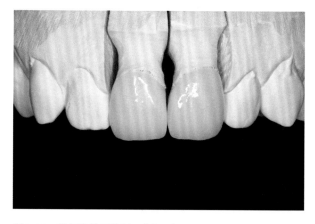

图 7-20　修复体戴回模型，准备回切

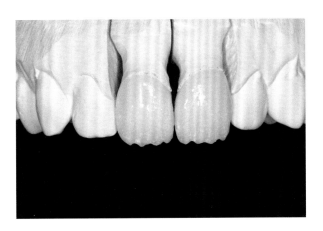

图 7-21　切端 1/3 部分回切

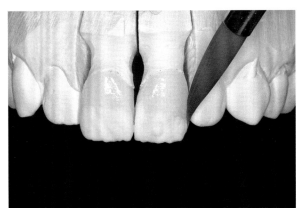

图 7-22　回切后加切端瓷

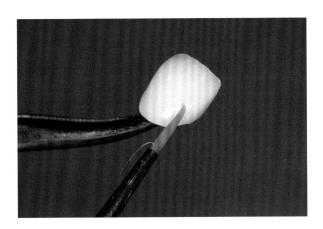

图 7-23　牙颈部外染色

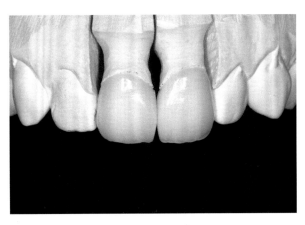

图 7-24　切端加瓷后戴回模型上

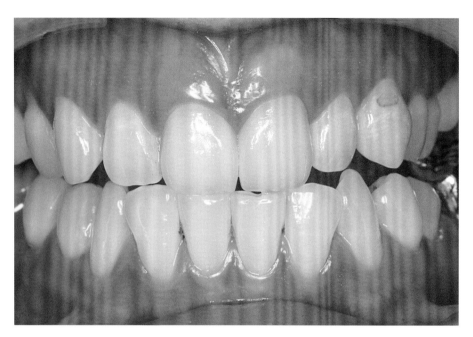

图 7-25　全冠口内粘接后

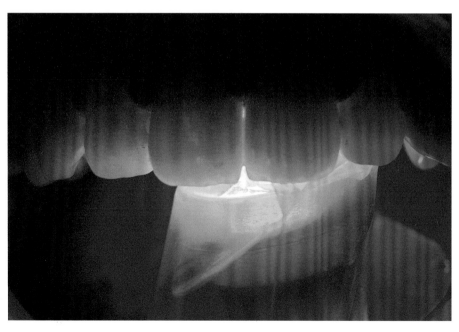

图 7-26　切端透光性和天然牙匹配

综上所述，根据瓷材料与修复体类型的不同，上述的切削后处理步骤在临床工作中要灵活选择。比如选择长石质或白榴石增强型玻璃陶瓷制作后牙的嵌体，因为瓷块本身即呈现牙色，且有不同的颜色与通透度选择，临床选用匹配的瓷块切削后一般直接抛光完成即可，不必再经过复杂的烧结、上釉、外染色或饰瓷等步骤。

细致的选择并完成必要的切削后处理步骤，可使修复体的外形与表面光泽度达到临床要求，颜色更加丰富，临床性能得到提升，为修复体更好地行使功能打下良好基础。

（刘星纲　杨　坚）

Practice of
Chair-side Digitized Dental
Restoration

302

椅旁数字化修复实战
——从入门到精通

第二节　修复体粘接

粘接是指两个同种或异种固体物质与介于两者表面的第三种物质作用而产生结合的现象。这里涉及粘接中两个重要的概念，即"表面"和"第三种物质"；前者指粘接界面，后者指粘接系统。临床中为了获得有效的粘接，必须要处理好粘接界面，并选择合适的粘接系统。

一、粘接界面

粘接界面包括牙齿硬组织表面——釉质和牙本质，还有修复材料如全瓷、复合树脂或金属表面。在椅旁 CAD/CAM 修复中，比较常用的是玻璃陶瓷和混合物陶瓷等可切削材料。各种材料成分不同，决定了其表面性质有所不同，对粘接影响也较大。

釉质以无机成分为主，体积比占 86%，主要是羟基磷灰石；牙本质则含较多的水分和有机成分，无机物的体积比仅为 50%；玻璃陶瓷主要成分是硅酸盐，也以无机物为主。

釉质、玻璃陶瓷与粘接剂（主要成分为树脂单体）均属于疏水材料，两者亲和性好。而牙本质较特殊，水分的体积比占 20%，属于亲水材料，与疏水特性的粘接剂亲和性差。因此，临床中对釉质和牙本质界面的处理有所不同，另外对修复体组织面的处理也因其材料特性的差异有所不同。

二、粘接系统

粘接系统包括酸蚀剂、粘接剂和树脂水门汀（其他类型水门汀不列入讨论），前者用来处理牙齿、修复材料表面，为各个界面与后续树脂水门汀的结合准备良好条件。最终使用树脂水门汀使牙体组织、粘接剂和修复体成为一体，形成牢固、紧密、稳定的结合。

（一）粘接剂

粘接剂通常包括预处理剂(primer)和粘接树脂(bonding resin)，也有些产品会将其结合成为一个组分。

使用粘接剂前往往需要先用酸蚀剂处理粘接界面，酸蚀剂可以是强酸如磷酸，或者是弱酸如酸性单体。通过酸蚀粗化表面增加粘接面积，同时清洁活化界面。预处理剂主要针对牙本质的粘接，是同时含有亲水和疏水基团的单体，渗透入脱矿牙本质，将牙本质表面由亲水变为疏水，为后续粘接树脂渗入做好准备。

粘接树脂的单体和复合树脂相同，与釉质或改性后的牙本质结合。粘接树脂渗入到牙本质小管和胶原纤维网的孔隙中形成树脂突，从而形成混合层，与后续的树脂水门汀（resin cementing）固化结合。

1. 粘接剂分类 按产品特性和上市时间分为第一代、第二代,直至第七、第八代;按去除玷污层的机制可分为酸蚀-冲洗型粘接剂和自酸蚀粘接剂,后者又称为酸蚀-干燥型粘接剂;根据临床操作步骤,酸蚀-冲洗型可分为三步法和两步法,自酸蚀粘接剂可分为两步法和一步法。

也可按溶剂的类型和浓度来分类。粘接剂中加入溶剂来降低其黏稠度,增加润湿性。一般酸蚀-冲洗型粘接剂含有挥发性有机溶剂如乙醇和丙酮,自酸蚀粘接剂除了含有机溶剂外,还含有水分,以利于弱酸水解。后两种分类方法具有重要的临床意义。

酸蚀-冲洗型粘接剂一般用强酸(35%~37%的磷酸)同时酸蚀釉质和牙本质,去除玷污层,暴露牙本质胶原纤维、牙本质小管和基质,也称为全酸蚀。为了避免胶原纤维网塌陷影响树脂单体浸润渗入而降低粘接力,冲洗酸蚀剂吹干的过程中要保持牙本质表面的湿润,即所谓的湿粘接理念。临床上并不容易把握合适的湿度,因此具有很大的操作敏感性。另外磷酸的酸蚀脱矿深度较深,容易引起术后敏感。

自酸蚀粘接系统使用酸性单体(含羧酸或磷酸基团的单体)溶解改性釉质/牙本质表面的玷污层,并不去除玷污层,因为不需要冲洗,仅需干燥,又称为酸蚀-干燥型粘接剂。自酸蚀粘接系统的技术敏感性显著降低,同时避免了对牙本质的过度酸蚀,减少甚至避免了术后敏感。但是自酸蚀粘接剂对釉质脱矿能力较弱,粘接强度低于酸蚀-冲洗型粘接剂。临床上为了获得理想的粘接效果,往往对釉质采用磷酸酸蚀,而使用自酸蚀剂来处理牙本质,即选择性酸蚀。

2. 粘接机制 粘接力主要通过微机械锁合作用和化学结合获得。树脂单体渗入到酸蚀后的玻璃陶瓷/釉质蜂窝状表面、或牙本质的胶原纤维网和牙本质小管中形成树脂突,固化后相互嵌合,即微机械锁合。自酸蚀粘接剂中的功能基团与牙齿表面羟基磷灰石钙、或者硅烷偶联剂处理过的瓷表面发生化学反应而结合,即化学粘接。

发生粘接的必要条件是粘接剂可以很好地润湿被粘接表面。液体与固体接触时,沿固体表面扩展的现象称为液体润湿固体。高表面能物体表面容易被其他材料覆盖粘接,具有更好的润湿性。临床上,油脂、唾液污染和玷污层等会降低牙体组织和修复体表面能,而牙面清洁、酸蚀增加粗糙度等措施可以增加其表面能,修复体界面可通过清洁、酸蚀和涂布硅烷偶联剂的方式增加表面能。

粘接剂表面能小于被粘接物体表面能时可更好地铺展润湿,有利于获得良好的粘接。因此,会在粘接剂中加入水、乙醇或丙酮等溶剂来稀释粘接剂,降低表面能,增加其润湿性。但是这些溶剂本身会导致粘接层固化不全出现空隙,影响粘接效果,因此固化前必须轻轻吹干使溶剂充分挥发。

釉质的粘接机制以树脂突渗入至酸蚀过的蜂窝状釉质表面形成微机械锁合而获得固位力。牙本质的亲水性能使得其粘接机制较复杂,分为全酸蚀粘接和自酸蚀粘接。

(1)全酸蚀粘接:采用35%~37%磷酸酸蚀牙本质,去除表面玷污层,表层完全脱矿。管间牙本质脱矿暴露含大量微孔的胶原纤维网,与脱矿的牙本质小管一起为将来树脂突的渗入提供空间。为了避免胶原纤维网塌陷影响粘接,需要保持牙本质表面湿润,然后涂布预处理剂(图7-27,图7-28)。

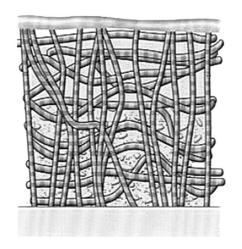

图 7-27　牙本质表面湿润，胶原纤维网蓬松

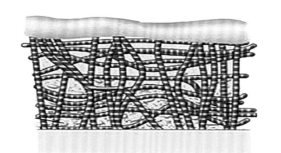

图 7-28　牙本质表面干燥，胶原纤维网塌陷

　　预处理剂含有溶剂和活性树脂单体，溶剂主要有水、乙醇或丙酮，具有亲水性，可以很好的渗入到同样亲水的牙本质小管和胶原纤维网中。活性树脂单体与粘接树脂的主要成分相似，为疏水的甲基丙烯酸酯类，因此与粘接树脂具有很好的亲和性。然后充分吹干牙面，使溶剂充分挥发以免影响粘接效果。此时牙本质表面由亲水转为疏水，后续粘接树脂可以很好地润湿牙本质表面并渗入到脱矿牙本质中（胶原纤维网和牙本质小管内），固化后形成树脂突。树脂突与胶原纤维网的混合结构称为混合层，形成牢固的微机械锁合。

　　（2）自酸蚀粘接：其机制同样是微机械锁合和化学结合。酸处理剂为温和的酸性功能单体，通过溶解或改性玷污层（不同于全酸蚀，并不去除玷污层）、同时酸蚀牙本质表层，形成脱矿程度较弱的胶原纤维网和牙本质小管。酸性单体可与羟基磷灰石的钙形成化学结合，亲水的羧基也可与胶原纤维网结合形成化学粘接。而其中的甲基丙酰基可与后续同样疏水的粘接树脂共聚，此时充分吹干牙本质面增加其疏水性，有利于粘接树脂渗入形成树脂突，提供机械和化学固位。

　　3. 粘接步骤

　　（1）酸蚀 - 冲洗型粘接步骤：酸蚀 - 冲洗型粘接过程分为三步法和两步法。

　　1）经典的三步法：包括：①35%~37% 的磷酸酸蚀，冲洗吹干；②涂布预处理剂，轻轻吹干；③涂布粘接树脂，吹匀后光照固化。

　　釉质酸蚀时间为 15~30 秒，牙本质酸蚀时间不超过 15 秒，因此，临床操作顺序应先将磷酸涂抹至釉质表面，再涂抹牙本质，15 秒后将牙体表面酸蚀剂冲洗干净，注意冲洗时间不能低于酸蚀时间。釉质表面需要彻底吹干呈白垩色；牙本质表面仅吹除多余水分，保持湿润（有光泽），即采用湿粘接技术。

　　然后涂布预处理剂（primer），预处理剂的作用是使牙本质表面改性，转亲水为疏水，有利于后续粘接树脂的渗入。预处理剂中含溶剂，临床操作时应注意吹干表面使溶剂充分挥发。釉质表面不必涂布预处理剂，如果与牙本质部分无法准确区分，涂布了预处理剂也没有不良影响，但需要注意去除多余水分。

最后涂布粘接树脂，粘接树脂以树脂单体为主，不含溶剂，反复涂擦可提高粘接效果。

2）两步法：是将预处理和粘接树脂合二为一，操作中推荐反复涂擦增加粘接强度，同时必须吹匀，充分去除溶剂。

酸蚀-冲洗型粘接涉及"湿粘接"技术，技术敏感性高。预处理剂涂布不充分和溶剂残留均会影响粘接效果。粘接层固化不良、后续复合树脂固化收缩产生的收缩应力会导致脱粘接，产生微渗漏，容易引起继发龋坏。在两步法中，粘接剂的溶剂含量更多，挥发不彻底更容易导致粘接层固化不全，出现空泡和裂隙。

（2）自酸蚀/酸蚀-干燥型粘接步骤：自酸蚀粘接分为两步法和一步法。两步法中将酸蚀和预处理合二为一，然后涂布粘接树脂；而一步法将酸蚀、预处理和粘接树脂三者融为一体。不管是两步法，还是一步法，都建议先对釉质使用磷酸酸蚀，再处理牙本质，即选择性酸蚀。

1）自酸蚀两步法：先用35%~37%磷酸酸蚀釉质15~30秒，冲洗吹干，将自酸蚀预处理剂同时涂布于釉质和牙本质表面。充分吹干、去净溶剂，终止酸蚀，然后涂布树脂粘接剂，轻轻吹匀，光照固化。

2）自酸蚀一步法：同样建议先用35%~37%磷酸酸蚀釉质15~30秒，再涂布粘接剂（包含酸性单体、预处理剂和粘接树脂），轻轻吹干后光照固化，为了提高粘接力建议反复涂擦。

自酸蚀粘接系统利用酸性单体酸蚀牙体组织，同时预处理牙本质，不需要湿粘接技术，避免了技术敏感性，从而明显降低了术后敏感，同时功能单体与牙齿矿物组织（羟基磷灰石）还能产生化学粘接。但同样存在溶剂去除不彻底影响粘接的问题，另外吹干过程中也应避免粘接层过薄，可采用重复涂擦再吹干的方法。

（3）通用型粘接剂：近年来出现的通用型粘接剂是对牙本质粘接剂做了一些改良，含有酸性功能单体MDP（methacryloxydecyl phosphate，亚甲基二磷酸），同时含有硅烷偶联剂。

通用型粘接剂适用于酸蚀冲洗、选择性酸蚀和自酸蚀方式，可同时与树脂、玻璃陶瓷、氧化锆氧化铝瓷和金属等多种材料粘接，因此被称为通用型粘接剂。该粘接剂具有更强的粘接力，并且因为MDP功能基团可与羟基磷灰石晶体形成化学粘接，粘接层不容易发生生物降解。操作步骤简单，类似于自酸蚀一步法。

（二）树脂水门汀

树脂水门汀自20世纪90年代开始应用于临床，其作用类似于油灰或封泥，填充两个固体界面间的缝隙。但又不同于油灰或封泥单纯的封闭固定作用，树脂水门汀还具有粘接能力，可与前述粘接剂聚合同时粘接牙体和修复体，使两者形成一个整体，在承受咀嚼压力时应力分布更加均匀，能更好地保护剩余牙体组织，同时增强修复体强度和边缘密合性。

根据化学成分和临床应用，口腔科水门汀分为水基、树脂基和油基水门汀三种。以水为基质的水门汀包括传统的玻璃离子水门汀、磷酸锌水门汀和树脂改性玻璃离子等；树脂水门汀在化学成分上和复合树脂类似，与牙齿粘接剂结合产生很强的粘接力，也可与处理过的瓷和金属等修复材料粘接；油脂基水门汀含丁香油，如丁香油氧化锌，目前也有不含丁香油的氧化锌水门汀，主要用于临时修复体的粘接。

目前应用最多的是树脂水门汀，它不溶于口腔唾液，具有优异的物理机械性能，有很高的抗拉强度、挠曲强度和抗压强度，热膨胀系数低，耐磨损。树脂水门汀的美学效果也较出色，具有与牙齿类似的半透性，有些树脂水门汀还具有变色龙效果，并且可选择不同的色调以更好地匹配修复体。

虽然树脂水门汀性能出色，但是临床操作技术敏感性高（涉及酸蚀、预处理等多个步骤），尤其是修复体边缘在龈下潮湿环境中不容易控制时。

树脂水门汀分为酸蚀 - 冲洗型和自粘接型两大类。传统的树脂水门汀需要和酸蚀 - 冲洗型粘接剂联合使用，而自粘接型树脂水门汀可独立应用，与牙体组织及修复体粘接，减少了操作步骤，并降低了技术敏感性。

1. 酸蚀 - 冲洗型树脂水门汀　这一类树脂水门汀和酸蚀 - 冲洗型粘接剂联合使用，操作时先用磷酸酸蚀牙齿表面，冲洗干燥后再涂布预处理剂和树脂粘接剂，最后应用树脂水门汀粘接。酸蚀 - 冲洗型树脂水门汀可分为自固化（又称为化学固化）、光固化和双重固化三种类型。

（1）自固化树脂水门汀：采用过氧化氢铵（呈碱性）作为引发剂启动化学固化，因酸性环境会影响自固化树脂水门汀的聚合，临床中不建议与一步法自酸蚀粘接剂联用（含酸性单体）。自固化树脂水门汀可以粘接任何类型的间接修复体，但是其颜色稳定性欠佳，不建议用于对美学要求高、有一定通透性的瓷修复体的粘接。

（2）光固化树脂水门汀：由光引发单体的聚合反应，颜色稳定，因此一般用于较薄的前牙瓷贴面，光可以穿过有一定通透性的修复体引发树脂水门汀聚合固化。需要注意的是，光并不能很好地穿透超过 0.5mm 厚度的瓷修复体，因此针对较厚的修复体，在应用光固化树脂水门汀时有必要延长光照时间。

（3）双重固化树脂水门汀：即自固化和光固化水门汀的结合，适用于冠、嵌体、高嵌体和固定桥等的粘接，临床中应用范围很广。其最大的优点是通过光照迅速固化修复体边缘表面的树脂水门汀，阻挡口腔湿气、血液和龈沟液等的污染，剩余部分可安全地通过化学固化聚合。因为含自固化成分，双重固化水门汀同样存在颜色不稳定、容易发黄的问题，故其也不适于前牙瓷贴面粘接。另外，双重固化树脂水门汀中的自固化引发剂同样受酸性环境影响，同样不能与一步法自酸蚀粘接剂联用。

近来不少最新的自酸蚀粘接剂可与自固化或双重固化树脂水门汀联合使用，也有双重固化树脂水门汀中采用不受酸影响的亚磺酸盐（sulfinate salt）作为引发剂（如 3M 的 RelyX™ Ultimate），因而可与一步法自酸蚀粘接剂一起使用。这样省略了单独采用磷酸酸蚀冲洗的步骤，操作相对简单，也减少了术后敏感的发生。临床上，应用前应仔细阅读树脂水门汀和粘接剂的使用方法。

2. 自粘接型树脂水门汀　又称为自粘接一步法树脂水门汀，利用自酸蚀粘接机制，不需要配合单独的酸蚀、预处理和涂布粘接树脂的过程（如 RelyX Unicem），操作简单方便，技术敏感性也显著降低。但是有些自酸蚀树脂水门汀在应用前仍需要在牙齿表面涂布预处理剂，如义获嘉公司的 Multilink。近年来，越来越多的自粘接一步法双重固化树脂水门汀进入市场，使得临床操作越来越简单方便。

自粘接树脂水门汀可用于多种修复体的粘接，除了玻璃陶瓷外，其他如氧化锆、氧化铝、铸造金属冠、金属桩等材料均可用自粘接树脂水门汀进行粘接，尤其适用于纤维桩。自粘接树脂水门汀同样存在颜色不稳定问题，因此不建议用于通透性较好的全瓷贴面和前牙全冠。

树脂水门汀可快速固化，因此临床中一定要去除多余的粘接剂，尤其是在邻面的树脂粘接剂。如果无法判断是否清洁干净，需要拍摄 X 线片来检查，避免残留树脂水门汀刺激牙周，导致牙龈炎症和退缩，也减少菌斑堆积，并预防继发龋。

3. 树脂水门汀的选择

（1）固化类型的选择：可切削陶瓷材料所选用的粘接材料主要为树脂水门汀，树脂水门汀除了需要为修复体提供足够的粘接固位，还应具有良好的边缘封闭性、低溶解性和美观性。

前文已述，树脂水门汀按固化类型分为化学固化、光固化和双重固化 3 种类型。

化学固化树脂水门汀由于美观性较差，主要用于金属修复体和桩核的粘接；可切削陶瓷常用的粘接材料主要是光固化和双重固化的树脂水门汀。

光固化树脂水门汀的优点是操作时间长且颜色稳定，但由于固化过程由光引发，太厚的修复体粘接时不能完全固化。当然这也与修复体的颜色和透光性有关，因此，光固化的树脂水门汀多用于前牙贴面和后牙较薄修复体（修复体厚度小于 2mm）的粘接。

如果修复体体积小、缺少固位形，修复体在短时间内较难对位准确、且厚度不超过 2mm 的可切削陶瓷修复体，可采用光固化树脂水门汀，以获得足够的操作时间来保证粘接位置的准确性。

双固化树脂水门汀的主要优点是在光照不能到达的位置可以化学聚合，但是水门汀固化后的颜色稳定性和可操作时间长度不如光固化树脂水门汀，多用于全冠和后牙嵌体、高嵌体的粘接。

（2）酸蚀类型的选择：树脂水门汀使用前一般需要采用匹配的粘接剂预先处理牙面，主要分为全酸蚀、自酸蚀 2 种类型。全酸蚀即同时酸蚀釉质和牙本质，全酸蚀三步法（酸蚀、预处理、粘接）是公认的粘接效果最可靠的方法，但是操作复杂一些。自酸蚀主要应用于牙本质的粘接，对粘接面酸蚀深度较浅，操作复杂性中等，技术敏感性相对较低。

另外，近年有自粘接型树脂水门汀使用前不需要另外的粘接系统处理牙面，将酸蚀、预处理和粘接合为一步，操作更简单，但是粘接的耐久性和粘接强度不如前两者，一般不用于没有固位形的修复体的粘接。

临床实践中在对同时具有釉质和牙本质粘接面的情况，一般对釉质进行磷酸酸蚀，而牙本质采用自酸蚀的方法，即选择性酸蚀技术。

（3）树脂水门汀颜色的选择：树脂水门汀颜色对前牙贴面、或者厚度低于 1mm 的高半透明玻璃陶瓷材料修复体颜色有比较明显的影响，为了减少最终颜色的不确定性，可选用透明色的树脂水门汀进行粘接，或者采用与树脂水门汀对应的试色糊剂先行试色、选色。

三、临床典型病例

（一）酸蚀 - 冲洗型双重固化水门汀粘接嵌体——选择性酸蚀（由杨坚医师提供病例）

右下第一磨牙嵌体修复，选择的修复材料为 e.max CAD（Ivoclar）HTA2 瓷块，粘接系统为 Multilink
（Ivoclar Vivadent）。

1. 修复体的处理

（1）清洁：采用超声水浴清洗或蒸汽清洗修复体表面后干燥，主要是去除修复体粘接面的油脂等影响
粘接的成分，增加其表面能（图 7-29）。

（2）氢氟酸（HF）酸蚀：玻璃陶瓷粘接面采用 5% 氢氟酸酸蚀（注：玻璃陶瓷材料和 HF 浓度不同，
所需的酸蚀时间不同，请以说明书为准，如 IPS e.max CAD 的酸蚀时间为 20 秒，而长石质瓷块需要酸蚀
60 秒），冲洗吹干，粘接面呈现白垩色。氢氟酸具有强腐蚀性和毒性，应用过程中需注意隔离保护，应用
后建议采用碱性物质中和（图 7-30，图 7-31）。

（3）涂布硅烷偶联剂：粘接面涂布硅烷偶联剂 60 秒后吹干等待粘接（图 7-32~ 图 7-34）。

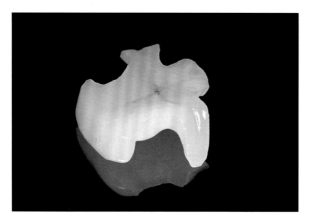

图 7-29　嵌体清洁后准备粘接

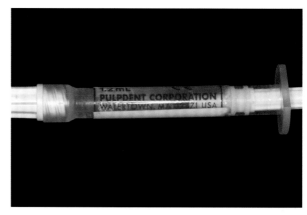

图 7-30　5% 氢氟酸

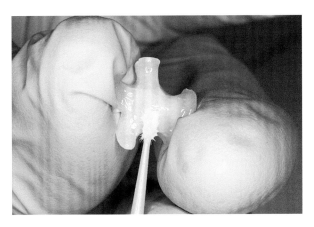

图 7-31　修复体粘接面用 HF 酸处理

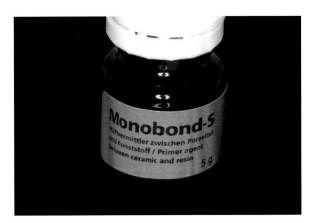

图 7-32　硅烷偶联剂

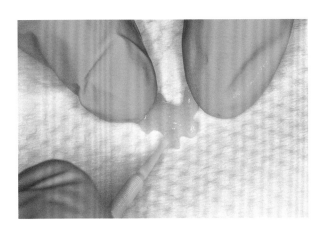

图 7-33　修复体粘接面涂布硅烷偶联剂

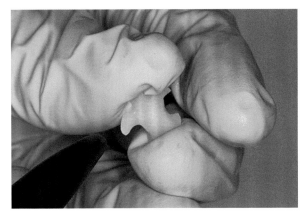

图 7-34　硅烷偶联剂吹干准备粘接

2. 预备体的处理

（1）隔湿：推荐使用橡皮障隔湿，可获得更好的粘接强度和耐久性（图7-35）。

（2）预备体清洁消毒：预备体准备粘接前可用75%的乙醇棉球进行清洁消毒（图7-36）。

（3）预备体粘接面处理：若选择酸蚀-冲洗型树脂水门汀，先用35%~37%的磷酸选择性酸蚀釉质（图7-37~图7-40）。常规酸蚀时间为15秒，恒牙釉质不超过30秒，年轻恒牙因矿化程度低可适当延长酸蚀时间。

（4）冲洗去除酸蚀剂：大量流水冲洗去除酸蚀剂，冲洗时间应长于酸蚀时间。酸蚀吹干后釉质呈现白垩色，再用自酸蚀粘接剂涂布整个粘接面20秒。

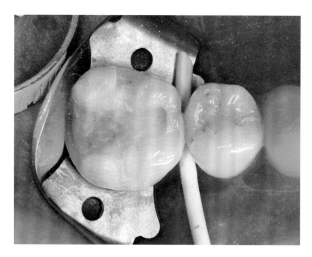

图 7-35　口内橡皮障隔湿

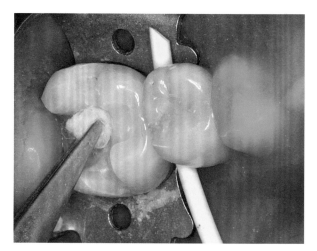

图 7-36　基牙消毒清洁

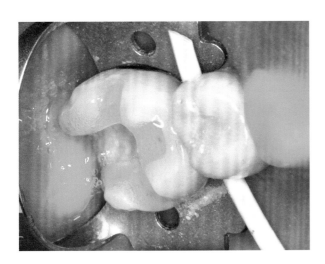

图 7-37 釉质部分选择性采用磷酸酸蚀

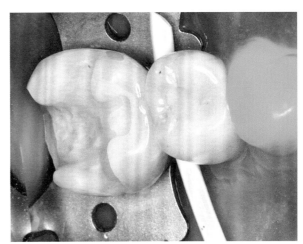

图 7-38 酸蚀后釉质呈白垩色

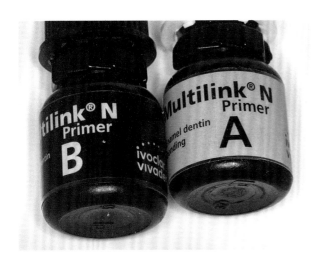

图 7-39 预处理剂

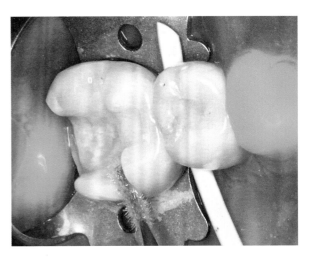

图 7-40 涂布预处理剂

3. 粘接

（1）涂抹树脂水门汀及修复体就位：将树脂水门汀注入修复体的组织面，涂抹均匀，就位于相应的预备体上。对于小的修复体，在粘接时为了避免夹持过程中脱落，可先将水门汀直接打在预备体上，再将修复体放入就位。如果采用双固化树脂水门汀，要尽量缩短操作时间，以防止水门汀开始固化妨碍修复体的完全就位。在树脂水门汀光照固化前一定要先确定修复体是否完全就位，去除多余的水门汀，并检查边缘是否密合（图7-41~图7-44）。

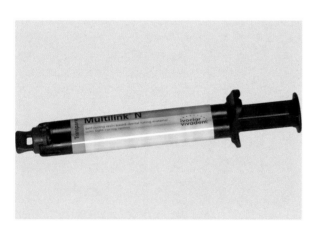

图 7-41 树脂水门汀

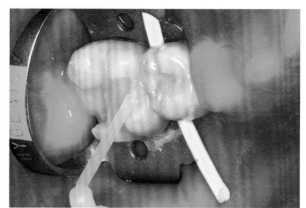

图 7-42 注入树脂水门汀

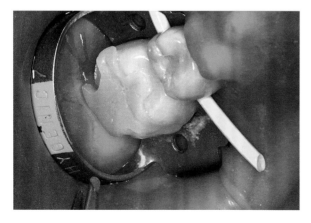

图 7-43 嵌体口内就位

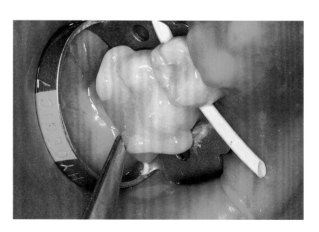

图 7-44 修复体完全就位后挤出多余的水门汀

（2）水门汀的固化：修复体完全就位后先光照 2~3 秒，初步固化修复体边缘多余的水门汀，去除多余水门汀后再光照完全固化。也可在光固化前先采用毛刷去除多余的水门汀后再彻底固化（图 7-45，图 7-46）。不管采用哪种方法，在树脂水门汀完全固化前一定要保证修复体未发生任何移动。

（3）多余水门汀的去除：多余的水门汀一定要去除干净，位于龈下的树脂水门汀将会对局部的牙周组织造成持续的损害。邻面多余的水门汀可在完全固化前用牙线去除，在龈外展隙暴露的情况下可用细的车针进行邻面边缘的修整（图 7-47，图 7-48）。如果是 X 线阻射的树脂水门汀，可通过 X 线片来检测龈下是否还有残留的水门汀（图 7-49，图 7-50）。

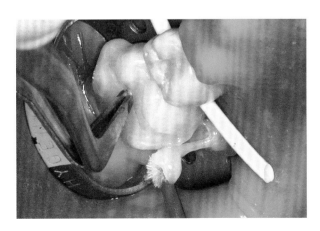

图 7-45　去除多余的水门汀

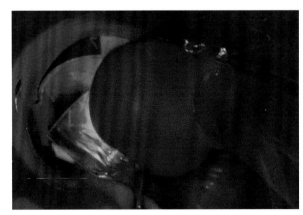

图 7-46　口内固化水门汀

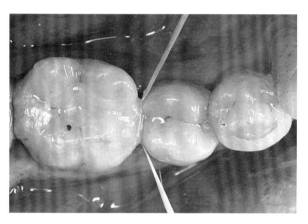

图 7-47 粘接后用牙线清洁邻面多余水门汀

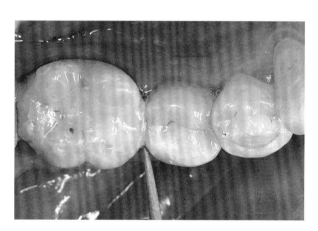

图 7-48 必要时可用细抛光车针修整邻面边缘

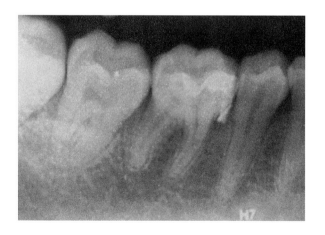

图 7-49 术后 X 线片显示第一磨牙近中邻面水门汀残留

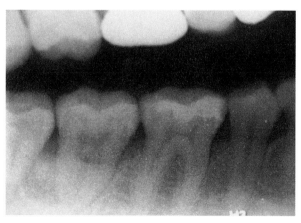

图 7-50 水门汀完全去除后

（4）调磨和抛光：修复体粘接后要再次检查咬合，必要时进行少量的调整，边缘多余的水门汀要进行抛光。对于过小、或没有机械固位形的修复体，外形咬合的调整应在粘接后。调磨修复体常采用黄标的抛光车针，调磨的过程要低速持续喷水。调磨合适后，应对边缘和咬合面进行抛光处理，抛光的次序为粗抛、细抛，最后用抛光毛刷加抛光膏进行高亮抛光。其中初抛和细抛需要同时喷水降温，以防抛光时产生高温对牙髓和修复体造成不良的影响。最后用抛光刷蘸抛光膏抛光，不需要喷水（图 7-51~图 7-53）。

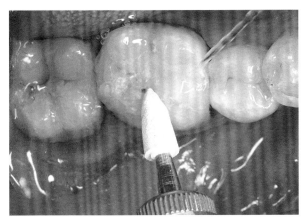

图 7-51　嵌体边缘及表面初抛光

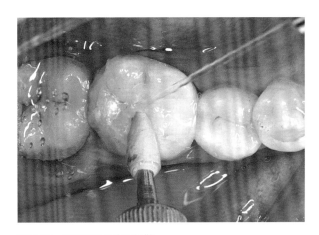

图 7-52　嵌体边缘及表面细抛

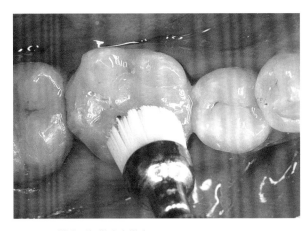

图 7-53　抛光刷加抛光膏抛亮

（5）完成粘接：最后检查边缘和咬合，完成粘接（图 7-54，图 7-55）。

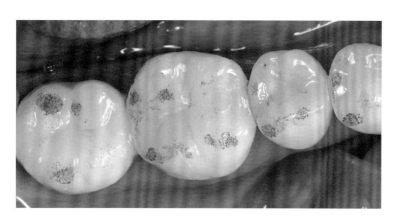

图 7-54　口内咬合检查

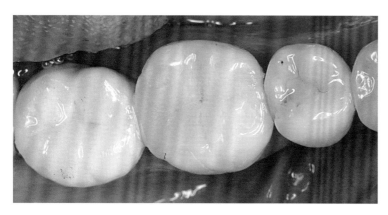

图 7-55　粘接完成

（二）酸蚀 - 冲洗型双重固化水门汀粘接嵌体冠——全酸蚀（由包旭东医师提供病例）

左上第一磨牙嵌体冠修复，采用 Blocs（Sirona，Germany）2M2C 色瓷块；粘接剂选用 3M Scotchbond™ Universal（含有磷酸酯类单体 MDP 和硅烷偶联剂），属于通用型粘接剂，可同时处理牙体和修复体界面；树脂水门汀为 3M ESPE RelyX™ Ultimate 双重固化水门汀。

需要注意的是，Sirona Blocs 为长石质陶瓷，以二氧化硅为主，氢氟酸酸蚀需要 60 秒；而如果采用 e.max CAD 瓷块，其主要成分除了二氧化硅还有较多氧化锂，因此只需酸蚀 20 秒。另外，该病例是死髓牙，因此采用了全酸蚀技术，操作中涂布酸蚀剂时注意先酸蚀釉质、再酸蚀牙本质，牙本质酸蚀时间不超过 15 秒（图 7-56~ 图 7-73）。

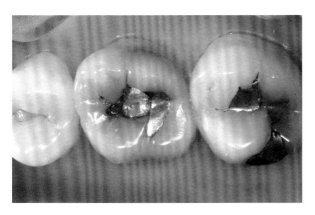

图 7-56　26 慢性牙髓炎

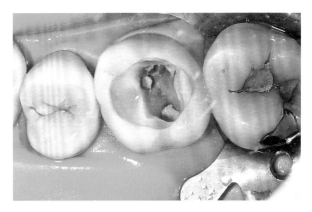

图 7-57　根管治疗后，可看到牙冠壁很薄

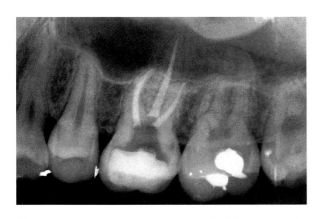

图 7-58　X 线片显示髓腔壁有足够厚度，因此考虑采用嵌体冠修复

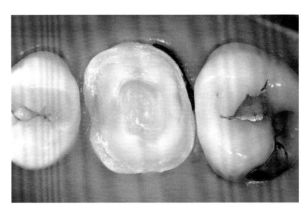

图 7-59　牙体预备后咬合面像，髓腔为中心固位形，四周呈对接边缘，无需预备牙本质肩领

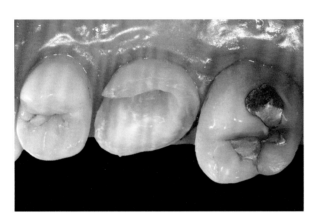

图 7-60　腭侧面像

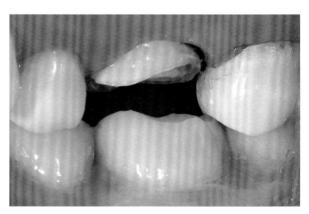

图 7-61　咬合像

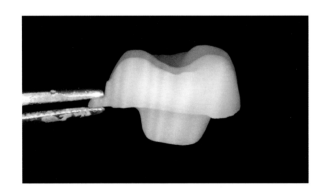

图 7-62　修复体抛光前

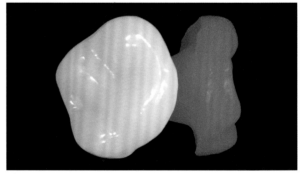

图 7-63　修复体抛光后

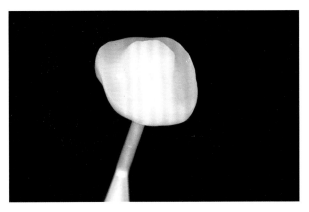

图 7-64　清洁后涂布 5%HF 酸蚀 60 秒，冲洗吹干，表面呈白垩色

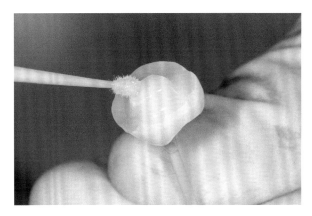

图 7-65　涂布通用型粘接剂（3M Scotchbond™ Universal）20 秒

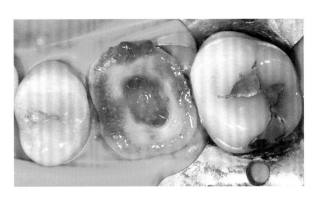

图 7-66　橡皮障隔湿，37% 磷酸全酸蚀，釉质 15~30 秒，牙本质 15 秒（先涂布釉质再涂布牙本质）

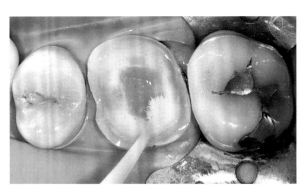

图 7-67　冲洗吹干后涂布粘接剂 20 秒（3M Scotchbond™ Universal），轻吹 5 秒，使溶剂充分挥发

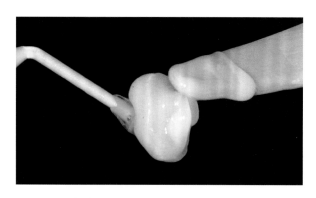

图 7-68　修复体组织面涂布双固化树脂水门汀（3M ESPE RelyX™ Ultimate）

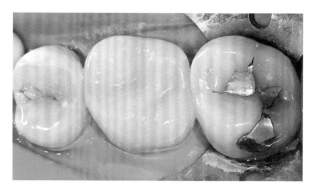

图 7-69　粘接就位，注意去除多余树脂水门汀，邻面可使用牙线

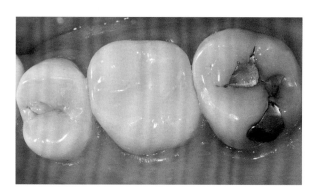

图 7-70　粘接即刻（咬合面像）

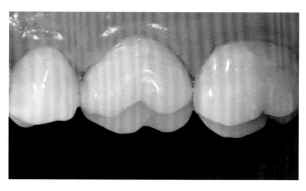

图 7-71　粘接即刻（颊侧面像）

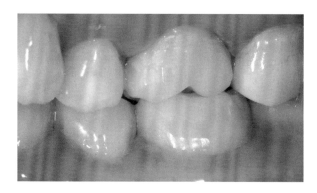

图 7-72　粘接即刻（颊侧咬合像）

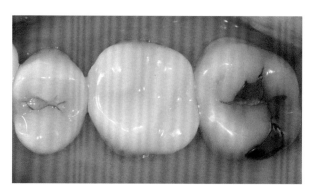

图 7-73　1 周复查

（三）酸蚀 - 冲洗型光固化树脂水门汀粘接前牙贴面——全酸蚀（由杨坚医师提供）

左上中切牙和侧切牙外伤缺损，采用 e. max CAD（Ivoclar）瓷块分别进行贴面和部分贴面修复。患牙粘接界面以釉质为主，因此采用全酸蚀技术处理。粘接剂采用 3M Scotchbond™ Universal（含有磷酸酯类单体 MDP 和硅烷偶联剂），树脂水门汀为 3M ESPE RelyX™ Ultimate 双重固化水门汀（图 7-74~图 7-91）。

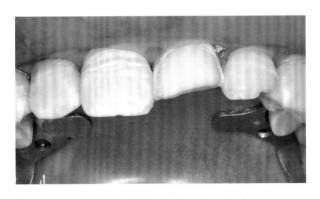

图 7-74　21、22 牙体预备后，21 为贴面，22 为部分贴面

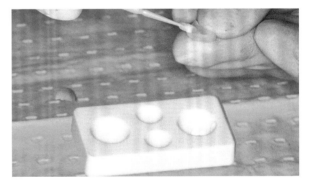

图 7-75　5% 氢氟酸酸蚀 20 秒

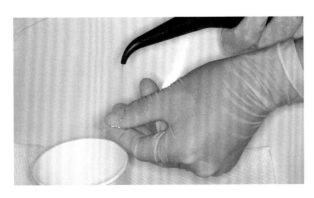

图 7-76　冲洗去除氢氟酸

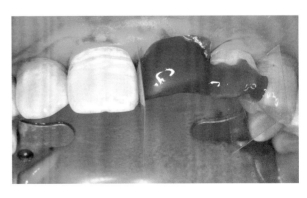

图 7-77　37% 磷酸酸蚀 15 秒

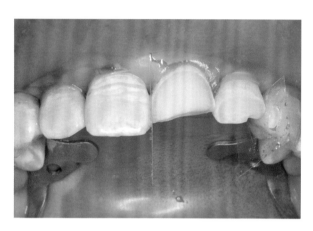

图 7-78　冲洗吹干，釉质表面呈白垩色

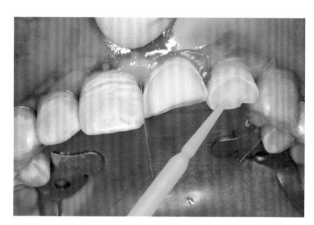

图 7-79　涂布粘接剂

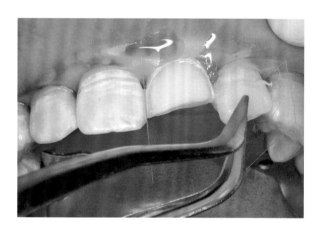

图 7-80　22 部分贴面就位

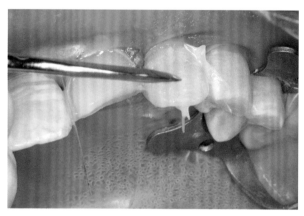

图 7-81　光照 2~3 秒预固化，去除多余树脂水门汀

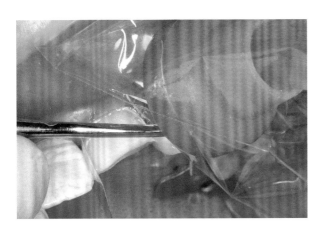

图 7-82　光照固化 20 秒

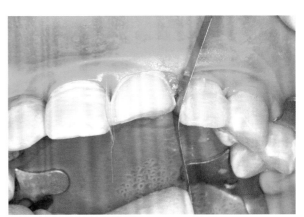

图 7-83　用邻面砂条抛光邻面

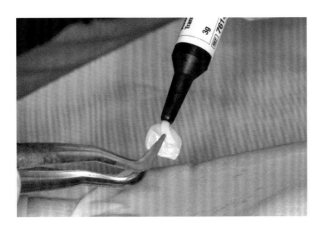

图 7-84　21 修复体组织面涂布树脂水门汀

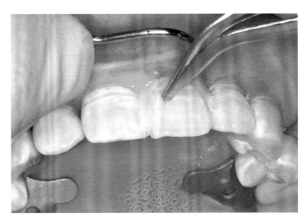

图 7-85　21 贴面就位，挤出多余树脂水门汀

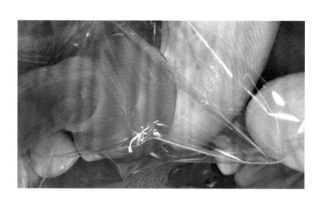

图 7-86　光照 2~3 秒预固化，去除多余树脂水门汀

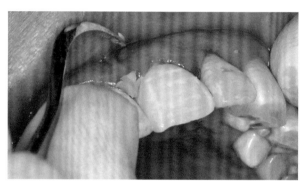

图 7-87　用龈上洁治器刮除唇舌面多余树脂水门汀

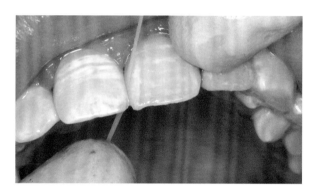

图 7-88　使用牙线去除邻面多余树脂水门汀

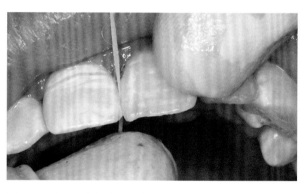

图 7-89　使用牙线去除邻面多余树脂水门汀，注意避免损失牙龈乳头

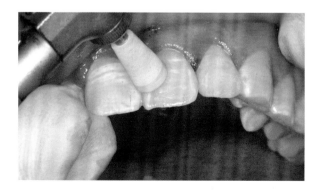

图 7-90　边缘修整后进行精细抛光

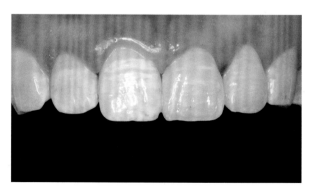

图 7-91　完成粘接即刻唇面像

（四）酸蚀 - 冲洗型双重固化水门汀粘接高嵌体（优韧瓷）——选择性酸蚀（由包旭东医师提供病例）

右下第一磨牙高嵌体修复，选择优韧瓷（3M Lava™ Ultimate）作为修复材料，粘接剂为 3M Scotchbond™ Universal，树脂水门汀为 3M ESPE RelyX™ Ultimate 双重固化水门汀。

优韧瓷属于混合物陶瓷，为瓷和树脂的混合材料，但优韧瓷的树脂基成分含量相对较高，与同属混合物陶瓷的弹性瓷（Enamic，Vita 公司）不同。弹性瓷界面的处理同长石质瓷，用氢氟酸酸蚀 60 秒。优韧瓷因氢氟酸酸蚀无效，因此通过喷砂处理界面以提高粘接性能（图 7-92~ 图 7-111）。

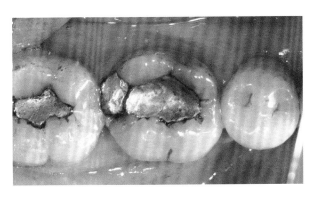

图 7-92　46 深龋，术前

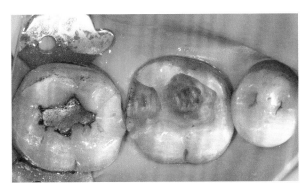

图 7-93　46 去腐后

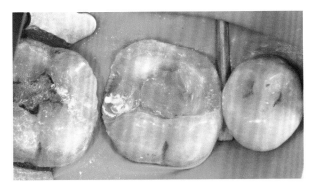

图 7-94　牙体预备后，近中边缘用木楔楔开邻面边缘，减少牙体预备量

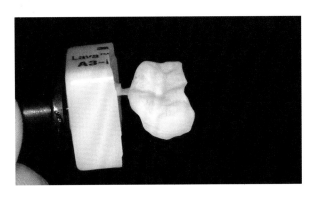

图 7-95　研磨完成的修复体

Practice of
Chair-side Digitized Dental
Restoration

326

椅旁数字化修复实战
——从入门到精通

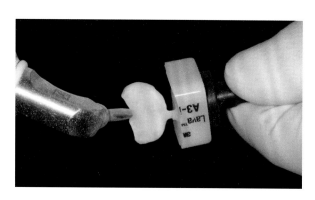

图 7-96　咬合面喷砂

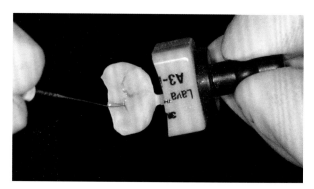

图 7-97　乙醇清洁后吹干，窝沟染色（Ivoclar Vivadent）

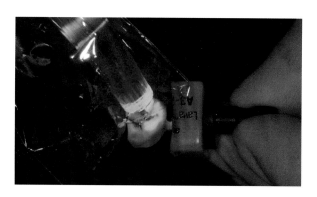

图 7-98　光照固化染色剂

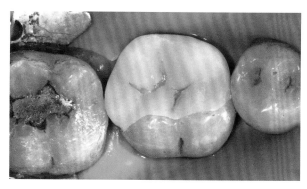

图 7-99　试戴，边缘密合

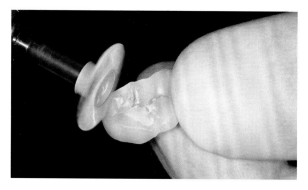

图 7-100　抛光步骤 1：用深色旋风轮粗抛

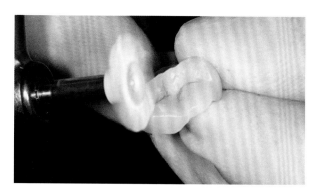

图 7-101　抛光步骤 2：用浅色旋风轮细抛

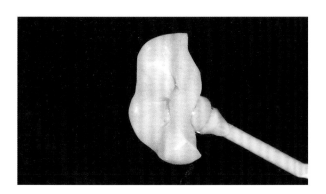

图 7-102 抛光后

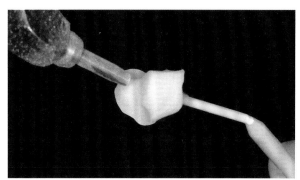

图 7-103 组织面喷砂（压力 200kPa），约数秒钟至表面呈哑光状即可

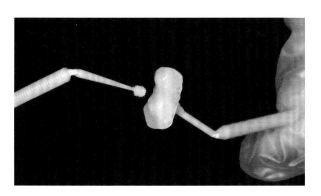

图 7-104 涂布粘接剂（3M Scotchbond™ Universal）20 秒，不需要光照固化

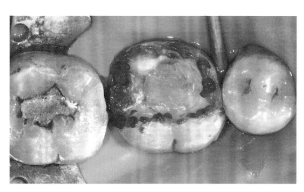

图 7-105 37% 磷酸酸蚀釉质 15~30 秒

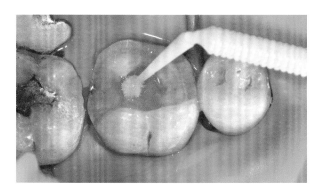

图 7-106 涂布粘接剂（3M Scotchbond™ Universal）20 秒，轻吹 5 秒，使溶剂充分挥发

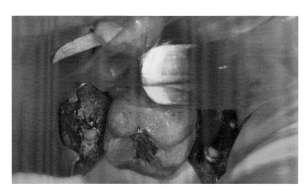

图 7-107 光照固化

328

Practice of
Chair-side Digitized Dental
Restoration

椅旁数字化修复实战
——从入门到精通

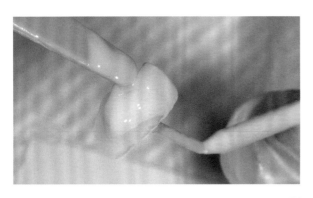

图 7-108 组织面放置树脂水门汀（3M ESPE RelyX™ Ultimate）

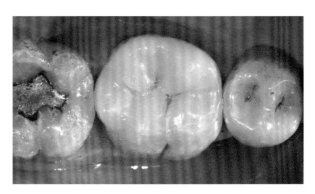

图 7-109 完成粘接即刻（咬合面像）

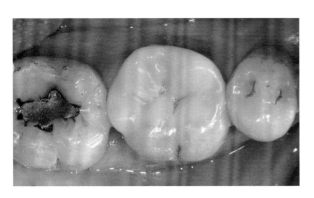

图 7-110 1 周复查，咬合面像

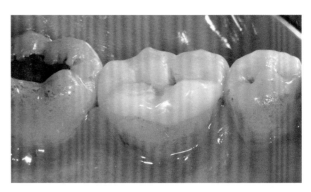

图 7-111 1 周复查，舌侧面像

（五）酸蚀 - 冲洗型双重固化水门汀粘接全冠——全酸蚀（由包旭东医师提供）

左上第一、第二前磨牙冠修复，选择的瓷块是 e.max CAD LTA2（Ivoclar Vivadent），粘接系统为 Multilink 双固化树脂水门汀（Ivoclar Vivadent）（图 7-112~ 图 7-137）。

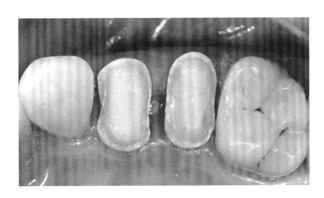

图 7-112　牙体预备后（咬合面观）

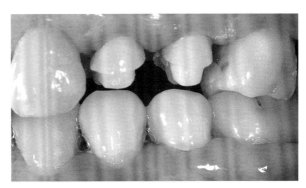

图 7-113　预备体咬合像（颊面观）

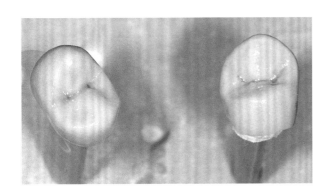

图 7-114　上釉染色

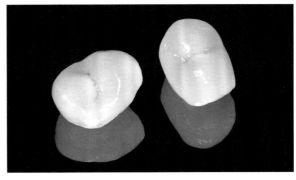

图 7-115　烧结后

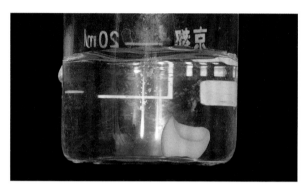

图 7-116 清洁修复体，将修复体放入烧杯中准备超声清洁

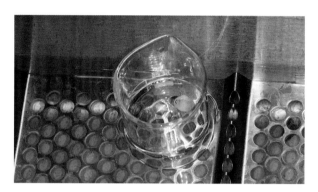

图 7-117 双水浴超声清洁 5 分钟

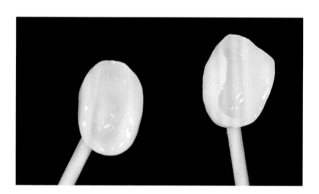

图 7-118 5% 氢氟酸酸蚀 20 秒

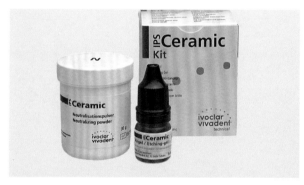

图 7-119 氢氟酸中和剂处理酸蚀后的氢氟酸

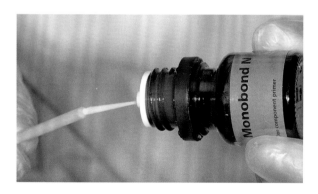

图 7-120 蘸硅烷偶联剂

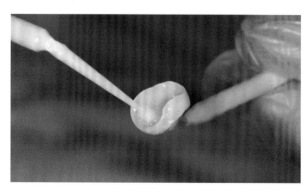

图 7-121 修复体组织面涂布硅烷偶联剂

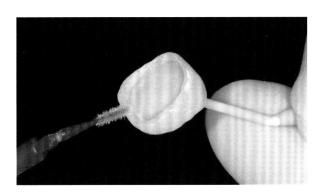

图 7-122　注意修复体边缘也要涂匀

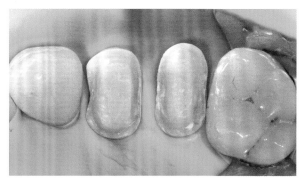

图 7-123　橡皮障隔湿，可用 95% 乙醇清洁预备体表面

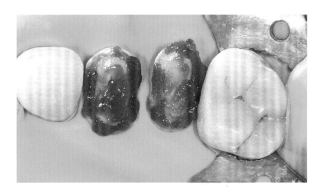

图 7-124　37% 磷酸酸蚀，先涂布釉质表面，再涂布牙本质表面，15 秒后用水冲洗。釉质表面吹干呈白垩色，牙本质表面轻吹保持湿润

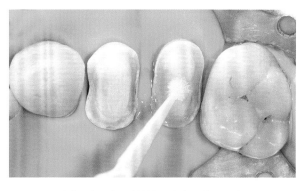

图 7-125　涂布预处理剂和粘接剂，轻轻吹匀。注意最后重吹，使溶剂挥发彻底

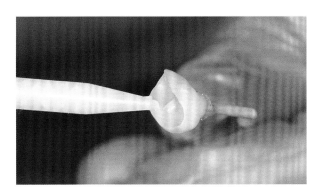

图 7-126　修复体组织面涂布树脂水门汀

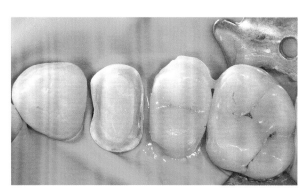

图 7-127　就位，挤出多余的树脂水门汀

332

Practice of
Chair-side Digitized Dental
Restoration

椅旁数字化修复实战
——从入门到精通

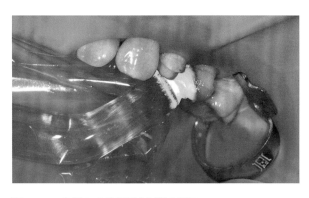

图 7-128　光照 2~3 秒预固化树脂水门汀

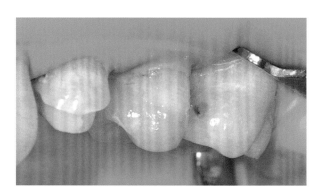

图 7-129　去除多余树脂水门汀后（颊面观）

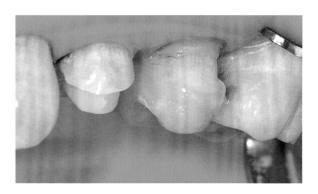

图 7-130　修复体边缘涂布氧阻隔剂

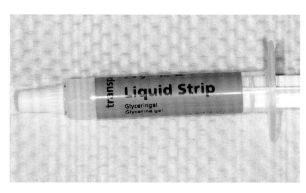

图 7-131　氧阻隔剂

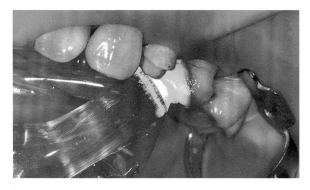

图 7-132　光照固化，各个面光照 20 秒

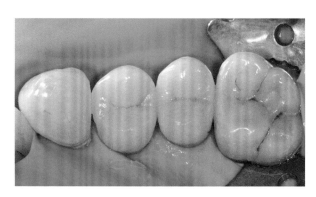

图 7-133　同样方法完成 24 的粘接

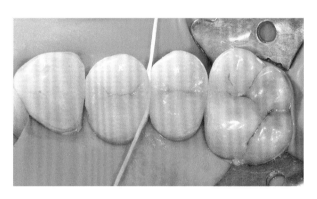

图 7-134　牙线去除邻面多余树脂水门汀

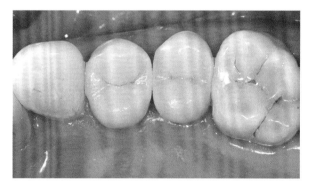

图 7-135　去除橡皮障后（咬合面像）

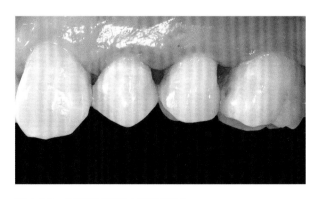

图 7-136　去除橡皮障后（颊侧面像）

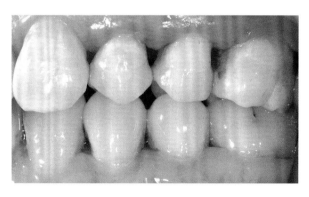

图 7-137　颊侧咬合像

（包旭东　杨　坚）

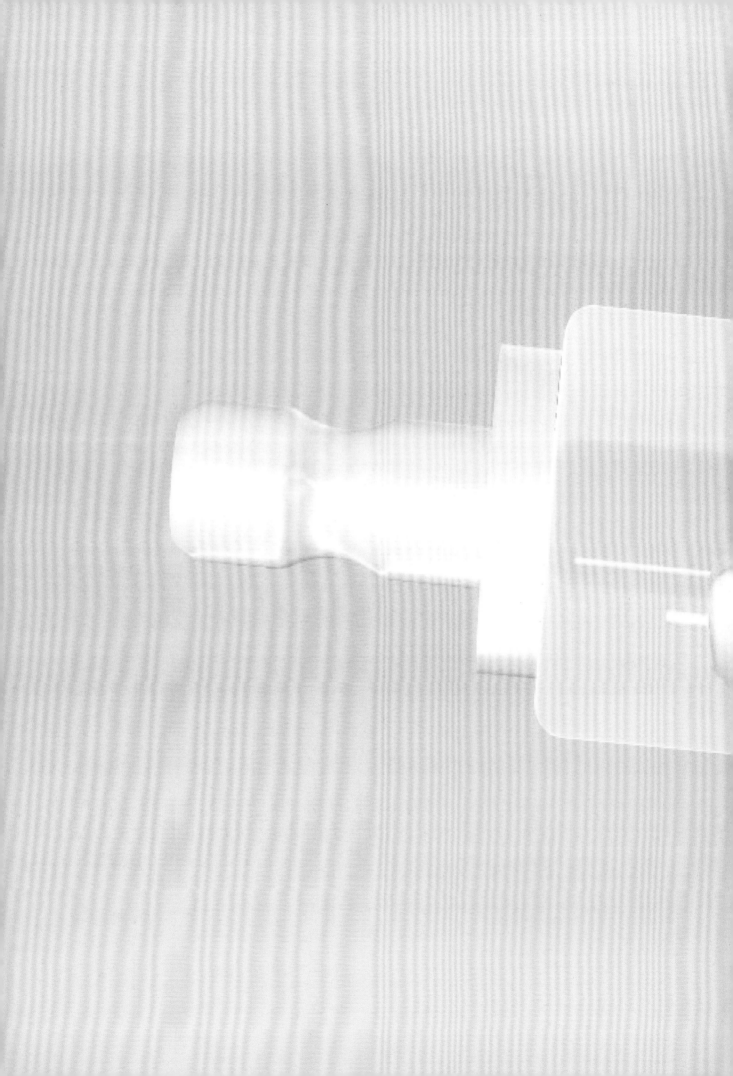

第 八 章

CEREC 椅旁数字化修复病例实战

病例实战一　磨牙微型邻𬌗嵌体修复

主诊医师：北京大学口腔医院牙体牙髓科　包旭东

就诊时间：2015 年 2 月

姓名：王某某

性别：女

年龄：40 岁

1. 主诉　左上颌后牙充填体脱落 2 周。

2. 现病史　6 个月来左上颌后牙充填体反复脱落，2 周前充填体又脱落来诊，否认冷热痛史。

3. 既往史　无既往特殊病史。

4. 全身情况　健康。

5. 检查　26 远中𬌗面缺损达牙本质中层，叩痛（－），不松动，冷测正常，牙龈正常。

6. 诊断　26 牙体缺损。

7. 治疗计划　26 嵌体修复。

8. 设计思考　需要考虑患牙修复失败原因，从术前照片可以看到原修复体通过粘接获得固位，基本没有机械固位形，很难获得良好的固位，因此需要重新牙体预备（鸠尾固位形）以获得一定的机械固位。

9. 治疗步骤（图 8-1~ 图 8-10）

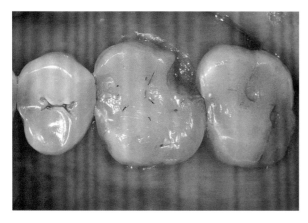

图 8-1　充填体脱落

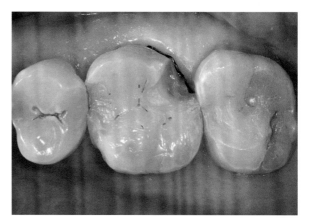

图 8-2　牙体预备后（咬合面制作鸠尾形）

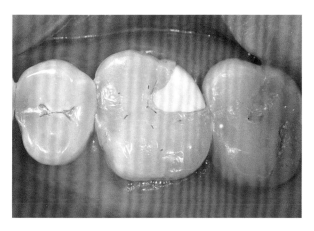

图 8-3 修复体试戴

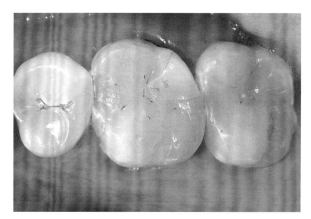

图 8-4 修复体上釉烧结后试戴

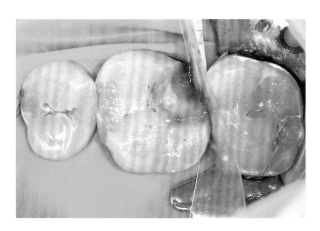

图 8-5 37% 磷酸酸蚀釉质 15 秒

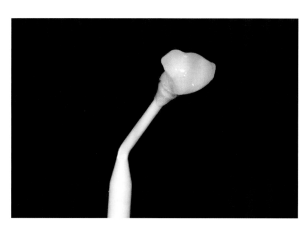

图 8-6 5% 氢氟酸酸蚀 20 秒

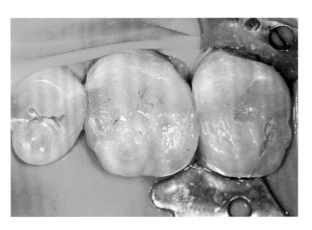

图 8-7　完成粘接

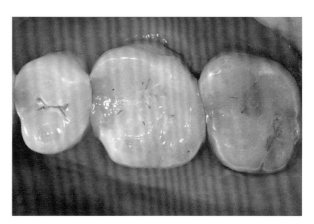

图 8-8　粘接即刻（咬合面像）

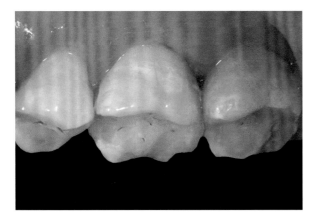

图 8-9　粘接即刻（颊侧面像）

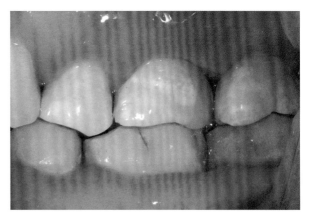

图 8-10　粘接即刻（颊面咬合像）

（包旭东）

病例实战二　活髓牙嵌体修复

主诊医师：第四军医大学口腔医院牙体牙髓病科　田宇

就诊时间：2015 年 6 月

姓名：王某

性别：女

年龄：37 岁

1. 主诉　右上颌后牙有龋洞 6 年。

2. 现病史　右上颌后牙 6 年前发现有龋洞，无明显疼痛，一直未予处理。1 周前体检，医师建议及时治疗，遂来就诊。

3. 既往史　既往体健，否认有心血管疾病；否认有高血压病史；否认有糖尿病等系统性疾病；否认有肝炎、艾滋病等传染性疾病；否认有药物过敏史。

4. 检查　口腔卫生好，牙石（-），色素（-），牙龈正常；16 远颊较大龋坏缺损，探（+），冷诊（+）；15 近中邻面龋坏，龋洞较深，近髓，探（+），冷诊（+），余未见明显异常。

5. X 线检查　16 远中龋坏未及髓腔，根尖周未见异常；15 近中邻面深龋近髓，根尖周未见异常。

6. 诊断　16 中龋；15 牙深龋。

7. 治疗计划

（1）16 椅旁数字化全瓷高嵌体修复；

（2）15 活髓保存术。

8. 治疗步骤（图 8-11~ 图 8-30）

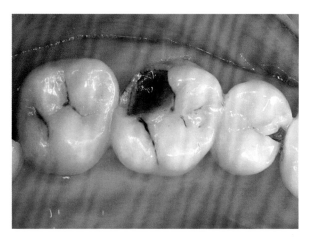

图 8-11　16 术前照片，可见远颊较大龋洞，远颊尖缺失

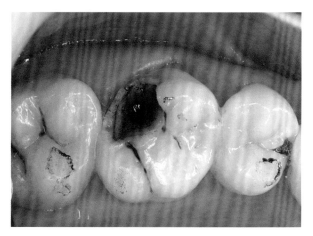

图 8-12　牙尖交错位时，咬合接触点检查

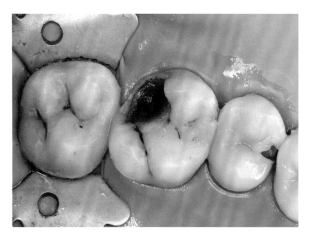

图 8-13　橡皮障隔离患区牙齿

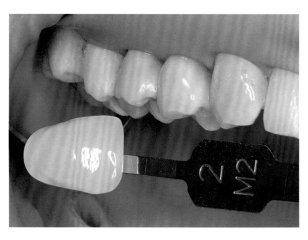

图 8-14　比色，选取修复体瓷块颜色

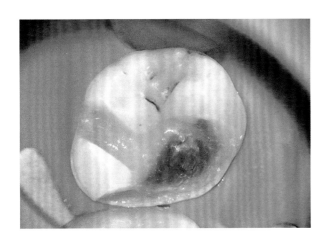

图 8-15　16 牙体预备完成后的显微镜下照片

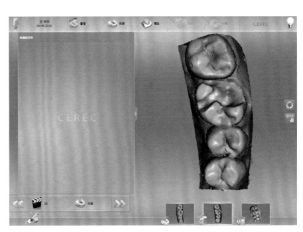

图 8-16　制取上颌牙患区的数字化模型

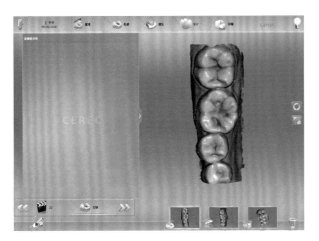

图 8-17　制取对应的下颌牙的数字化模型

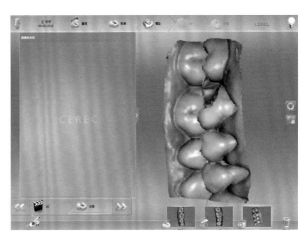

图 8-18　制取牙尖交错位时的咬合关系数字化模型

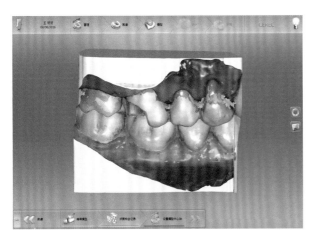

图 8-19　将上、下颌数字化模型比对完成

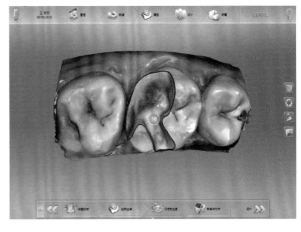

图 8-20　在电脑上描绘预备体的边缘线，设置修复体就位道

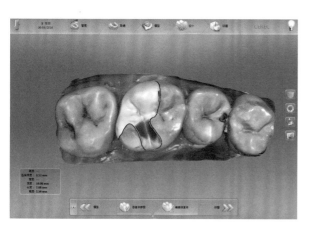

图 8-21　设计修复体形态

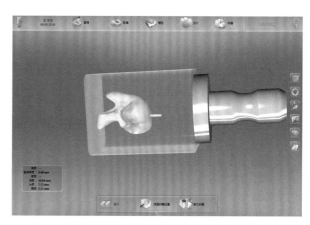

图 8-22　设置修复体铸道位置及其在瓷块中的位置

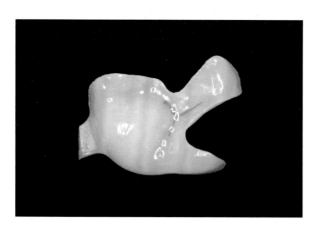

图 8-23　磨切后经过上釉、染色处理的修复体

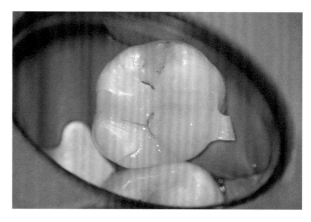

图 8-24　口内试戴修复体的显微镜下照片

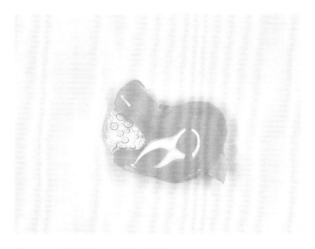

图 8-25　氢氟酸酸蚀修复体组织面

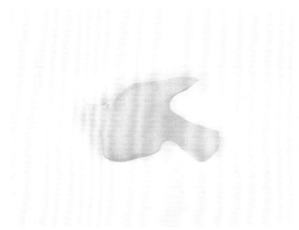

图 8-26　酸蚀后的修复体组织面

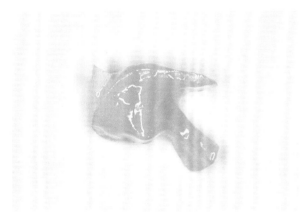

图 8-27　修复体组织面经硅烷偶联剂及粘接剂处理后

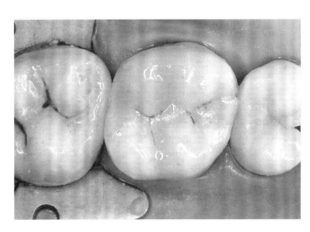

图 8-28　修复体口内粘接后，去净多余粘接剂

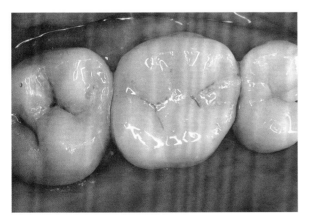

图 8-29　16 全瓷嵌体修复完成后

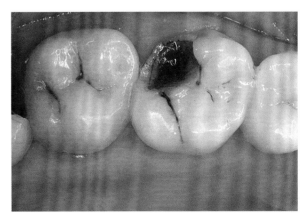

图 8-30　16 术前对比照

（田　宇）

病例实战三　活髓牙高嵌体修复

主诊医师：第四军医大学口腔医院牙体牙髓病科　田宇

就诊时间：2016 年 5 月 10 日

姓名：谢某

性别：女

年龄：42 岁

1. 主诉　右下颌后牙充填物周围发黑 4 个月，要求重新治疗。

2. 现病史　右下颌后牙 4 年前曾做过治疗，4 个月前发现充填物周围发黑，部分牙齿折裂，无明显疼痛，因工作较忙一直未予处理。

3. 既往史　既往体健，否认有系统性疾病；否认有肝炎、艾滋病等传染性疾病；否认有药物过敏史。

4. 检查　口腔卫生好，牙石（－），色素（－），牙龈正常；46 殆面偏远中见白色充填物，边缘继发龋坏，颊侧偏远中部分釉质折裂脱落，探（＋），冷（－）；咬合关系正常，余未见明显异常（图 8-31，图 8-32）。

5. X 线检查　46 殆面偏远中有透射影像，距牙髓腔尚有一定距离。

6. 诊断　46 中龋。

7. 治疗计划　46 椅旁数字化全瓷高嵌体修复。

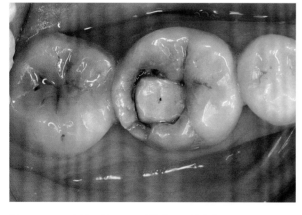

图 8-31　46 术前照片，可见充填物周围继发龋

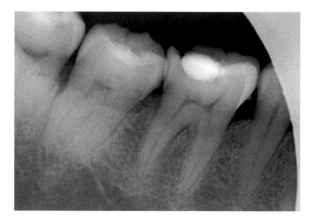

图 8-32　46 术前 X 线片

8. 治疗步骤（图 8-33~ 图 8-44）

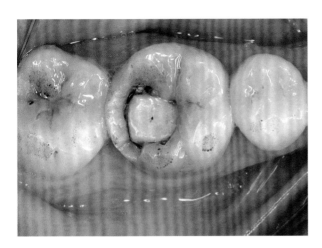

图 8-33　牙尖交错位时，46 咬合接触点检查

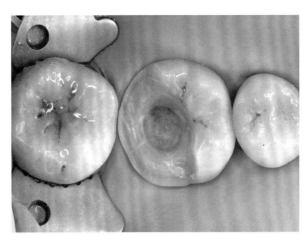

图 8-34　橡皮障隔离患区牙齿，46 牙体预备完成

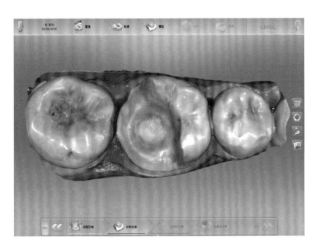

图 8-35　制取数字化模型

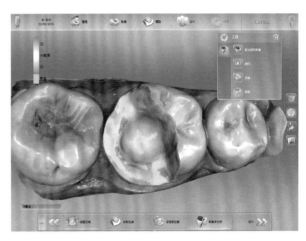

图 8-36　46 的预备体分析

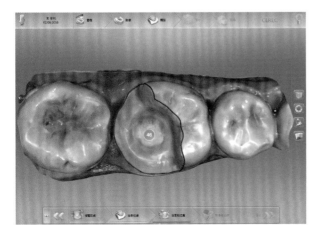

图 8-37　绘制 46 预备体的边缘线

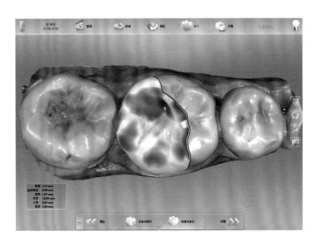

图 8-38　设计 46 修复体

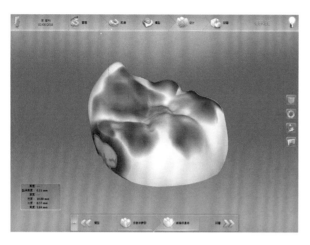

图 8-39　隐去模型后编辑修复体，可方便地调整邻接的部位和松紧

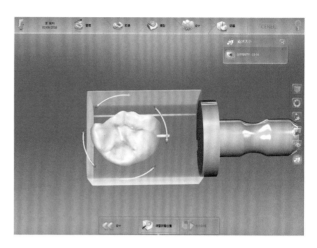

图 8-40　设计铸道位置，调整修复体在瓷块中的位置

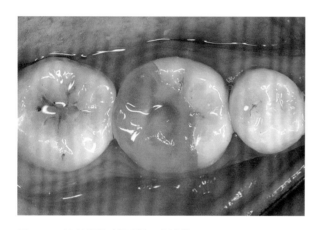

图 8-41　46 修复体磨切后的口内试戴

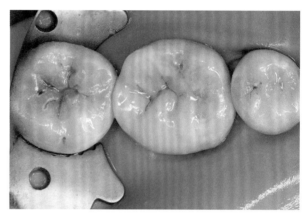

图 8-42　46 修复体经烧结、上釉、染色处理后，口内完成粘接

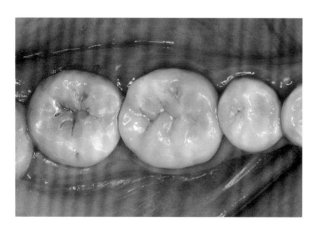

图 8-43　46 修复完成后

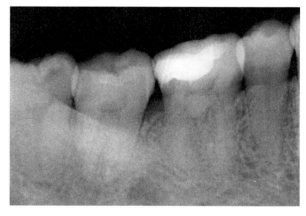

图 8-44　46 修复完成后 X 线片

（田　宇）

病例实战四　死髓后牙全覆盖嵌体冠

主诊医师：北京大学口腔医院牙体牙髓科　包旭东

就诊时间：2016 年 1 月

姓名：张某某

性别：女

年龄：46 岁

1. 主诉　右下颌后牙根管治疗后 1 年按计划修复。

2. 现病史　1 年前右下颌后牙诊断为牙髓 - 牙周联合病变，进行了根管治疗，1 年后复查病变已愈合，现按计划修复。

3. 既往史　无既往特殊病史。

4. 全身情况　健康。

5. 检查　46 殆面远中大面积牙色充填体完好，叩痛（-），不松动，牙龈正常。X 线片显示根充完善，根尖周无异常（图 8-45，图 8-46）。

6. 诊断　46 牙体缺损（根管治疗后）。

7. 治疗计划　46 嵌体冠修复。

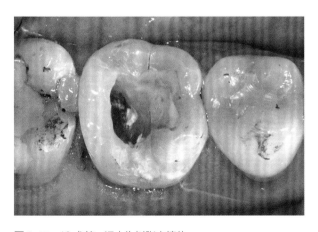

图 8-45　46 术前，远中为树脂充填体

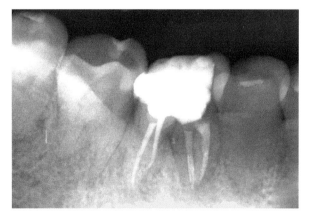

图 8-46　根管治疗后 1 年，根尖病变愈合

8. 设计思考　患牙大面积缺损，冠方牙体组织相对较少，在根管治疗中因寻找疏通钙化根管也破坏了较多的颈周牙本质（髓室底冠方 4mm 至髓底根方 4~6mm 的范围）。传统需要采用桩核冠的修复方式来获得固位，但桩道预备会进一步削弱已经薄弱的牙颈部，使牙齿更容易折裂。因此采用嵌体冠的修复方式，不需要在根管内打桩，利用髓腔获得机械固位和足够的粘接面，从而保存根管壁组织及牙颈部健康牙体组织。同时考虑采用弹性模量和牙本质接近的优润瓷来避免冠内修复体的应力集中问题。

9. 治疗步骤（图 8-47~ 图 8-66）

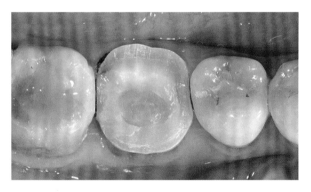

图 8-47　牙体预备后殆面观，注意髓腔中心固位形的预备，底要平，四壁稍外敞约 10°，组织面线角圆钝

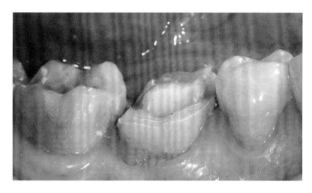

图 8-48　牙体预备后颊侧面像，四周呈对接边缘，无需预备轴壁

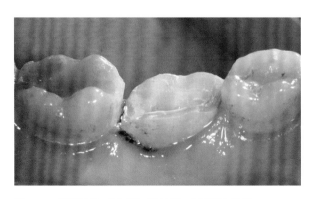

图 8-49　腭侧面像，四周呈对接边缘，无需预备轴壁

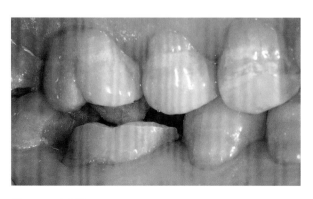

图 8-50　咬合像

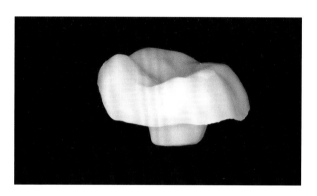

图 8-51　CAD 设计

图 8-52　修复体（3M Lava Ultimate），下方凸起为伸入髓腔的中心固位形

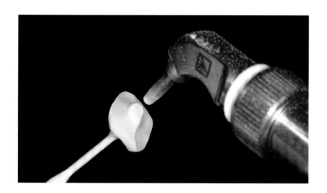

图 8-53　修复体抛光后组织面喷砂（使用不大于 50 目的氧化铝颗粒，压力 200kPa，距离 2~10mm，持续移动喷砂头）

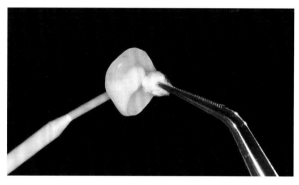

图 8-54　用乙醇棉球擦干净组织面的氧化铝颗粒

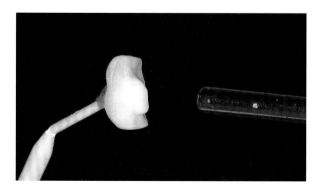

图 8-55　轻轻吹干，可见喷砂后组织面呈哑光状态

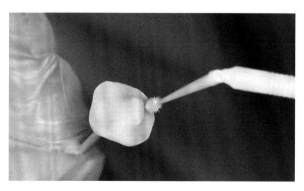

图 8-56　冲洗吹干后涂布粘接剂 20 秒（3M Scotchbond™ Universal），轻吹 5 秒，使溶剂充分挥发

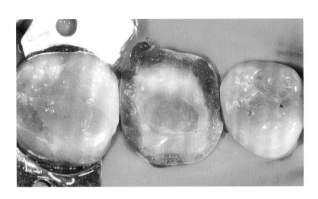

图 8-57　预备体表面处理，采用全酸蚀技术，先用 35% 磷酸酸蚀釉质表面

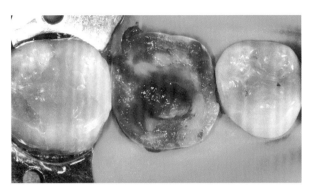

图 8-58　再酸蚀牙本质面（注意釉质酸蚀时间 15 秒，牙本质酸蚀时间不超过 10 秒）

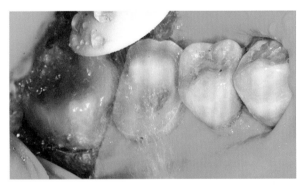

图 8-59　冲洗 15 秒去净酸蚀剂（冲洗时间≥酸蚀时间）

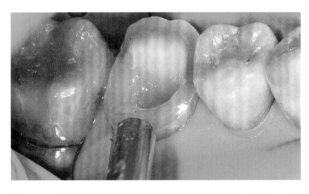

图 8-60　吹干表面后涂擦粘接剂 20 秒（3M Scotchbond™ Universal），轻吹 5 秒，使溶剂充分挥发

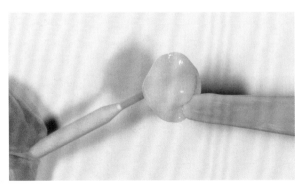

图 8-61　修复体组织面放置调和的树脂水门汀（3M ESPE RelyX™ Ultimate）

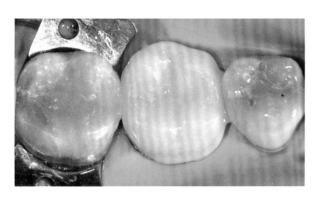

图 8-62　修复体就位，多余粘接剂从边缘溢出

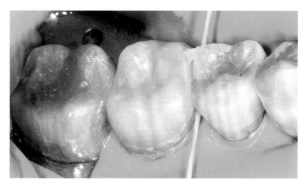

图 8-63　光照 2 秒后去除边缘多余粘接剂，邻面粘接剂用牙线去除

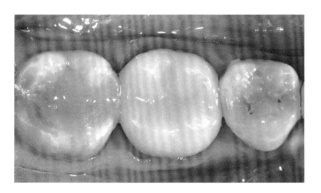

图 8-64　粘接后咬合面像

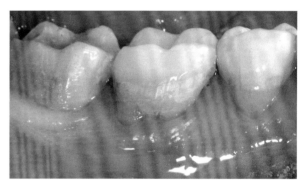

图 8-65　粘接后颊面像

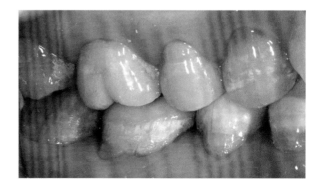

图 8-66　颊面咬合像

（包旭东）

病例实战五　死髓后牙全覆盖高嵌体

主诊医师：第四军医大学口腔医院牙体牙髓病科　田宇

就诊时间：2013 年 1 月 15 日

姓名：雷某

性别：女

年龄：46 岁

1. 主诉　左下颌后牙剧烈疼痛 1 天。

2. 现病史　左下颌后牙 20 年前曾行补牙，近半年有冷热刺激性疼痛，偶有自发性疼痛。昨日开始持续疼痛，渐加重，至夜晚疼痛剧烈，放散至左侧头面部，无法入睡，口服止痛药物。

3. 既往史　既往体健，否认有系统性疾病；否认有肝炎、艾滋病等传染性疾病；否认有药物过敏史。

4. 检查　口腔卫生尚可，牙石（＋），软垢较多，色素（－），牙龈正常；36 殆面见银汞充填材料，形态凹陷，近中邻面大面积深龋洞，近颊牙尖亦见小的龋洞口，近颊牙体组织透出下面变色的龋坏情况，探（＋），冷（＋），叩（－）；咬合关系正常，余未见明显异常。

5. X 线检查　36 近中较大透射影像，近髓，远中见小范围透射影。

6. 诊断　36 牙髓炎。

7. 治疗计划　36 根管治疗，椅旁数字化全瓷高嵌体修复。

8. 治疗步骤（图 8-67~ 图 8-80）

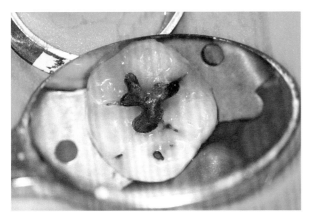

图 8-67　36 术前照片，可见𬌗面银汞充填物，形态凹陷，近中邻面有较大面积龋坏，近颊牙尖透出龋坏变色的表现

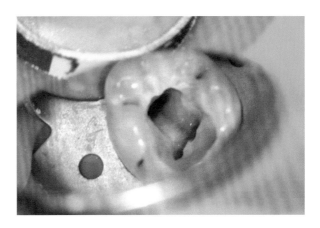

图 8-68　36 行显微根管治疗术，去除龋坏组织，拔除牙髓，清理、成形根管，热牙胶垂直加压充填，树脂封闭根管口

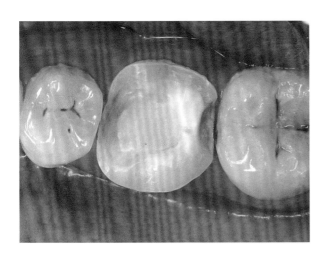

图 8-69　36 𬌗面全覆盖式高嵌体修复牙体预备，去净近、远中龋坏，利用部分髓腔增加固位

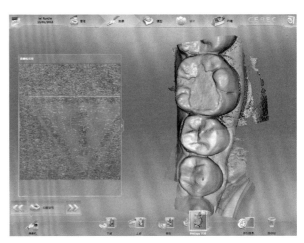

图 8-70　数字化模型的制备：为了获得与原始牙齿最接近的外形轮廓，采用复制模式，即备牙前先取患牙部位的数字模型

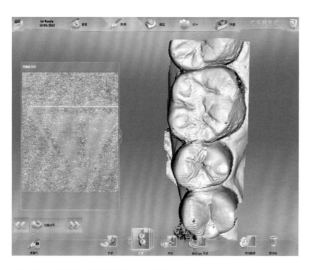

图 8-71　制取对颌牙的数字化模型

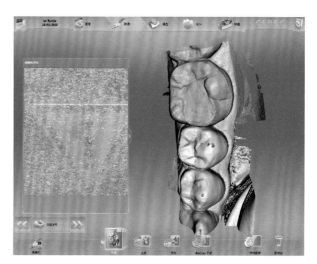

图 8-72　36 预备完成后，再次采集患牙部位的数字化模型

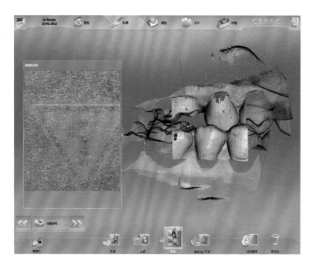

图 8-73　采集咬合关系图像

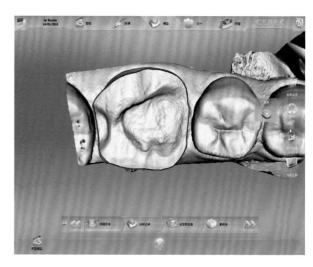

图 8-74　绘制 36 预备体的边缘线

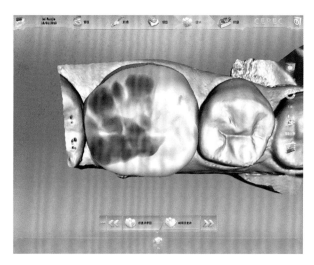

图 8-75　复制原形态并设计 36 修复体

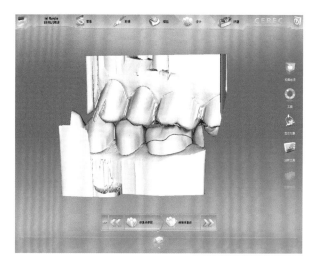

图 8-76　从不同角度检查设计的修复体

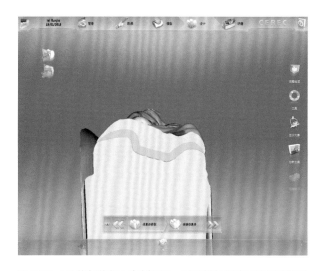

图 8-77　36 修复体颊舌向剖面图，可见修复体伸展并覆盖颊舌
侧牙尖，利用了部分髓腔来增加固位

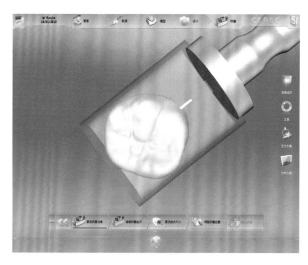

图 8-78　设计调整铸道部位及修复体在瓷块中的位置

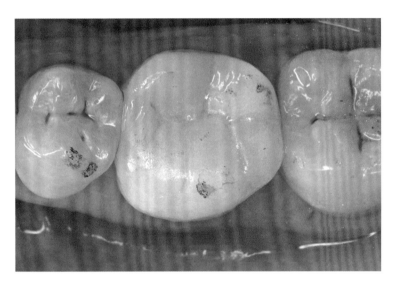

图 8-79 36 修复体经烧结、上釉、染色处理后，口内完成粘接，调整、检查接触情况

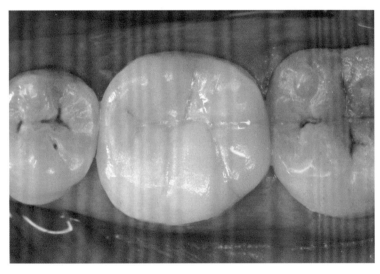

图 8-80 36 修复完成后

（田　宇）

病例实战六　后牙全冠修复

主诊医师：北京大学口腔医院牙体牙髓科　包旭东

就诊时间：2015年6月

姓名：张某某

性别：女

年龄：42岁

1. 主诉　要求修复左上颌后牙。

2. 现病史　患牙根管治疗后1周，要求进行冠修复。

3. 既往史　无既往特殊病史。

4. 全身情况　健康。

5. 检查　26咬合面充填体完好，叩痛（−），不松动，牙龈正常。X线片示根充完善，根尖区无异常。

6. 诊断　26牙体缺损（根管治疗后）。

7. 治疗计划　椅旁数字化方式，一次完成全冠修复。

8. 设计思考　根管治疗的成功在于控制感染，包括清除感染和预防再感染。有效及时的冠方封闭是预防再感染的重要环节。

9. 治疗步骤（图8-81~图8-92）

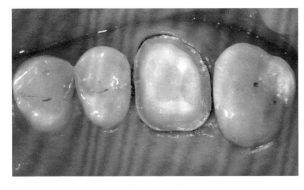

图8-81　26全冠预备体（咬合面观）

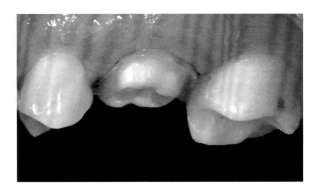

图8-82　26全冠预备体（颊面观）

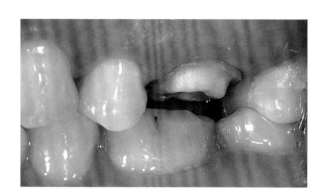

图 8-83　颊面咬合像

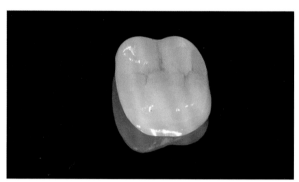

图 8-84　修复体（Ivoclar，e.max CAD，LTA2）

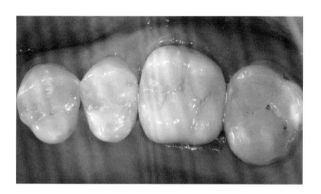

图 8-85　26 粘接即刻

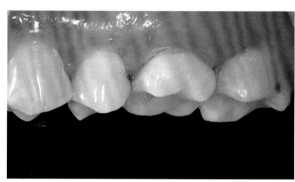

图 8-86　粘接后即刻（颊面像）

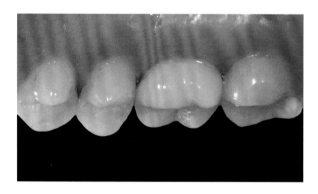

图 8-87　粘接后即刻（舌面像）

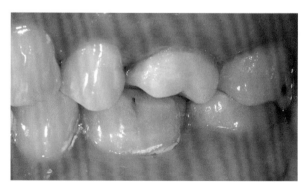

图 8-88　粘接后即刻（颊面咬合像）

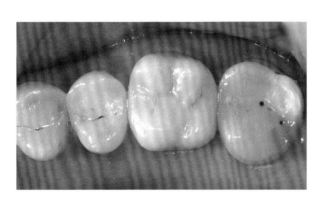

图 8-89　1 年复查（咬合面像）

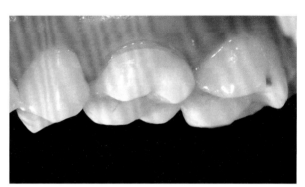

图 8-90　1 年复查（颊面像）

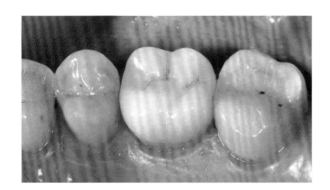

图 8-91　1 年复查（腭面像）

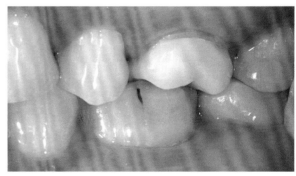

图 8-92　1 年复查（颊面咬合像）

（包旭东）

病例实战七　后牙殆贴面修复

主诊医师：北京大学口腔医院修复科　杨坚

治疗时间：2015 年 1 月

姓名：金某

性别：男

年龄：35 岁

1. 主诉　左下颌后牙咬物痛，伴冷刺激痛半年，要求修复。

2. 现病史　半年来左下颌后牙觉咬硬物痛，冷刺激敏感，否认自发痛史，要求修复。

3. 既往史　无特殊。

4. 全身状况　体健。

5. 口腔检查　36 牙冠远中殆面裂纹越过近远中边缘嵴，伴远中继发龋损（图8-93），可探入，冷测敏感，叩痛（－），不松动，牙龈未见明显异常，X 线片示缺损未近髓，根尖未见明显异常（图8-94）。

6. 诊断　36 隐裂牙，36 中龋。

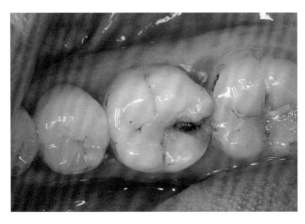

图 8-93　术前殆面照，裂纹贯穿近远中边缘嵴伴继发龋

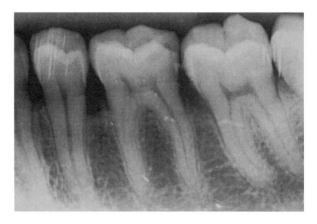

图 8-94　术前 X 线片

7. 修复设计　36 隐裂伴继发龋损，基牙活髓，颜色正常。远中继发龋充填后，考虑通过覆盖全𬌗面，降低隐裂纹所受的张力，从而有效降低裂纹继续扩展的可能性。由于基牙牙体基本完整，所以有足够的釉质用于粘接固位，故从微创的角度考虑应尽量减少健康牙体组织的磨除。本病例设计未继续往轴面颈部延伸，设计为高嵌体而非传统全冠。在微创和减少基牙有害拉应力之间找到一个平衡。采用含 10% 氧化锆的二硅酸锂的高强度玻璃陶瓷 Suprinity 进行修复，并选择 HT（高透）进行修复，以获得较好的修复体和基牙之间的颜色过渡。

8. 治疗计划　36 充填后𬌗贴面修复

9. 治疗步骤（图 8-95~ 图 8-104）

（1）龋齿树脂充填；

（2）牙体预备；

（3）CEREC 进行修复体设计；

（4）修复体切削后；

（5）修复体再结晶后；

（6）基牙 37% 的磷酸酸蚀后显示大量釉质获得保留；

（7）修复体粘接后，基牙和修复体边缘过渡自然；

（8）术后 X 线片未见多余粘接剂。

10. 治疗效果　术后患者咬物痛消失，𬌗贴面边缘过渡自然，术后效果美观可靠。

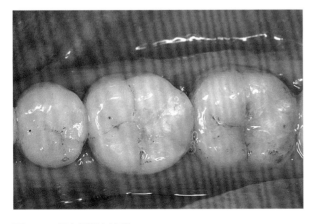

图 8-95　远中龋坏充填后

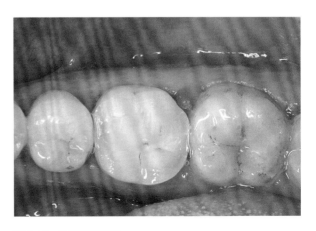

图 8-96　𬌗贴面预备后

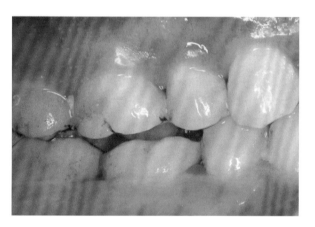

图 8-97　检查咬合面修复空间

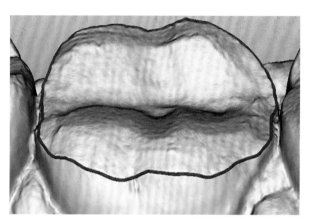

图 8-98　CEREC 设计殆贴面修复体

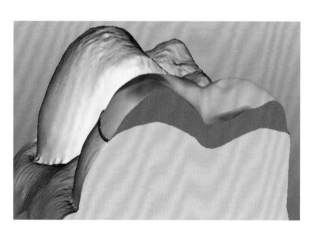

图 8-99　殆贴面修复体（剖面观）

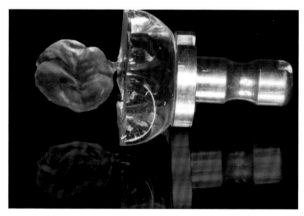

图 8-100　修复体切削完成后

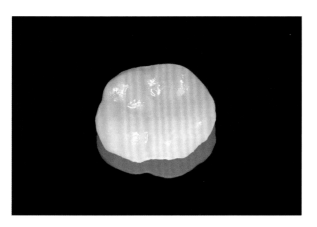

图 8-101　修复体再结晶后（咬合面观）

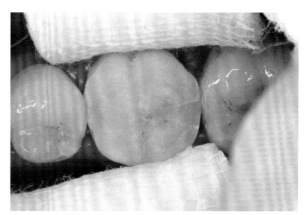

图 8-102　基牙用 37% 磷酸酸蚀后

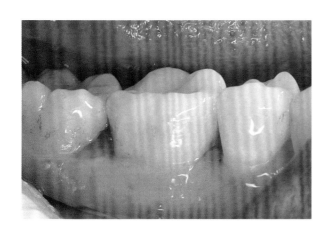

图 8-103　修复体粘接后

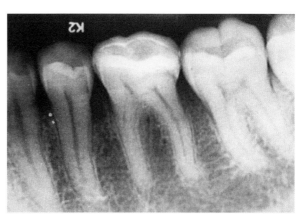

图 8-104　修复体粘接后 X 线片

（杨　坚）

病例实战八　单个前牙全冠修复

主诊医师：首都医科大学附属北京口腔医院修复科　刘星纲

合作者：秦倩

就诊时间：2016 年 2 月

姓名：王某

性别：男

年龄：27 岁

1. 主诉　右上颌中切牙外伤经根管治疗后 3 个月。

2. 现病史　3 个月前外伤致右上颌中切牙折断约一半，完成根管治疗已 3 个月。否认疼痛及牙龈出血史。希望尽快完成冠部修复，改善美观。

3. 既往史　否认既往拔牙等情况。

4. 全身状况　体健。

5. 检查　11 冠 1/2 处斜折，龈上轴壁牙体组织大于 4mm，远中面略外翻，叩痛（－），不松动。牙龈未见明显异常。X 线片示：11 根管内可见根充影像，致密，根尖区未见明显低密度影，未见明显根折影像（图 8-105，图 8-106）。

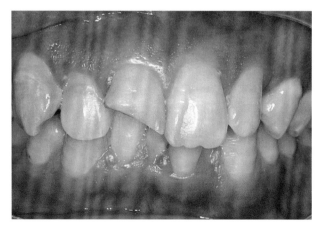

图 8-105　11 冠折，断端龈上

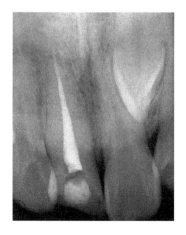

图 8-106　基牙已经过完善的根管治疗，未见明显根折与根尖低密度影像

6. 诊断　11牙体缺损。

7. 设计思考　这是一个前牙美学病例，可切削玻璃陶瓷加饰瓷的形式可以表现其更为丰富的质感与色泽。

8. 治疗计划　11石英纤维桩加椅旁数字化全瓷冠（e.max CAD加饰瓷）修复。

9. 治疗步骤（图8-107~图8-117）。

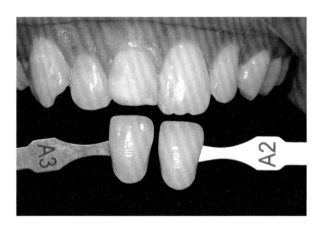

图 8-107　全冠预备前比色

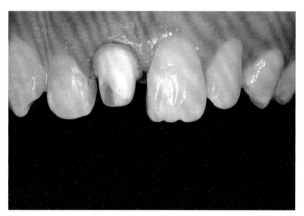

图 8-108　石英纤维桩与核树脂粘接后

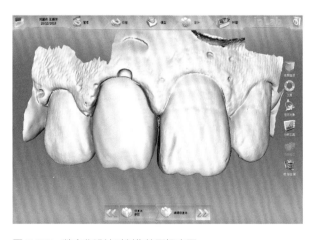

图 8-109　数字化设计时制作的回切内冠

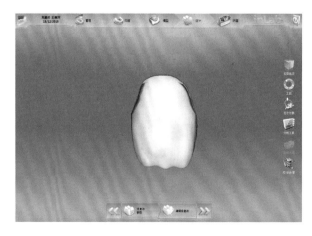

图 8-110　回切内冠的数字化模型

Practice of
Chairside Digital Dental
Restoration

366

椅旁数字化修复实战
——从入门到精通

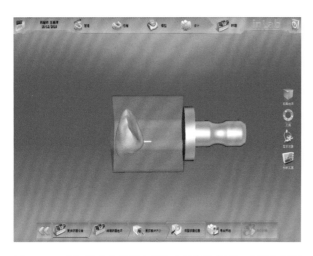

图 8-111　全冠数字化模型在瓷块内的摆放位置，支撑体置于舌侧

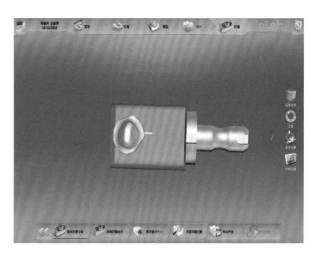

图 8-112　冠组织面显示较为光滑的预切削效果

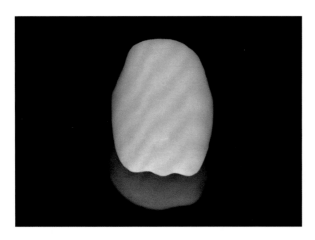

图 8-113　e.max CAD 切削完成的回切状全冠

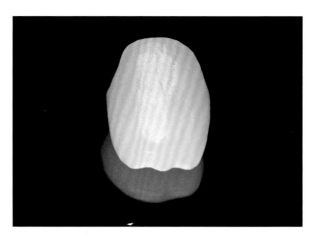

图 8-114　烧结后变为牙色

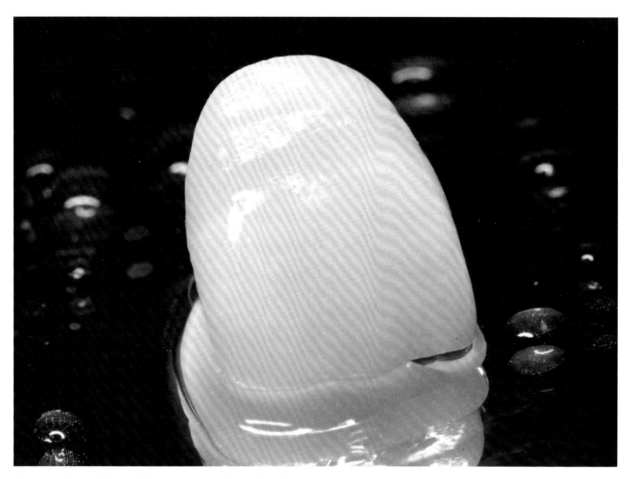

图 8-115　饰瓷加外染色后的效果，展现更佳的透光感与质地

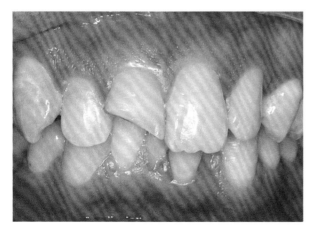

图 8-116　术前照片

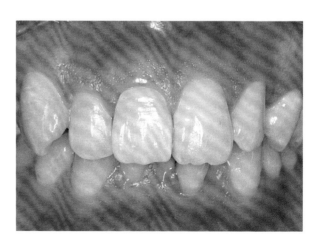

图 8-117　修复后即刻照片

（刘星纲）

病例实战九　单个前牙全冠修复

主诊医师：天津市德倍尔口腔　张振生

就诊时间：2015 年 12 月 18 日

姓名：田某某

性别：女

年龄：35 岁

1. 主诉　右上颌前牙旧牙冠牙龈发黑 4 年。

2. 现病史　患者自诉 4 年前右上颌中切牙因蛀牙疼痛，并进行根管治疗，之后进行牙套修复，自从牙冠修复后就可见牙龈发暗，近 2 年渐明显，偶有牙龈肿痛史、牙龈出血史。希望通过更换牙套来改善。

3. 既往史　有补牙史。

4. 全身状况　体健。

5. 检查　11 为旧金属烤瓷冠，唇侧边缘发黑，有金属边缘露出，叩（-），不松动，牙龈缘暗红（图 8-118，图 8-119）。全景 X 线片示：11 有白色根充物及阻射影的桩影像（图 8-120）。

6. 诊断　11 不良修复体。

7. 设计思考　经与患者沟通，其只希望更换前牙旧牙冠。考虑到旧冠拆除后，会暴露金属桩，金属桩是否能够拆除，如不能拆除可进行遮色处理；若可以拆除则用纤维桩来代替。患者同意治疗方案。

8. 治疗计划　11 旧冠更换。

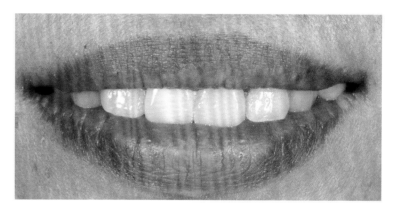

图 8-118　术前患者正面微笑观

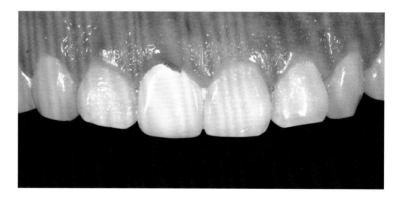

图 8-119　术前上颌牙正面观

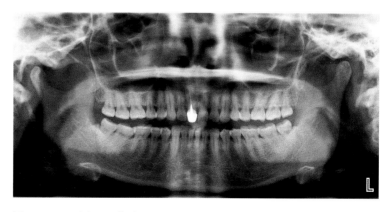

图 8-120　口腔全景 X 线片

9. 治疗步骤（图 8-121~ 图 8-127）

（1）和患者沟通并确定治疗方案；

（2）采集治疗前的上颌数字化印模：打开 CEREC 设备及软件，输入患者资料进入采集页面，因为患者的 11 前牙形态基本正常，可作为最终修复体的参考；

（3）牙体预备：去除旧烤瓷冠，金属桩尝试去除，但难度较高，担心强行取出会影响牙根，与患者沟通后决定保留，但应尽量消除露出的金属部分，唇侧尽量利用树脂覆盖遮色，但近中偏舌侧仍可见少量金属桩，再进行牙体修整预备；

（4）进行牙体预备后采集数字化印模；

（5）进行全瓷冠软件设计：按照复制前牙齿的外形生成全瓷冠修复体，进行细节调整，保证与邻牙对称；

（6）通过试戴调整全瓷冠，最终进行粘接完成，并可见获得的良好微笑效果。

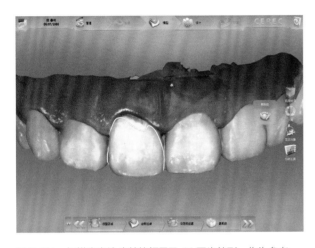

图 8-121　扫描患者治疗前的颌弓及 11 牙齿外形，作为参考

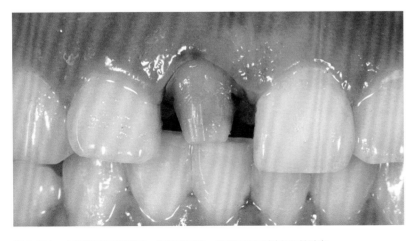

图 8-122　去除旧金属烤瓷冠，金属桩保留，唇侧尽量用树脂覆盖遮色

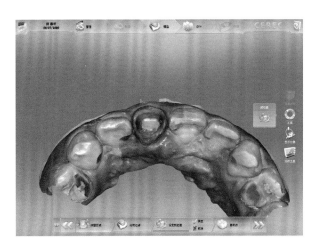

图 8-123　牙体预备后清晰的数字化印模

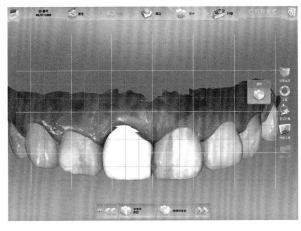

图 8-124　按照之前的牙齿外形复制

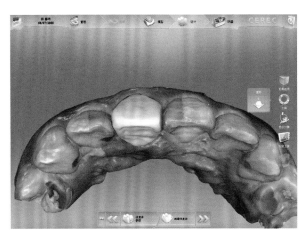

图 8-125　保证 11 与 21 的对称

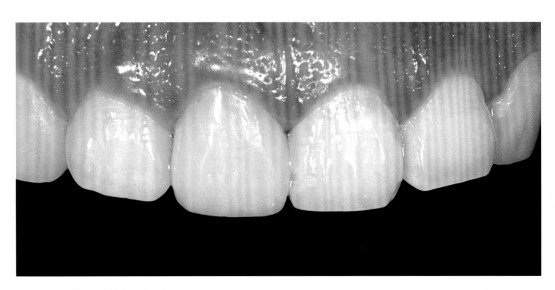

图 8-126　全瓷冠粘接完成（口内观）

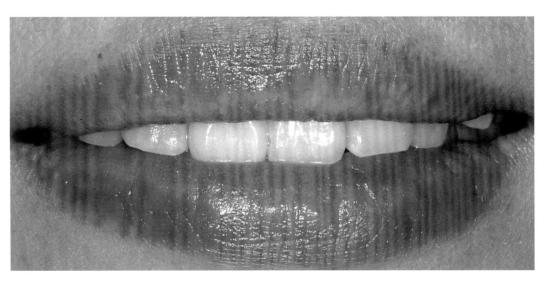

图 8-127　全瓷冠粘接完成

（张振生）

病例实战十　多个前牙冠修复

主诊医师：首都医科大学附属北京口腔医院修复科　刘星纲

就诊时间：2014 年 5 月

姓名：李某某

性别：女

年龄：36 岁

1. 主诉　上颌前牙冠修复 10 年，脱落 3 周。

2. 现病史　10 年前 4 颗上颌前牙联冠修复，3 周前 4 个牙冠脱落，2 周前于牙体牙髓科完成根管治疗，否认疼痛及牙龈出血史。希望尽快完成冠部修复，改善美观。

3. 既往史　否认既往拔牙等情况。

4. 全身状况　体健。

5. 检查　12—22 残冠，龈上轴壁牙体组织大于 2mm。叩痛（－），不松动，牙龈未见明显异常，烤瓷冠可复位（图 8-128）。覆𬌗、覆盖关系大致正常。X 线片示：12—22 根管内可见根充影像，致密，根尖区未见明显低密度影。

6. 诊断　12—22 牙体缺损。

7. 设计思考　这是一个前牙美学病例，此类病例一般对于时效性要求较高，患者在就诊时也反复强调要尽快完成冠部的修复。主诊医师根据此类病例的一般规律，结合患者的主观要求，使用椅旁数字化技术，应用长石质玻璃陶瓷（CEREC Blocs PC），采用数字化复制方式完成冠部修复。因为良好的术前交流与精确、快速的数字化复制技术的使用，冠部修复体在 1 天内完成，并且美学接受度具有良好的可预测性。

8. 治疗计划　12—22 石英纤维桩，椅旁数字化全瓷冠修复。

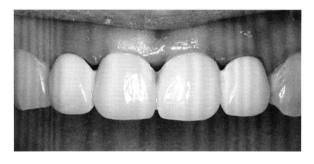

图 8-128　脱落的烤瓷联冠可复位

9. 治疗步骤（图8-129~图8-145）

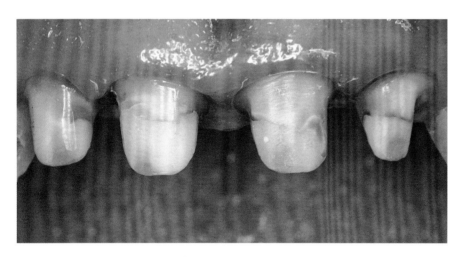

图 8-129　基牙已经过完善的根管治疗，石英纤维桩与核树脂粘接后

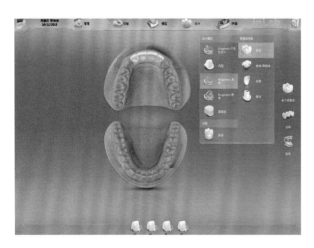

图 8-130　椅旁数字化软件中选择复制模式

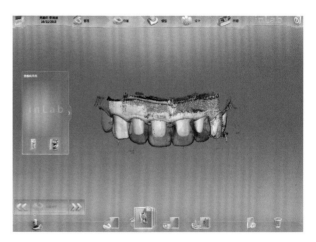

图 8-131　数字化工作模型与复制模型自动匹配重合，可检查备牙间隙是否足够

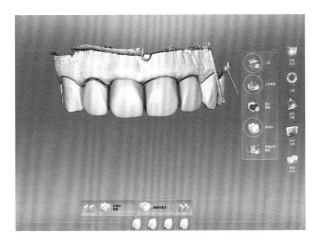

图 8-132　复制模式快速生成的初始修复体

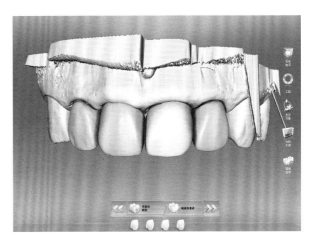

图 8-133　选中 1 个修复体，准备进行数字化修改

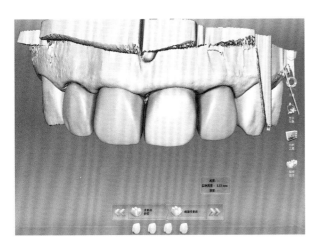

图 8-134　延长唇面的转角线，改善视觉长宽比

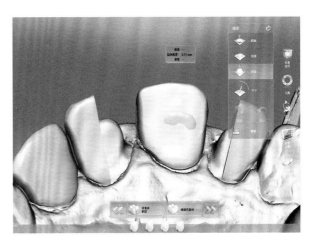

图 8-135　检查舌侧，修复体局部过薄

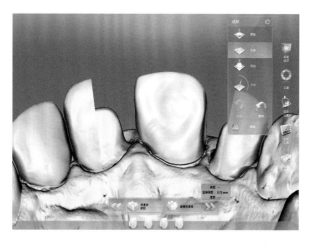

图 8-136　增加舌侧的边缘嵴，形成边缘增力环，提高修复体强度

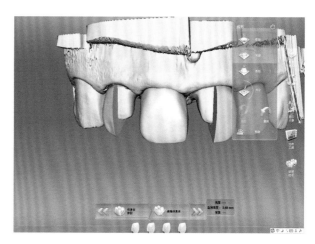

图 8-137　同法数字化编辑对侧同名牙

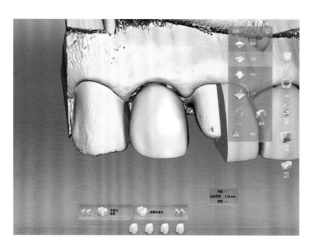

图 8-138　12 数字化修整

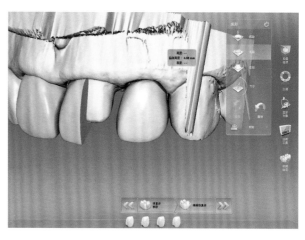

图 8-139　22 数字化修整

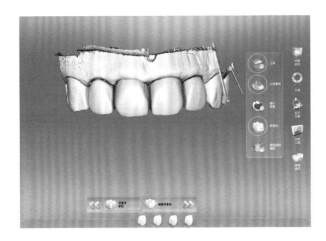

图 8-140　复制模式初始生成的修复体特写

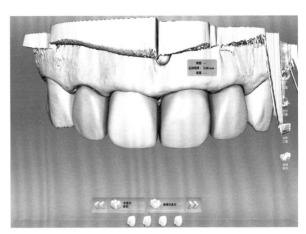

图 8-141　经过快速数字化修整后的修复体

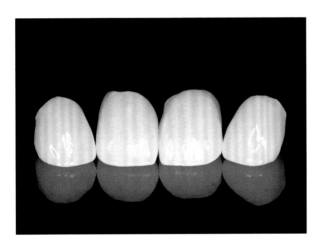

图 8-142　修复体上釉后

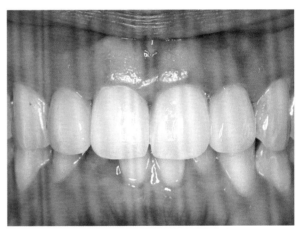

图 8-143　修复体口内粘接后

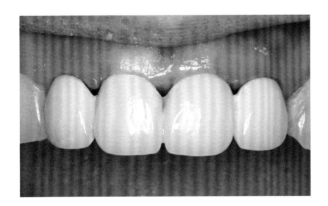

图 8-144　修复前旧修复体外观

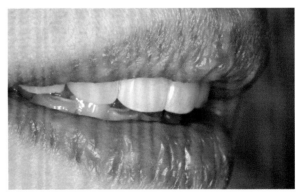

图 8-145　全瓷冠修复后唇齿关系像

（刘星纲）

病例实战十一　　多个前牙贴面修复

主诊医师：天津市德倍尔口腔　　张振生

就诊时间：2015 年 9 月 2 日

姓名：李某某

性别：男

年龄：40 岁

1. 主诉　　上颌前牙有间隙不美观 30 余年。

2. 现病史　　患者自诉牙齿有间隙、不美观，无牙痛及牙龈出血史。希望通过瓷贴面来关闭间隙并改善美观。

3. 既往史　　有定期检查牙齿史。

4. 全身状况　　体健。

5. 检查　　上颌前牙 13—23 牙齿有间隙，颜色尚可，12、22 形态异常、偏小，牙齿轻度不齐，11、21 牙齿稍向腭侧内倾，11 切端有豁口，叩（－），不松动，牙龈未见明显异常（图 8-146，图 8-147）。48 有龋坏，近中倾斜阻生，叩（－），冷（－）。18、28、38 智齿正位。全景 X 线片示：13—23 牙根未见明显异常，牙槽骨无水平及垂直吸收，牙槽嵴顶影像清晰（图 8-148）。

6. 诊断

（1）13—23 牙齿散在间隙；

（2）11 切端小缺损；

（3）48 阻生牙；

（4）18、28、38 智齿正位。

7. 设计思考　　通过检查患者前牙有间隙影响美观。因为牙齿有轻度不齐，存在牙龈高度不一致，但患者属于高笑线，笑的过程中不会露出牙龈，所以牙龈可不采取任何方式来处理。患者因时间原因希望就诊次数减少，经与患者沟通后同意采取椅旁完成瓷贴面修复。

8. 治疗计划

（1）牙周基础治疗；

（2）13、12、11、21、22、23 CEREC 全瓷贴面修复；

（3）48 拔除；

（4）18、28、38 定期检查，必要时拔除。

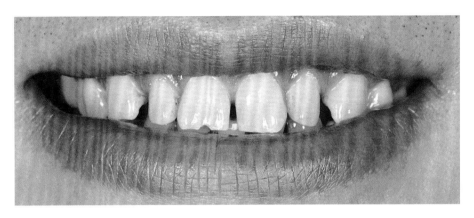

图 8-146　术前正面微笑观

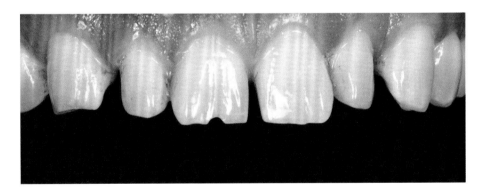

图 8-147　上颌牙正面观

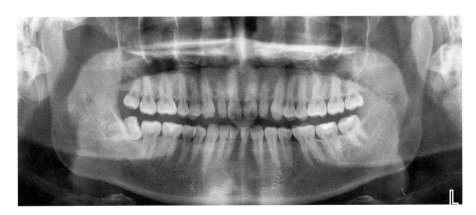

图 8-148　口腔全景 X 线片

椅旁数字化修复实战
————从入门到精通

9. 治疗步骤（图8-149~图8-161）

（1）与患者沟通确定治疗方案，因为患者的牙龈情况良好，牙周洁治与前牙美学修复同期进行。

（2）采用口内树脂封闭间隙、恢复牙齿外形的方式进行口内的即刻设计，并与患者进行沟通。患者可以很直观地看到修复后的效果，增强治疗的信心。

（3）采集治疗前的上颌数字化印模：打开 CEREC 设备及软件，输入患者资料进入采集页面；扫描树脂复型后的牙齿。

（4）牙体预备：按照瓷贴面的预备原则进行牙体预备。

（5）进行牙体预备后采集数字化印模：得到清晰的牙体预备后的数字化印模。

（6）进行瓷贴面设计：按照设计步骤，并复制树脂复型后牙齿的外形，设计出每一个瓷贴面修复体。

（7）设计完成可利用 DSD 功能来检验设计效果，可以在三维效果下来检测贴面设计完的形态，以及与口唇的位置关系。

（8）确定最终贴面设计，进行贴面研磨与制作。有时为了试戴和调整方便，可取硅橡胶模型，灌制石膏模型来进行试戴和调磨。

（9）通过试戴调整瓷贴面，最终进行粘接完成，可见正面微笑效果与术前相比美学效果得到明显提升。

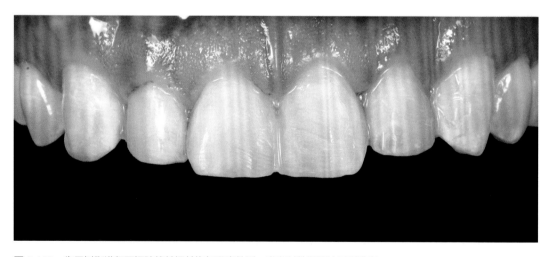

图 8-149　先用树脂进行牙间隙的关闭并恢复牙齿外形，患者对美学设计目标满意

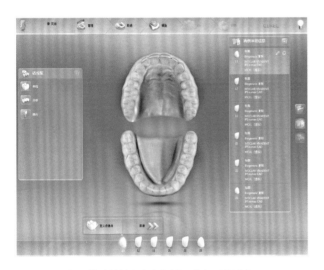

图 8-150　打开软件并输入患者资料，准备采集影像

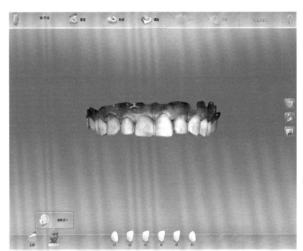

图 8-151　扫描树脂复型后的颌弓，作为参考

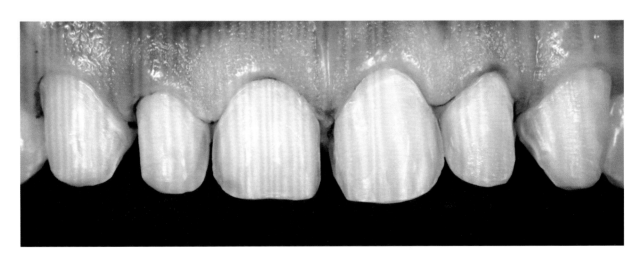

图 8-152　进行牙体预备

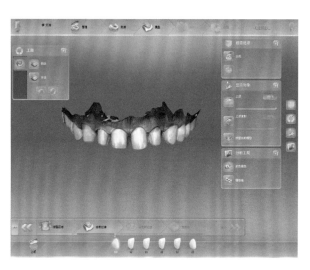

图 8-153　取得清晰完整的数字化印模

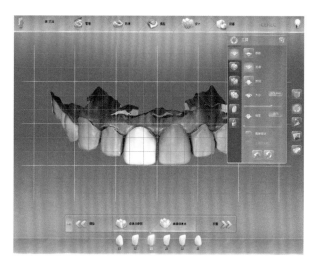

图 8-154　利用软件进行瓷贴面设计

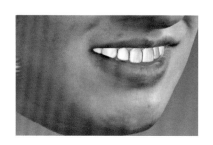

图 8-155　贴面设计完右侧微笑效果

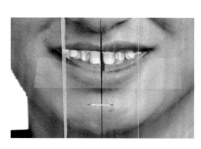

图 8-156　贴面设计完正面微笑效果

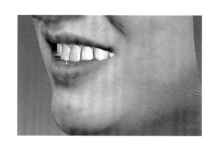

图 8-157　贴面设计完左侧微笑效果

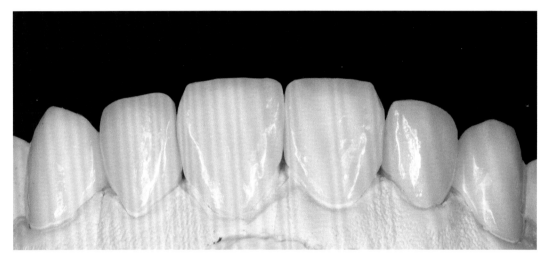

图 8-158　瓷贴面制作完成

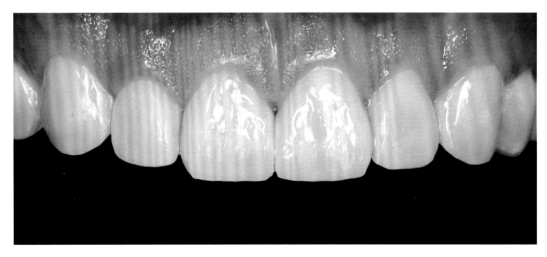

图 8-159　瓷贴面修复完成

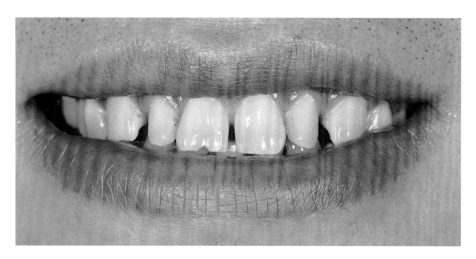

图 8-160　修复前微笑正面观

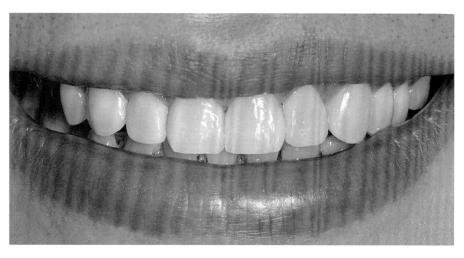

图 8-161　完成瓷贴面修复后微笑正面观

（张振生）

病例实战十二　多个前牙贴面修复

主诊医师：天津市德倍尔口腔　张振生

就诊时间：2015 年 11 月 25 日

姓名：牛某某

性别：女

年龄：53 岁

1. 主诉　上颌前牙发黄、不美观 40 余年。

2. 现病史　患者自诉从替牙后就发觉牙齿发黄，轻度不齐，近 3 年来牙齿颜色发黄加重。偶有牙龈肿痛史、牙龈出血史。希望通过瓷贴面来改善美观。

3. 既往史　有洁牙史。

4. 全身状况　体健。

5. 检查　上颌前牙 13—23 颜色发黄，牙齿颈部、体部、切端的颜色不均一，牙齿轻度不齐，11、21 牙齿稍向腭侧内倾，而且 13—23 每颗牙近远中均有龋坏，叩（－），不松动，牙龈未见明显异常，深覆𬌗轻度（图 8-162，图 8-163）。15 缺失，16—14 为金属烤瓷桥，边缘发黑，叩（－）。47、36 缺失，37 残根，叩（－）。28 有龋坏，叩（－），冷（－）。38 近中倾斜，有龋坏，叩（－）。全景 X 线片示：13—23 牙根未见明显异常，牙槽骨约与根长 2/3 水平，牙槽嵴顶影像清晰（图 8-164）。

6. 诊断

（1）13—23 牙齿色黄，轻度不齐；

（2）16—14 金属烤瓷桥；

（3）47、36 缺失；

（4）37 残根；

（5）28、38 龋齿。

7. 设计思考　通过检查，患者牙齿问题较多，应从解决所有问题入手，牙周的维护，缺失牙的种植修复，有问题智齿的拔除，还有前牙美观问题。但患者自身较着急解决的问题是前牙美观问题，所以依患者的主诉及问题先后来列出治疗计划。并且患者强调治疗时间和次数要尽量缩短与减少，故考虑椅旁数字化修复来完成前牙美学修复。

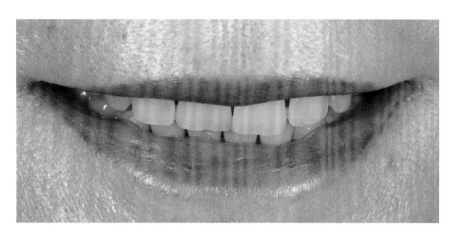

图 8-162　患者术前正面微笑观

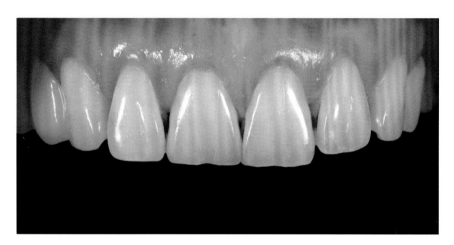

图 8-163　上颌牙术前正面观

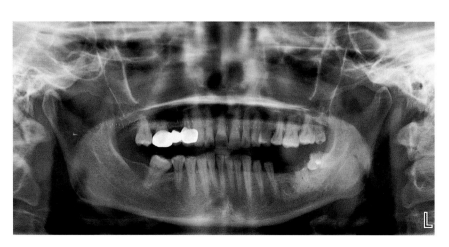

图 8-164　患者全景 X 线片

8. 治疗计划

（1）牙周基础治疗；

（2）13、12、11、21、22、23 CEREC 全瓷贴面修复；

（3）16—14 更换旧金属烤瓷桥；

（4）28、37、38 拔除；

（5）36、37、47 种植牙。

9. 治疗步骤（图 8-165~ 图 8-178）

（1）和患者沟通牙齿问题，并确定治疗方案，因为患者的牙龈情况基本良好，故牙周洁治与前牙美学修复同期进行。

（2）先进行牙周洁治。

（3）采集治疗前的上颌数字化印模：打开 CEREC 设备及软件，输入患者资料进入采集页面。因为患者的前牙形态与排列基本正常，患者也不希望做更多的调整，考虑最终修复体的形态与位置基本不会有太大调整，只是 11、21 的瓷贴面可以稍加厚，以此来与整个的颌弓外形相匹配。故可以扫描之前的颌弓作为参考。

（4）牙体预备：按照瓷贴面的预备原则进行，可见牙齿的近远中均有龋坏，将其进行彻底清除，并充填。

（5）进行牙体预备后采集数字化印模：一般扫描完都会留下边缘的伪影，利用切割功能进行修整，得到清晰的牙体预备后的数字化印模。

（6）进行瓷贴面设计：摆放好数字化印模位置，画出每颗牙体预备后的牙齿边缘线，设置好就位道，并复制之前牙齿的外形，最后一起生成瓷贴面修复体。

（7）设计完成：可以利用 DSD 功能来检验设计效果，可以在三维效果下来检测贴面设计完的形态以及与口唇的位置关系。

（8）确定最终贴面设计，进行贴面研磨，瓷贴面制作完成。

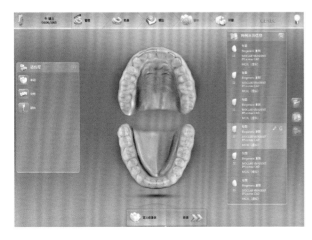

图 8-165　打开软件，输入患者资料，进行设置

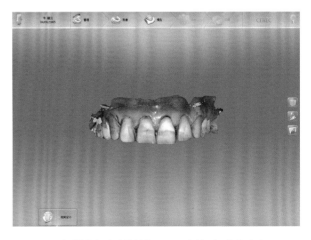

图 8-166　扫描患者治疗前的颌弓及牙齿外形，作为参考

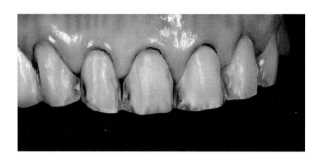

图 8-167　按照瓷贴面牙体预备标准进行预备

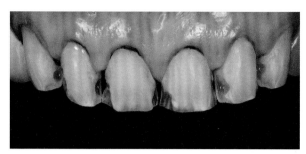

图 8-168　可见牙齿的近远中龋坏，需进行清除

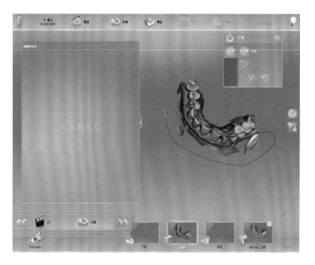

图 8-169　扫描患者治疗前的颌弓及牙齿外形，作为参考

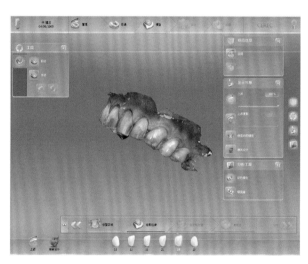

图 8-170　牙体预备后的清晰的数字化印模

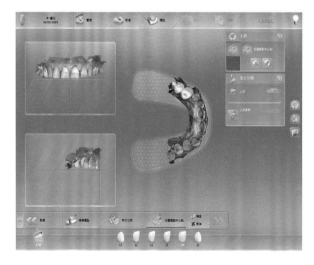

图 8-171　摆放好数字化印模位置

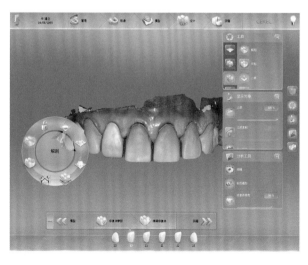

图 8-172　每颗贴面进行设计调整

10. 治疗效果 通过试戴调整瓷贴面，最终进行粘接完成，并可见最终微笑效果（图8-175，图8-176）。

综上所述，椅旁完成前牙美学修复需要了解患者的要求，根据临床需求来安排治疗流程，当沟通达成即刻前牙美学修复，则对每个步骤和环节进行预测与准备，使治疗流程合理、顺畅，使当日完成的病例达到既高效又出色的修复效果。

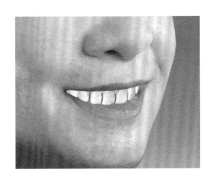

图 8-173　贴面设计完右侧微笑效果

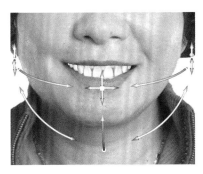

图 8-174　贴面设计完正面微笑效果

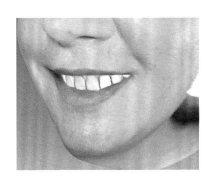

图 8-175　贴面设计完左侧微笑效果

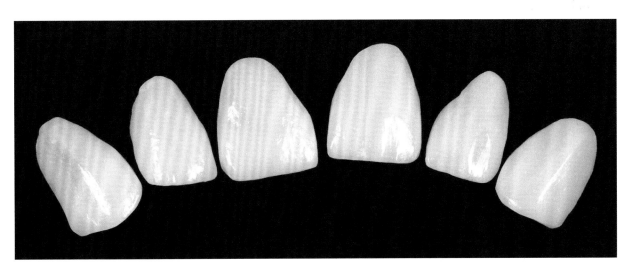

图 8-176　瓷贴面制作完成

390

Practice of
Chair-side Digitized Dental
Restoration

椅旁数字化修复实战
----从入门到精通

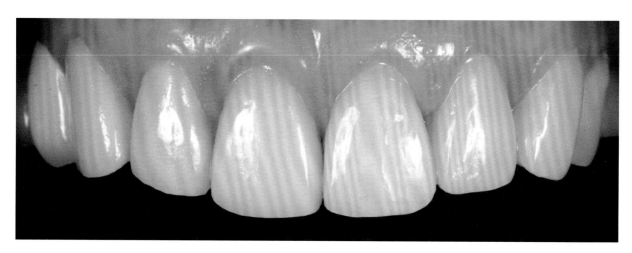

图 8-177　瓷贴面修复完成

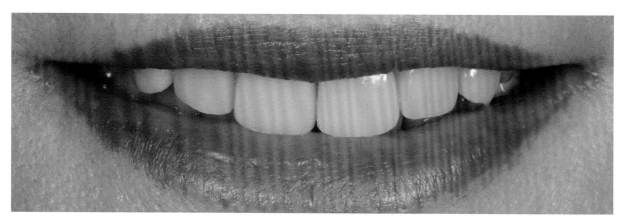

图 8-178　瓷贴面修复完成微笑观

（张振生）

病例实战十三　上颌前牙微创贴面修复

主诊医师：北京大学口腔医院门诊部综合科　刘星

就诊时间：2016 年 8 月

患者：李某某

性别：女

年龄：35 岁

1. 主诉　上、下颌前牙较小、间隙较大。

2. 现病史　患者自小有咬绳子的不良习惯，导致前牙区牙体散在间隙较多，且牙形较小，牙色较深。此前曾做过正畸治疗，否认牙齿不适症状，要求关闭间隙，改善牙齿形态和颜色。

3. 既往史　否认。

4. 全身情况　健康。

5. 检查　14—24，34—44 牙体形态较小，可见多牙有散在间隙，上颌前牙略内倾，未见明显龋坏及牙体缺损，叩痛（－），不松动，牙龈色粉，未见明显炎症表现。患者侧面像可见面下 1/3 较凹陷。X 线检查未见异常（图 8-179~ 图 8-184）。

6. 诊断　错𬌗畸形（正畸治疗初步矫治后）。

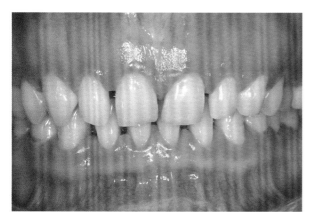

图 8-179　术前正面咬合像

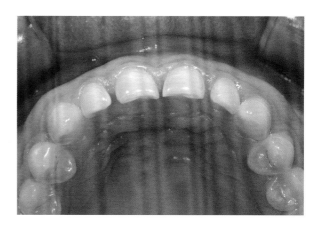

图 8-180　术前上颌前牙咬合面像

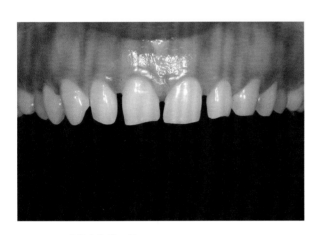

图 8-181　术前上颌前牙像

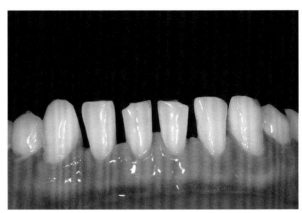

图 8-182　术前下颌前牙像

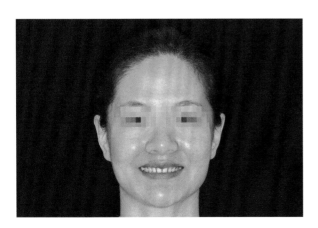

图 8-183　术前正面微笑像

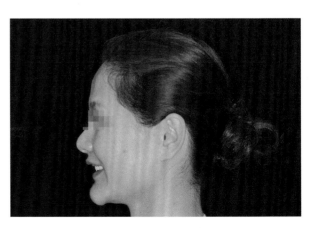

图 8-184　术前侧面微笑像

7. 设计思考　患者 5 年前曾于我处做过口腔检查，由于儿时不良咬物习惯，造成前牙区牙齿发育排列异常，表现为牙齿形态小且不规则，牙列间隙多且分布不均。建议其以修复为导向进行初步的正畸治疗，将间隙均匀分布，为修复创造空间。患者于外院完成正畸治疗后来我处就诊要求修复。初诊表现为前牙区散在间隙，较为均匀；牙齿形态仍旧不佳，有过小牙和不规则磨损。牙齿排列方面，中线基本与面中线一致，𬌗面观可见上颌前牙稍内倾，侧面像可见面下 1/3 较为凹陷。此外，患者对牙齿颜色不满意，要求尽量变白。因此，其主要治疗方向为关闭间隙，恢复牙齿形态，改善上颌前牙凸度，改变牙齿颜色。

8. 治疗计划　贴面修复（微创）。

9. 治疗步骤（图 8-185~ 图 8-206）

（1）术前进行 DSD 微笑设计，与患者沟通并达成一致；

（2）运动面弓结合 CBCT 测量𬌗架数据；

（3）制作蜡型；

（4）mock-up Biocopy；

（5）以 mock-up 为基础预备，几乎无备牙；

（6）预备完成后口内基牙数字印模；

（7）CEREC DSD；

（8）CEREC 虚拟𬌗架设计；

（9）CAM 加工及加工后处理；

（10）口内粘接；

（11）修复完成及复查。

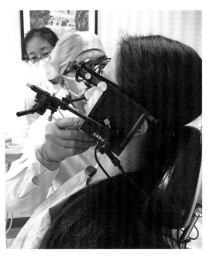
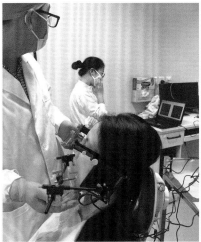
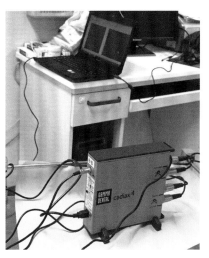

图 8-185　运动面弓咬合诊断

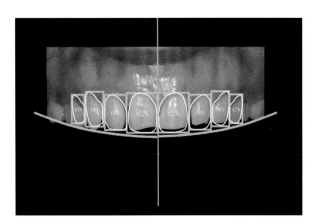

图 8-186　DSD 美学设计

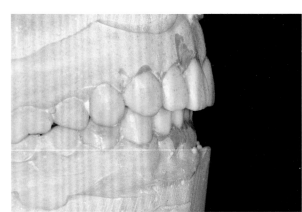

图 8-187　诊断蜡型侧面观

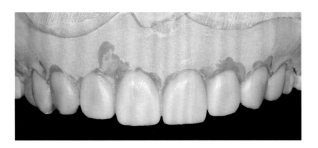

图 8-188　诊断蜡型上颌

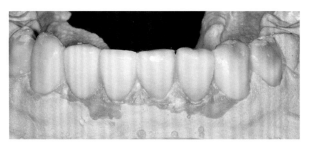

图 8-189　诊断蜡型下颌

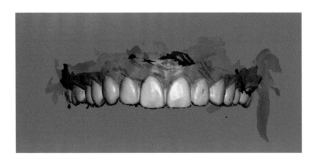

图 8-190　Biocopy 上颌

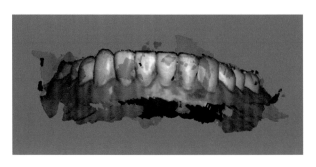

图 8-191　Biocopy 下颌

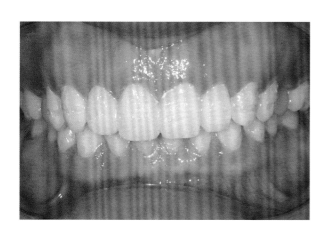

图 8-192　Mock-up 上牙体定深预备

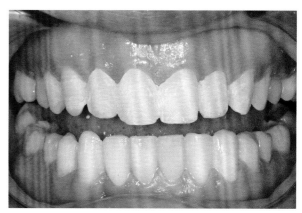

图 8-193　唇侧初步预备完成

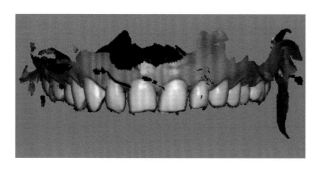

图 8-194　上颌数字印模

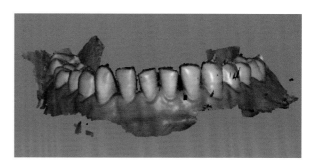

图 8-195　下颌数字印模

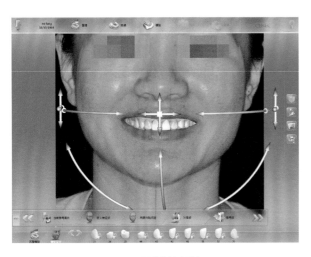

图 8-196　CEREC DSD 口唇分析与设计

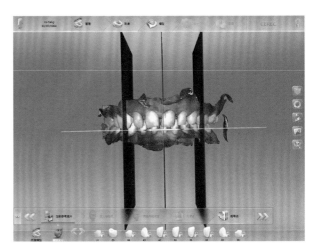

图 8-197　CEREC DSD 牙齿形态分析与设计

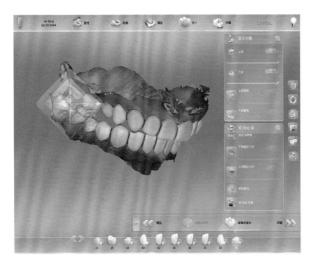

图 8-198　CEREC 虚拟𬌗架咬合检查与设计（1）

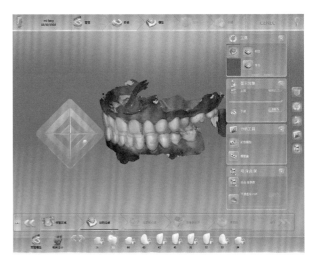

图 8-199　CEREC 虚拟𬌗架咬合检查与设计（2）

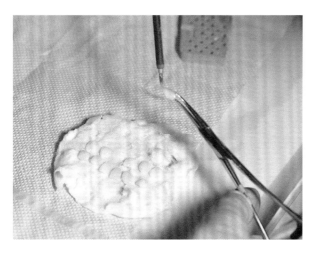

图 8-200　修复体染色上釉

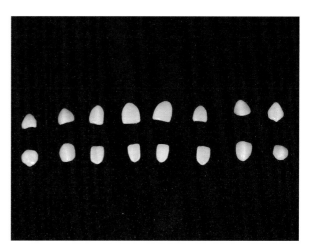

图 8-201　修复体染色上釉后

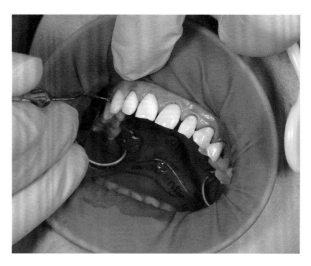

图 8-202　隔湿，排龈，准备粘接

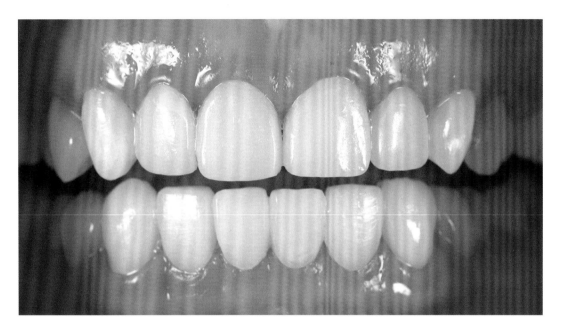

图 8-203　修复完成即刻口内像

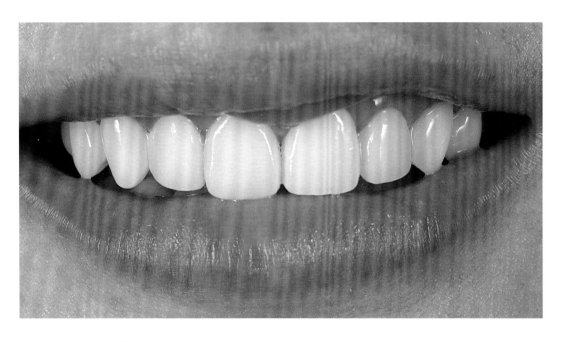

图 8-204　修复完成即刻口唇局部像

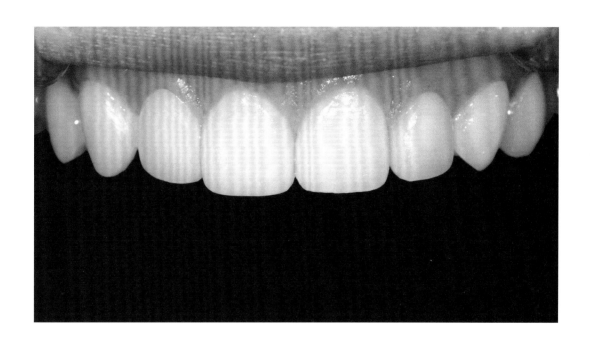

图 8-205　修复后复查口内像

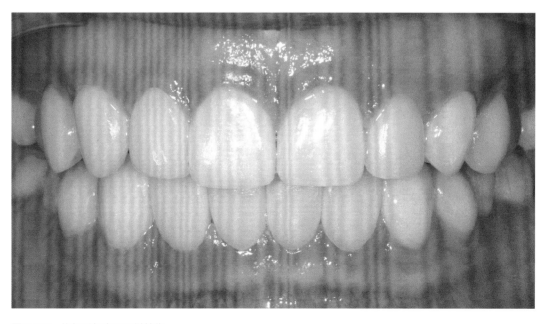

图 8-206　修复后复查口唇微笑像

（刘　星）

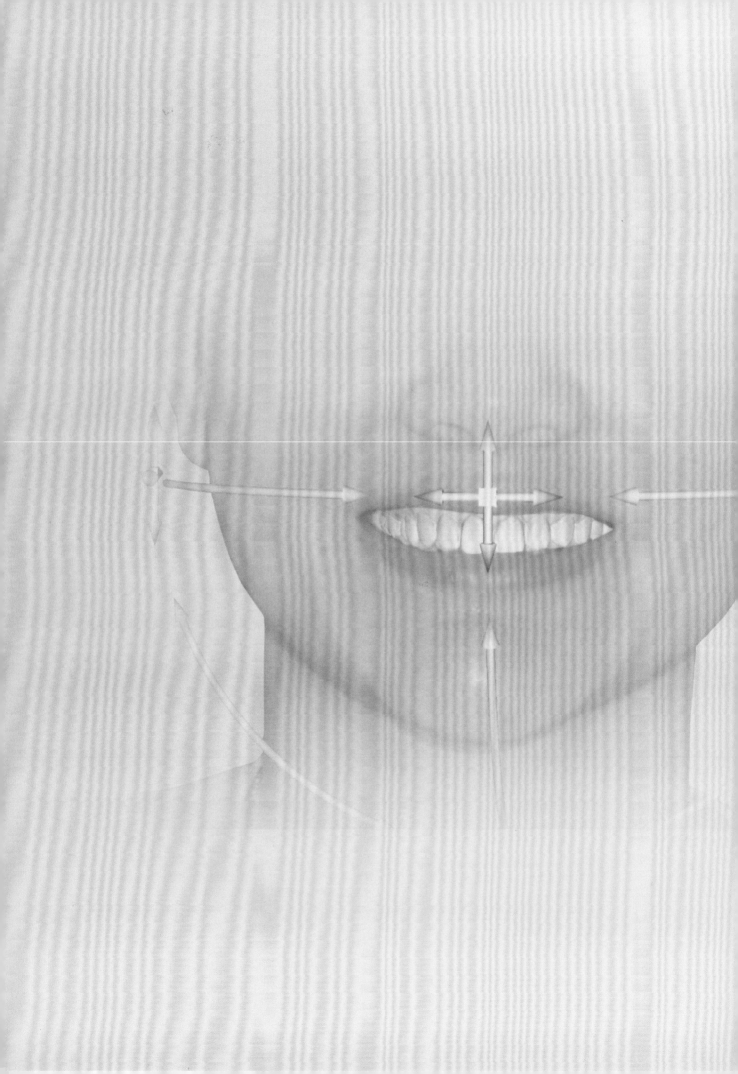

第九章

椅旁数字化修复的未来

第一节　椅旁修复系统的隐性价值

　　椅旁数字化修复的相关技术在过去 30 余年间不断发展改进，致力于数字化系统开发和生产的厂家也逐渐增多，相对于传统技工室修复，椅旁数字化修复的便捷性、病例资料的可回顾和可重复性显著提高。

　　本书前文已对如何使用椅旁修复系统做了详细介绍，可指导操作者对椅旁修复系统基本功能的完善使用。然而，其本身特性所带来的功能不仅限于此，还较为突出的主要体现在教育和管理两个方面。

一、椅旁修复系统的教育价值

　　在教育方面，由于数字化系统本身的可回顾性和自检性，因此，可借助该系统收集分析使用者（包括医师和技师）修复工作的完成度。例如，借助病例信息中的数字印模，医师可以检查此前进行的牙体预备是否完善。其价值体现在两个方面，即医师自检和教学检查。医师自检是指医师在牙体预备完后，可将口内的预备体通过光学扫描转化为数字印模，并由计算机放大数十倍（CEREC 可放大 20 倍），如此所有的牙体预备问题将暴露无遗，即便是在显微镜下也很难达到这样的细微程度。因此，可以很轻松地发现自身的问题，从而合理规划学习方案和改进办法，提高自身的医疗水平。教学检查是指对实习医师临床工作进行有目的性的收集和抽查，由带教老师或经验丰富的上级医师检查实习医师牙体预备和修复体设计是否有纰漏或不足，从而进行有针对性的临床指导，促进学生快速进步，掌握正确的临床技能，并在教学后续工作中进行二次抽查，关注学生的学习情况，给出合理评价并因材施教。

　　此外，借助数字化的数据储存和分享，不同医疗机构、不同地区，甚至不同国家的医师和技师可以进行直观高效的交流，对于疑难病例的治疗分析和设计、成功和失败病例的分享无疑指出了一条光明大道。让医师和技师可以从不同方面、不同角度来提高自己的诊疗技术和能力。

　　由于数字化的病例数据储存形成的数据库，可帮助医师简单有效地按照目的进行分类、统计，从而有针对性地研究某一类疾病或修复体或材料的某些特性。此外，不同地区的数据共享后，可以形成健康大数据，对某一地区、某一人群的整体发病率、治疗情况和预后等问题进行大样本的研究，以探究疾病的根源和更加行之有效的治疗方案。

二、椅旁修复系统的管理价值

众所周知，经营和管理要用数据来说话。诊疗机构的运营状况只有通过统计的具体数字，才能较为客观准确地反映，在过去传统的治疗体系里，诊疗机构管理者较难统计下属单位和人员的工作情况，借助数字化系统本身的数据基础，管理者可以随时获取即时的统计数据，从而及时调整机构运营的方向，严格把控设备和材料的采购和库存管理。根据分析所得医疗人员的工作特点以合理调整其工作重心，提高整体工作效率。

第二节　开放椅旁修复系统

随着云技术的发展和网络共享精神的体现，这种可重复性将不仅仅体现在已获取的病例信息在原始软件中进行回顾和再现，以及已完成的修复体通过再次调用数据文件进行快速复制加工。更进一步的是将每个独立数字化系统开放，使各个系统间可以相互交流配合，取长补短，才能形成灵活且易于使用的椅旁数字化大系统。

历史的经验告诉我们，"闭关锁国"是不可取的，科技的发展更是如此，毕竟个人或单个团队在如今飞速发展的全球化进程中的作用越来越小，因而封闭的系统往往会逐渐出现研发升级成本高、市场适用性较低等问题；反观开放的系统则会出现群策群力，共同进步的优势。

如何逐步构筑开放的系统，这里同样以较为成熟的 CEREC 系统为例论述。

一、椅旁 CAD/CAM 流程开放

（一）CEREC Connect

CEREC 曾经是完全封闭的椅旁 CAD/CAM 系统，面对口腔医师日益强烈的"开放"需求，对于这一问题也给出了一些解决方法。比如其 Connect 软件，该软件的使用方法已在第五章第七节中进行了介绍。

通过软件将建立好的患者信息和修复体、获得数字印模形成数字订单，利用网络上传到合作的技工室，技工室端利用 CAD 软件接收订单信息，下载订单数据，依据订单要求完成修复体加工，并借助物流快速转回进行椅旁试戴。虽然这样的加工方式很可能不再是真正意义上的"椅旁修复"，但较传统医技配合模式仍可以明显缩短加工周期，并可以借助经验丰富的技师之手完成更加个性化的修复。

当然，如果所委托的技工室在诊室附近，中间加工和运输过程可以缩短至不足 1 小时以内，可以达到椅旁修复的相同的效率。也有一些技工室配置装备了设计、切削设备的工作车，接收数据后，边设计、切削，边开向医疗机构，基本上可以获得接近椅旁修复的效果。

当然，这种方式并不是严格意义的椅旁修复，因为其修复体并非"椅旁"加工完成并直接进行试戴。

（二）虚拟技工室

按照椅旁修复的思路，医师可以稍稍改进这一过程，形成虚拟技工室的理念。

医师建立订单和获取印模的过程不变，技师则只需在办公室或家中接收订单，做 CAD 设计，设计好修复体后进入研磨预览状态而不进行 CAM 加工，直接将带有设计好修复体的订单上传至服务器发回给医师，由医师在诊室直接完成椅旁加工，并试戴。

对于熟练的技师而言，这种设计过程往往只需要几分钟，简单修复体甚至只需要几十秒，既免除了运输所需的时间和金钱成本，同时又能够有效利用技师丰富的经验，设计出更加出色的修复体，完成更加完美的椅旁修复。

（三）全开放系统

如果从开放性的角度分析，虽然 CEREC Connect 软件利用了网络这种极为开放的环境，但文件传输和接收并不具备开放性，因其仍旧局限于 CEREC 系统内运作，加工端只能与使用 CEREC 系统的技师合作；而全世界有很多出色的技师并不使用 CEREC 系统，想要借助他们的力量，这样的封闭系统还有待提高。

其他的椅旁修复系统也有各式各样的订单管理传输软件，如 3shape 系统等，但或多或少也存在无法或不易转存通用格式。CAD 软件会出现与非同一厂牌的取像、CAM 软件配合不良等问题。

因此，从大的范围而言，仍需要有长远发展计划的厂家共同促进 CAD/CAM 流程的开放。

二、功能与接口的开放

CEREC 系统由于本身具有相对完备的产品线，所以其系统存在较高的封闭性。这主要体现在其所采用的软件主要与自家的设备和软件配套使用，其存档文件格式较为单一，不具备通用性。因而，在临床工作中，采用这一系统的用户的数字化环境必须以 CEREC 及其配套设备为中心建立，无法形成按需要、按工作类型建立的多中心、多功能数字化诊室。

目前市场上有大量的数字化设备和软件，不仅可以满足各式各样的固定修复体设计加工需要，还能进行可摘局部义齿、总义齿、种植个性化基台、种植导板、隐形矫治器，甚至固定矫治器粘接导板等的设计加工。功能与接口更加开放成为必然的趋势。

Sirona Dentsply 对这一问题也有所关注，可从其 Ortho 软件中看出（图9-1），通过 CEREC 近年推出的具有更高扫描精度的 Ortho 软件进行全口扫描获得的数字印模，可输出到多种软件端，除了 CEREC 自家的软件如 SICAT 等外，还可与 Dolphin、Invisalign、Stratasys、Onyx Ceph、3M Incogito、CA Digital 等软件配合，大大扩展了 CEREC 系统的实用性。但由于受限于其存储格式，这种开放也只能针对个别软件，而非通用性的，故而这一问题仍没有得到较好的解决。

任何一个系统或软件都有不同于别家的优势，但是因为接口的封闭性，想把这些优势在使用过程中集中起来，取其精华、弃其糟粕却是困难重重。医师或技师往往为了获得某一数字化系统的优势功能需要被迫接受其不足，难于臻至完美。

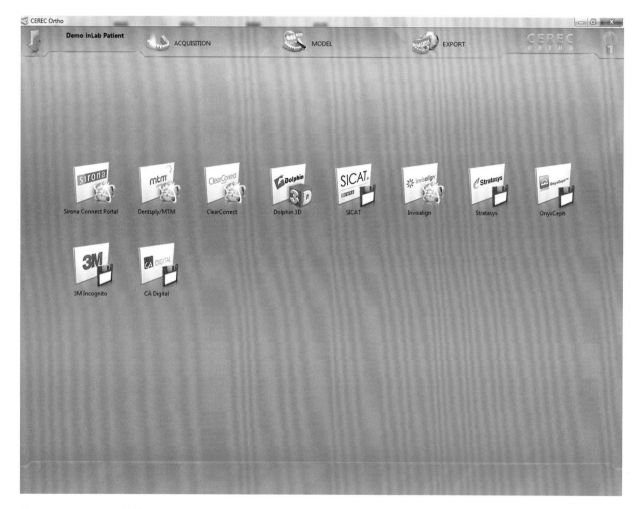

图 9-1　Cerec Ortho 软件可输出的端口类型

三、高度开放系统

就系统的开放性而言，若要达到最高水平，即高度开放系统，需排除经济和公司运营的考虑因素，将系统的每一个非基本骨架结构开放，在不影响系统正常运行的前提下，能够对各功能结构进行修改和调整，这种系统类型才称得上是开放系统。

前述的 Ortho 只是部分权限的开放，以及与合作的厂商进行对口的个别性质的开放，真正的开放系统是所有的开发者、使用者均可以对该系统的每一个程序部件进行更改，这种系统最利于系统的快速发展和进步。以日常生活中必不可少的通信工具——手机为例来说明，目前市场中，主流的手机就是苹果手机和安卓手机，苹果手机的 IOS 系统是较为典型的封闭系统，而谷歌的安卓系统则是开放系统，可以看到 IOS 系统的更新换代完全是苹果公司自己的研究团队进行开发，而安卓系统由于其为开源系统，各个手机厂商及用户均可以根据需要和使用环境，开发出从谷歌的原生安卓系统衍生而来的更加个性化的手机系统，如广为人知的三星、小米、华为等，这些系统各有优缺点且极具个性化，使用者可以按需选择。

数字化口腔科同样如此，如果业内占据领先的企业，能够开发出符合基本功能需求又完全开放的系统，让所有的研究者和使用者能够参与到系统软硬件功能的补充改进中，并且原本相互隔离的不同数字化系统相互融合、互取所长，相信数字化的发展步伐会快到令人难以想象，并且会涌现出一大批好用、易用的数字化系统。同时，还能减少大量的重复系统开发工作，并且让业界领先的产业跳出单纯制造业和服务业的囹圄，成为智慧型产业。

当然，常言道："无规矩不成方圆"，开放系统也必须有其约束性的一面，要对软件的基本构造和输入输出端口进行 ISO 式的限定，要制订软件基本骨架规则和输入输出格式的统一，这样才能有利于临床应用和不同软件的高效交流及取长补短。比如，如果目前市面上所有的软件输出的三维数据格式均包括 STL，并且成为唯一标准的格式，那么就可以把大量功能不同的软件和系统连接起来使用，短时间内就可在现有软件和系统上创造新的价值。只有这样，才能顺应全球数字化的需求。

在未来，这样高度开放的系统如果能够诞生，将会是一场数字化的革命。届时，医师只需要一个系统就可以轻松完美地实现所有的治疗需求，并且一旦跨行业的整合出现，许多新兴科技（如虚拟现实、增强现实、机器人等）参与的高效诊疗也将不再遥远。

第三节　椅旁修复的数字化整合

受限于目前的市场状况和各公司研发成本等问题，完全开放系统的诞生可谓任重而道远，而小范围的整合则是目前能够实现的目标。目前市场上有以 CEREC 为代表的 CAD/CAM 系统，同样有应用于不同口腔科领域和功能的软件，如果能在短时间内将这些软件和功能整合进入较为成熟的 CAD/CAM 系统，也不失为一种较好地弥补完全开放系统难以形成的缺憾的方式。下面从目前较为有实用前景的三个方面分别叙述。

一、3D-DSD

数字微笑设计（DSD）作为目前美学修复领域热门的数字化技术，得到了很多医师、技师甚至患者的肯定。其辅助分析病因病机，促进医患交流，提高修复体制作的计划性、可预见性和精确性等优势，正是数字化的特点所带来的。而 CAD/CAM 则是源出同门的技术，DSD 与 CAD 的结合是一种必然趋势。

目前市面上有很多功能较为成熟的 DSD 软件和 CAD 软件，DSD 软件由于其获取素材的方式主要是二维的摄影和测量，因此大多处于 2D 及模拟 3D 的阶段，只有少数软件可以做到真正的 3D 化设计，而 CAD 软件则由于其实现途径和功能的需要均为 3D 化设计。

如果两者可相互整合，对于双方而言都有极大的助益。对于 DSD 而言，则基本告别 2D 时代，进入3D-DSD 的时代。这种 DSD 才是完整而准确的，而且其设计好的修复体加工精确度可以借助 CAD/CAM来提升到极高的水平，真正做到所见即所得。而对于 CAD 而言，由于 DSD 纳入了很多患者本身所具备的美学因素和分析，其设计出来的修复体将不再呆板而缺乏活力、标准化而缺乏个性，让 CAD 做得更有方向和目标，真正做到设计胸有成竹且符合患者实际病情。最终让 CAD/CAM 做出来的美学修复体不再是数字化美观的而是符合美学理念的。

从目前的认知程度而言，整合 DSD 和 CAD 有以下两条途径：

（一）直接获取全 3D 数据

以这种方式整合，对于口腔医师来说较为复杂，首先，医师不能再通过摄影的方式去获取美学设计的素材，必须结合三维面扫或体扫直接获取 3D 数据，这就需要新的设备和学习精力的投入；其二，医师也不能再根据以往的 2D-DSD 的方式去思考和设计修复体，而必须以 3D 的眼光和大脑去思考并修改设计，这个思维的转换和空间思考的能力对于很多医师来说可能需要花费大量的时间和精力去适应和掌控。

对于开发者而言，这种方式则相对比较简单，只需要在其原有的软件基础上加入可读取三维扫描数据，并与原本三维的光学印模匹配的功能即可，比如可将以 3D 面扫获得的数据经过 DSD 设计导入至 CEREC，CEREC 将这种设计当作复制模式的目标形态进行匹配，然后准确地形成修复体，完成加工。这样就可以形成真正的 3D-DSD 技术。

（二）2D 和 3D 数据匹配

第二种方式，对于医师和开发者而言，难易程度刚好相反，医师只需要按照已经习惯的摄影结合 2D 方式进行 DSD 设计，而开发者需要研究出一种算法可将二维的照片数据和三维数字印模数据进行非常精确的匹配，并且要避免二维摄影时不同医师由于设备和技术的差异造成的光学畸变带来的不良影响，同时能够将摄影获得的影像资料通过类似于三维场景蒙皮的处理手法，将肤质赋予虚拟的面部轮廓上，精确还原患者的三维面像。

这种技术如果只是用来做动画当然是很简单的，但是若要用于医疗，其精确度的要求让这种算法复杂程度大大增加，想要获得完备的技术尚有很大难度。据了解，目前在国防和军工方面有类似技术的开发，如果这种跨学科合作能够有效推进的话，也有可能在可预见的数年内完成这一技术。

上述方式可认为是比较有价值和可实现的 3D-DSD 技术，并且真正做到 DSD 设计的修复体不需要进行 CAD 软件中再次修改的工作，而直接通过 CAD 软件高精度匹配，自行依据设计生成修复体。

当然，以现有的软件来看，这样高度自动化、简单化的技术还未用于临床。目前可以在临床工作中使用的方法是，在人工辅助的情况下，完成一个不是高度准确的 2D 和 3D 的匹配，基本还原设计的形态，然后再进行调整并适合 3D 印模，最后进行加工。即便如此，DSD 和 CAD/CAM 整合的优势也可见一斑。相信 3D-DSD 的到来，一定会在美学修复领域大显身手。

二、CAD/CAM+CBCT

CAD/CAM 与 CBCT 技术的结合已进入临床使用阶段，虽然普及率还比较低，但其应用前景和进步空间却不容忽视。

以 CEREC 为例，CEREC 可与 Sirona 的伽利略 CBCT 系统配合，并且可以导出其 CBCT 配套设计软件所需的 SSI 文件，配合该软件进行光学数字印模和 CBCT 数据的匹配，主要用于种植修复设计和种植导板的加工。

此外，市面上还有一些 CAD 设计软件可读取 CBCT 通用的 DICOM 格式和三维数字印模的 STL 格式文件，并且进行两者的匹配，多用于种植修复和导板设计，其后配合 CAM 切削技术或 3D 打印技术完成制作。

两者的结合在椅旁修复的应用并不局限于此，笔者认为，这两者的结合若只用于种植修复的设计和辅助则过于局限。

目前的种植技术本身并不是尽善尽美的，存在跨越式发展的机会。

不妨大胆地设想，未来是否可以创造一项依靠 CAD/CAM 的技术，能够从设计上更好的替代现有的种植体，成为牙列缺损的更理想的修复方式呢？

笔者认为，CAD/CAM+CBCT 有可能做到！设想医师在拔牙术前获取患者的 CBCT 数据及口内扫描数据，通过 CAD 设计出具有与待拔除的天然牙相同或相近形态的牙根结构，通过 CAM 切削或 3D 打印的高成骨活性表面的人工牙，然后进行再植，这种人工牙植入后与牙槽骨的适合性可以非常高。如果有足够的成骨活性，则会有很好的初期稳定性和骨整合能力。

而且，由于是类似于天然牙的冠根一体修复体，其机械性能、力学传导能力将达到，甚至远超过现在的种植修复体。同时，由于手术创伤的减少，患者的炎症反应程度也会明显降低，这样更加有利于种植成功率的提高。

更进一步，近年来生物打印技术在高速发展，相信在不远的将来，3D 生物打印技术应该能够帮助医师利用细胞、羟基磷灰石等牙体组成的基本生物成分，直接打印出具有完整牙体结构、根面牙周组织表面，甚至牙髓组织的人工牙，植入后与拔牙窝直接形成新的牙周组织结合。

牙周组织的形成周期远远短于骨组织，可以预见这种仿生人工牙的再植才能真正让患者体验到"即刻种植"的美妙。此外，仿生牙体的牙本质小管等微观硬组织结构、机械性能将与天然牙几乎一致，此时医师就不必告诉患者，"请不要用此牙咬硬物，否则有折裂、崩瓷、脱落等各种风险"。医师只需告诉患者，"这就是你的牙"。这样的治疗体验和疗效必将让医师和患者惊喜，在未来现有种植体也势必会被逐渐淘汰。

三、数字化咬合诊断和设计

数字化的咬合诊断是目前较为热门却尚不成熟的领域，CEREC 软件本身带有虚拟𬌗架功能，同样也有能与之配套使用的虚拟𬌗架软件，但由于软件间𬌗架数据转存时存在数据量减少、精确度下降等问题，目前还无法很好地满足临床工作。然而，对于咬合分析和改建，数字化技术绝对是意义重大的。

咬合问题分析本身存在一定的复杂性，究其根本在于医师无法在患者咬合运动过程中，"亲眼"见到患者各牙齿咬合接触的关系和变化过程，以及肌肉和关节的运动特点。在数字化虚拟𬌗架产生以前，医师通过以往的面弓转移上𬌗架和数字运动面弓的手段来进行患者咬合问题的分析和改建，但是转移记录是否正确受多种因素的影响，如就诊时肌肉紧张度、铰链轴的定位是否准确等，缺乏经验的医师很有可能获得错误的咬合记录和𬌗架信息，导致咬合诊断和设计的错误，依据这样的设计完成的治疗，也无法达到良好的治疗目的，甚至会导致更多的问题。

虚拟𬌗架的产生和发展将有助于解决这一问题。

从功能上讲，虚拟𬌗架可以借助记录的颌位关系，结合牙列的数字印模和 CBCT 三维重建的颌骨数据，建立虚拟颌骨和咬合模型，模拟咬合运动，让医师确切地看到患者咬合运动过程中，牙列接触的关系和顺序，髁突在下颌运动过程中的运动轨迹。这样就可以帮助临床医师正确地诊断患者的咬合问题，并且在虚拟𬌗架上进行调整和设计，再通过模拟调整后的咬合关系运动观察是否符合治疗需要，最终得到正确的设计方案，并在虚拟𬌗架上获得初步验证。其后，虚拟𬌗架软件和 CAD 软件结合在设定好的咬合关系基础上，精确地生成电子蜡型或修复体，最后进行 CAM 加工。这样的咬合诊断、设计和治疗过程环环相扣，严谨准确，最终才可以获得良好的治疗效果。

第四节　椅旁修复的舒适化流程

除了在横向的功能拓展整合以外，椅旁数字化修复系统本身也需要不断挖掘更深的潜力，将其每一个环节都做得更加完善和易于使用。这样，无论是医师、技师，还是患者都能获得更加舒适美好的体验。

一、简易不简单的扫描

（一）扫描易用性和准确性

以 CEREC 为例，在其 Omnicam 真彩扫描上市之前，其采用的是蓝光扫描，缺点在于需要喷粉。这对于医师来说操作较为麻烦，对于患者而言同样体验不佳。因此，不需喷粉的口内扫描技术应运而生，对于椅旁修复的普及起到了推动作用。

但由于扫描技术获取光源反射信息的作用机制，对于反射面小，转角较锐的区域如前牙区，取像准确度和效率都有所下降。因此，需要医师学习并理解如何才能获取准确的数字印模，这也是本书前面的章节希望读者掌握的技术。

如果系统研发者能够改进技术让操作者可以百无禁忌地轻松获取准确的印模，那么光学印模全面取代传统印模的时代就将到来。

（二）色彩

数字印模和传统印模相比还有一个巨大的优势在于色彩。

传统印模受限于印模材和灌制工艺难以灌注彩色模型。数字印模却不同，由于其本身基于光学的技术获得，如果更进一步，通过固定光谱的光源取像，其反射的光谱从光学角度应能够反映被反射物体的光学信息，如明度、色相和饱和度，也就是说通过调整光学扫描设备，优化印模数据获取的光学信息软件处理能力，能够直接获取准确的牙体比色，其后在建立模型时还原光学信息并给出比色结果，如此便简化了医师的临床过程，并且排除了医师比色的个体偏差，最终制作出更加逼真的修复体。

事实上，目前已有一些光学印模设备引入了这样的功能，能够提供牙齿的颜色信息，并且其准确性在不断提升。

（三）软组织取像

硬组织光学印模能够发展到今天的水平已是相当不易，但是软组织的光学印模还存在一系列问题。这也导致医师目前只能借助其完成固定修复体，而可摘局部义齿和总义齿很难直接通过光学印模获取模型。

当然，以往受限于 CAM 的加工技术，医师很难直接切削出活动义齿，因此软组织光学扫描的需求就显得不是很重要。如今 3D 打印技术的快速发展，特别是多种材料混打技术的应用，使得活动义齿的椅旁加工不再遥不可及。

然而，光学印模技术却尚未跟上步伐。此外，软组织光学印模还可以用于种植等领域。如针对无牙颌患者设计种植导板时，由于不能保证软组织印模的准确度，无法直接扫描软组织获得数字印模，从而与 CBCT 数据匹配设计，并通过 3D 打印获得导板。通常情况下，需要制作过渡义齿，然后针对义齿进行扫描从而设计导板，这样就大大地增加了医师的工作量和患者的负担。

因此，数字印模技术还需要进一步完善，让医师可以通过简易的操作获取信息更加丰富、准确的光学印模。

二、快速环保的加工

在加工这一环节，目前的椅旁切削系统基本满足了固定修复的绝大多数需要。以往的研究也证实了其精确度和准确度能够满足修复需要。

然而，随着加工技术的不断更新升级，更多更快速的加工技术也在不断涌现。举例而言，目前切削研磨仪能够进行各种固定修复体的加工，特别是五轴的切削研磨仪，其加工的修复体种类和效率已满足了临床和技工室的需要。

然而，满足现状就是发展的阻力。目前临床使用的研磨仪使用的是机械研磨方法，将材料块或饼一层层研磨，最终获得修复体，这种研磨过程依旧耗时良久，并且研磨车针的磨损会导致每次下针时研磨厚度的减少，从而累积造成切削出的修复体精确度下降，特别是金刚砂车针还可能残留砂粒于修复体的内、外表面，进而影响粘接。切削仪在经济性和环保性上也存在问题，残余材料的浪费和处理方式，对环境污染的问题在其日渐流行的今天都需要得到重视。

虽然 3D 打印技术的出现在一定程度上解决了上述问题，但由于没有适用于口腔科的高强度快速打印材料而无法用于椅旁，激光切削等其他的替代方法也尚在探索之中。当然，随着加工设备和材料的研发升级，在未来必将有更加高效的加工方式。

三、材料的通用性

在 CAD/CAM 加工流程中，除去加工技术和设备外，材料也是极其重要的。临床所使用的材料种类众多，并且不同材料的颜色分类方法并不相同，让医师和技师在选择材料时较为繁琐，特别是对于对材料体系不甚了解的医师更是存在困难。部分椅旁切削后处理过程对于不熟悉技师工作的医师而言，同样存在难度较高和容易出错的情况。再者，对于诊室相对有限的环境往往没有足够的空间储备各种门类各种颜色的材料以满足不同修复体的需要，即便能够备足各种材料，库存的管理也存在问题。

如果能够研发出一种材料，可以尽可能地满足多种不同修复体的需要，如兼具玻璃陶瓷的美观性、氧化锆类材料的强度，这样就既能够满足前牙美学修复的需求，又能够满足后牙全冠等固定修复强度的需求；同时，如果能够统一各材料厂商的颜色体系和接口，那么材料的选择将不再困扰医师，也便于管理库存，不致造成积压和浪费。

总而言之，椅旁数字化修复的未来让人充满期待，无论是系统的逐步完善与开放，或是与其他设备软件的横向整合，还是系统内固有功能的逐步完善，都会对临床工作带来显著的变化，让医师、技师和广大患者受益。逐步完善的数字化技术也让修复流程变得更加标准化和个性化、让临床治疗更加多元化，而这必将是未来数十年口腔科领域的重要核心之一。

（刘　星　刘　峰）

附录　修复体设计推荐参数

	嵌体高嵌体	贴面	全冠	
	玻璃陶瓷类	玻璃陶瓷类	玻璃陶瓷类	氧化锆
间隙(μm)(咬合及轴向)	+50~+130	+50~+120	+50~+130	+30~+80
咬合面研磨补偿(μm)	0~+50		0~+50	0~+50
邻面接触力度(μm)	+25~+75	+25~+75	+25~+75	0~+75
咬合接触力度(μm)	−150~+25		−150~+25	−150~+25
动态接触力度(μm)	−150~−125		−150~−125	−150~−125
最小厚度(μm)(轴向)	+800~+1000	+300~+500	+800~+1000	+500~+700
最小厚度(μm)(咬合)	+1000~+1500		+1000~+1500	+500~+1000
边缘厚度(μm)	+50	+50	+50~+120	+50~+200
边缘斜坡宽度(μm)	+150	+150	+150	+150
边缘斜坡角度(°)	+60	+60	+60	+60

参考文献

Practice of
Chair-side Digitized Dental
Restoration
——from Beginner to Master

1. Thomas JH，Jack LF，James CB.Summitt's Fundamentals of operative dentistry：A contemporary approach. 4th ed. Quintessence，2013，423-505.

2. Freedman G.Contemporary esthetic dentistry.Elsevier，2012，168-213.

3. Hung CY，Lai YL，Hsieh YL，et al.Effects of simulated clinical grinding and subsequent heat treatment on microcrack healing of a lithium disilicate ceramic.Int J Prosthodont，2008，21（6）：496-498.

4. Cho MS，Lee YK，Lim BS，et al.Changes in optical properties of enamel porcelain after repeated external staining.J Prosthet Dent，2006，95（6）：437-443.

5. 杨坚，冯海兰，周永胜，等 .Cerec 3D 全瓷冠在前牙修复中的美学效果观察 . 中华医学杂志，2012，92（12）：845-847.

6. 杨坚 .CAD/CAM 椅旁系统在微创美学修复中的应用 . 中国实用口腔科杂志，2013，6（6）：337-341.

7. 于皓，王贻宁 . 计算机辅助设计与计算机辅助制作技术在口腔修复中的应用 . 国际口腔医学杂，2008，35（3）：344-346.

8. 谭晓蕾，张少锋，郭航 . 椅旁牙科 CAD/CAM 系统及临床应用进展 . 口腔颌面修复学杂志，2008，9（3）：227-229.

9. 王林虎，郭家平 .CEREC 椅旁 CAD/CAM 诊室技术 25 年的研究进展 . 国际口腔医学杂志，2012，39（1）：124-127.

10. Richard DS. 椅旁 CAD/CAM 牙科修复系统的历史与临床应用现状 . 上海口腔医学，2006，15（5）：449-455.

11. Mehl A，Ender A，Mörmann W，et al.Accuracy testing of a new intraoral 3D camera.Int J Comput Dent，2009，12（1）：11-28.

12. Gedosev M.The perfect companion：Cerec 3D software upgrade V3.40.Int J Comput Dent，2009，12（1）：59-70.

13. Schneider W.No compromises the new CEREC MC XL and inLab MC XL milling machines.Int J Comput Dent，2007，10（1）：119-126.

14. Beuer F, Schweiger J, Edelhoff D.Digital dentistry: an overview of recent developments for CAD/CAM generated restorations.Br Dent J, 2008, 204（9）: 505-511.

15. Dennis JF.Clinical performance of chairside CAD/CAM restorations.J Am Dent Assoc, 2006, 137（Suppl）: 22-31.

16. Julia-Gabriela W, Robert FW, Hans-Peter W, et al.A systematic review of the clinical performance of CAD/CAM single-tooth restorations.Int J Prosthodont, 2009, 22: 466-471.

17. Dennis JF.Materials for chairside CAD/CAM restorations.Compend Contin Educ Dent, 2010, 31（9）: 702-709.

18. Avinash SB, Thomas DT, John RA.Computer-aided technology for fabricating complete dentures: Systematic review of historical background, current status, and future perspectives.J Prosthet Dent, 2013, 109: 361-366.

19. Theodoros K, Linah MA, German OG, et al.Computer-aided design and Computer-assisted manufacturing in prosthetic implant dentistry.Int J Oral Maxillofac Implants, 2009, 24（Suppl）: 110-117.

20. Bosch G, Ender A, Mehl A.A 3-dimensional accuracy analysis of chairside CAD/CAM milling processes.J Prosthet Dent, 2014, 112: 1425-1431.

21. Ng J, Ruse D, Wyatt C.A comparison of the marginal fit of crowns fabricated with digital and conventional methods.J Prosthet Dent, 2014, 112: 555-560.

22. Londono J, Abreu A, et al.Fabrication of a definitive obturator from a 3D cast with a chairside digital scanner for a patient with severe gag reflex: a clinical report.J Prosthet Dent, 2015, 114: 735-738.

23. Euán R, Figueras-Álvarez O, et al.Marginal adaptation of zirconium dioxide copings: influence of the CAD/CAM system and the finish line design.J Prosthet Dent, 2014, 112: 155-162.

24. Mously HA, Finkelman M, et al.Marginal and internal adaptation of ceramic crown restorations fabricated with CAD/CAM technology and the heat-press technique.J Prosthet Dent, 2014, 112: 249-256.

25. Neves FD, Prado CJ, et al.Micro-computed tomography evaluation of marginal fit of lithium disilicate crowns fabricated by using chairside CAD/CAM systems or the heat-pressing technique.J Prosthet Dent, 2014, 112: 1134-1140.

26. Charlton DG, Roberts HW, Tiba A.Measurement of selec tphysical and mechanical propertiesof 3 machinable ceramic materials.Ouintessence Int, 2008, 39（7）: 573-579.

27. Posselt A, Kerschbaum T.Longevity of 2328 chairside Cerec inlays and onlays.Int J Comput Dent, 2003, 6（3）: 231-248.

28. Otto T, De Nisco S.Computer-aided direct ceramic restorations: a 10-year prospective clinical study of Cerec CAD/CAM inlays and onlays.Int J Prosthodont, 2002, 15（2）: 122-128.

29. Otto T, Schneider D.Long-term clinical results of chairside Cerec CAD/CAM inlays and onlays: a case series.Int J Prosthodont, 2008, 21（1）: 53-59.

30. Reiss B, Walther W.Clinical long-term results and 10-year Kaplan-Meier analysis of Cerecrestorations.Int J ComputDent, 2000, 3（1）: 9-23.

31. Reiss B.Clinicai results of Cerec ilays in a dental practice over a period of 18 years.Int J Comput Dent, 2006, 9（I）: 11-22.

32. Guess PC, Strub JR, Steinhart N, et al.All-ceramic partial coveragerestorations-midtermresultsof a 5-year prospective clinical splitmouth study.Dent, 2009, 37（8）: 627-637.

33. El-Mowafy O, Brochu JF.Longevity and clinical performance of IPS-Empress ceramic restorations-a literature review.J Can Dent Assoc, 2002, 68（68）: 233-237.

34. Fasbinder DJ, Neiva G, Dennison JB, et al.Clinical evaluation of CAD/CAM generated ceramic onlays.J Dent Res, 2011, 90.

35. Reich S, Fischer S, Sobotta B, et al.A preliminary study on the short-term efficacy of chairside computer-aided design/computer assisted manufacturing-generated posterior lithium disilicate crowns. Int J Prosthodont, 2010, 23（3）: 214-216.

36. Fasbinder DJ, Dennison JB, Heys D, et al.A clinical evaluation of chairside lithium disilicate CAD/CAM crowns: a two-year report.J Am DentAssoc, 2010, 141（suppl 2）: 10S-14S.

37. Attia A, Abdelaziz KM, Freitag S, et al.Fracture load of composite resin and feldspathic all-ceramic CAD/CAM crowns, J Prosthet Dent, 2006, 95（2）: 117-123.

38. Fasbinder DJ，Dennison JB，Heys DR，et al.The clinical performance of CAD/CAM-generated composite inlays.J Am Dent Assoc, 2005, 136（12）: 1714-1723.

39. Christensen GJ.The case for onlays versus tooth-colored crowns.J Am Dent Assoc，2012，143（10）: 1141-1144.

40. Mount GJ，Hume WR.Cavity classification.Aust Dent J, 1997, 42（3）: 210-211.

41. Mount GJ，Hume WR.A revised classification of carious lesions by site and size.Quintessence Int，1997，28（5）: 301-303.

42. Mount GJ，Tyas JM，Duke ES，et al.A proposal for a new classification of lesions of exposed tooth surfaces.Int Dent J，2006，56（2）: 82-91.

43. Nagasiri R，Chitmongkolsuk S.Long-term survival of endodontically treated molars without crown coverage: a retrospective cohort study.J Prosthet Dent，2005，93（2）: 164-170.

44. Patel N.Integrating three-dimensional digital technologies for comprehensive implant dentistry.Journal of the American Dental Association，2010，141（Suppl 2）: 20S-24S.

45. Trifković B，Todorović A，Lazić V，et al.Accuracy of optical scanning methods of the Cerec 3D system in the process of making ceramic inlays. Vojnosanitetski Pregled.Military-medical and Pharmaceutical Review，2010，67（10）: 812-818.

46. Ender A，Mehl A.Full arch scans: conventional versus digital impressions- -an in-vitro study.International Journal of Computerized Dentistry，2011，14（1）: 11-21.

47. Rauscher O.Impression-free implant restorations with CerecInLab. International Journal of Computerized Dentistry，2011，14（2）: 139-146.

48. Wiedhahn K.The impression-free Cerec multilayer bridge with the CAD-on method. International Journal of Computerized Dentistry，2011，14（1）: 33-45.

49. Willershausen I，Lehmann KM，Roβ A，et al.nfluence of three scan spray systems on human gingival fibroblasts.Quintessence International，2012，43（6）: e67-72.

50. Seelbach P, Brueckel C, Wöstmann B.Accuracy of digital and conventional impression techniques and workflow.British Dental Journal, 2013, 214（2）：1759-1764.

51. Cook KT, Fasbinder DJ.Accuracy of CAD/CAM crown fit with infrared and LED cameras.International Journal of Computerized Dentistry, 2012, 15（4）：315-326.

52. Zaruba M, Göhring TN, Wegehaupt FJ, et al.Influence of a proximal margin elevation technique on marginal adaptation of ceramic inlays.Acta Odontologica Scandinavica, 2013, 71（2）：317-324.

53. Brawek PK, Wolfart S, Endres L, et al.The clinical accuracy of single crowns exclusively fabricated by digital workflow-the comparison of two systems.Clinical Oral Investigations, 2013, 17（9）：2119-2122.

54. Ender A, Mehl A.Influence of scanning strategies on the accuracy of digital intraoral scanning systems.International Journal of Computerized Dentistry, 2013, 16（1）：11-21.

55. Hamza TA, Ezzat HA, El-Hossary MM, et al.Accuracy of ceramic restorations made with two CAD/CAM systems.Journal of Prosthetic Dentistry, 2013, 109（2）：83-87.

56. Fritzsche G.Cerec omnicam and the virtual articulator--a case report. International Journal of Computerized Dentistry, 2013, 16（1）：59-67.

57. Santos GC Jr, Santos MJ Jr, Rizkalla AS, et al.Overview of CEREC CAD/CAM chairside system.General Dentistry, 2013, 61（1）：36-40.

58. Beuer F, Schweiger J, Edelhoff D.Digital dentistry：an overview of recent developments for CAD/CAM generated restorations.Br Dent J, 2008, 204：505-511.

59. Otto T, De Nisco S.Computer-aided direct ceramic restorations：a 10-year prospective clinical study of Cerec CAD/CAM inlays and onlays.Int J Prosthodont, 2002, 15（2）：122-128.

60. Otto T, Schneider D.Long-term clinical results of chairside Cerec CAD/CAM inlays and onlays：a case series.Int J Prosthodont, 2008, 21（1）：53-59.

61. Guess PC, Strub JR, Steinhart N, et al.All-ceramic partial coverage restorations—midterm results of a 5-year prospective clinical splitmouth study.Dent, 2009, 37（8）：627-637.

62. El-Mowafy O, Brochu JF.Longevity and clinical performance of IPS-Empress ceramic restorations-a literature review.J Can Dent Assoc, 2002, 68（4）: 233-237.

63. Fasbinder DJ, Neiva G, Dennison JB, et al.Clinical evaluation of CAD/CAM generated ceramic onlays.J Dent Res, 2011, 90.

64. Reich S, Fischer S, Sobotta B, et al.A preliminary study on the short-term efficacy of chairside computer-aided design/computer assisted manufacturing-generated posterior lithium disilicate crowns.Int J Prosthodont, 2010, 23（3）: 214-216.

65. Attia A, Abdelaziz KM, Freitag S, et al.Fracture load of composite resin and feldspathic all-ceramic CAD/CAM crowns, J Prosthet Dent, 2006, 95（2）: 117-123.

66. Cavalcanti AN, Foxton RM, Watson TF, et al.Y-TZP ceramics: key concepts for clinical application.Oper Dent, 2009, 34（3）: 344-351.

67. Albakry M, Guazzato M, Swain MV.Effect of sandblasting, grinding, polishing and glazing on the flexural strength of two pressable all-ceramic dental materials.J Dent, 2004, 32（2）: 91-99.

68. Kosmac T, Oblak C, Jevnikar P, et al.Strength and reliability of surface treated Y-TZP dental ceramics.J Biomed Mater Res, 2000, 53（4）: 304-313.

69. https: //www.vita-zahnfabrik.com/en/VITA-Zahnfabrik-Home-16186.html

70. http: //www.ivoclarvivadent.cn/cn/dental-professional/chairside-cad-cam-blocks/

71. http: //www.3m.com/3M/en_US/dental-us/products/lava-ultimate/

72. B.Alamleh, K Lyons, M Swain.Clinical trials in zirconia: a systematic review.Journal of Oral Rehabilitation, 2010, 37: 641-652.

73. PC Guess, EA Bonfante, N Silva, et al.Effect of core design and veneering technique on damage and reliability of Y-TZP-supported crowns. Dental Materials.Volume, 2012, 29（3）: 307-316.

74. Lawson NC, Bansal R, Burgess JO.Wear, strength, modulus and hardness of CAD/CAM restorative materials.Dent Mater, 2016, 32（11）: 275-283.

75. Nakashima J, Taira Y, Sawase T.In vitro wear of four ceramic materials and human enamel on enamel antagonist.Eur J Oral Sci, 2016, 124（3）: 295-300.

76. Ferencz JL, Silva N, Navarro JM.High-strength ceramics: Interdisciplinary Perspectives.Quintessence Pub, 2014.

77. Chang JS, Ji W, Choi CH, et al.Catastrophic failure of a monolithic zirconia prosthesis.J Prosthet Dent, 2015, 113（2）: 86-90.

78. Denry I, Kelly JR.Emerging ceramic-based materials for dentistry.J Dent Res, 2014, 93（12）: 1235-1242.

79. Kelly JR, Rungruanganunt P, Hunter B, et al.Development of a clinically validated bulk failure test for ceramic crowns.J Prosthet Dent, 2010, 104: 228-238.

80. Coldea A, Swain MV, Thiel N.In-vitro strength degradation of dental ceramics and novel PICN material by sharp indentation.J Mech Behav Biomed Mater.2013, 26（30）: 34-42.

81. Coldea A, Swain MV, Thiel N.Mechanical properties of polymer-infiltrated-ceramic-network materials.Dent Mater.2013, 29: 419-426.

82. Della Bona A, Corazza PH, Zhang Y.Characterization of a polymer-infiltrated ceramic-network material.Dent Mater, 2014, 30（5）: 564-569.

83. He LH, Swain M.A novel polymer infiltrated ceramic dental mate- rial.Dent Mater, 2011, 27: 527-534.

84. Tsitrou EA, Northeast SE, van Noort R.Brittleness index of machinable dental materials and its relation to the marginal chipping factor.J Dent, 2007, 35: 897-902.

85. Kontos L, Schille C, Schweizer E, et al.Influence of surface treatment on the wear of solid zirconia.Acta Odontol Scand, 2013, 71: 482-487.

86. Mitov G, Heintze SD, Walz S, et al.Wear behavior of dental Y-TZP ceramic against natural enamel after different finishing procedures.Dent Mater, 2012, 28: 909-918.

87. 刘峰.口腔美学修复临床实战.北京：人民卫生出版社，2007.

88. 刘峰.美学修复牙体预备.北京：人民卫生出版社，2013.

89. 徐军.口腔固定修复的临床设计.北京：人民卫生出版社，2006.

90. 韩科，张豪 . 殆学理论与临床实践 . 第 2 版 . 北京：人民军医出版社，2014.

91. 韩科，刘峰 . 美容口腔医学 . 北京：人民卫生出版社，2010.

92. 于海洋 . 美学修复的临床分析设计与实施（第一册）临床分析设计 . 北京：人民卫生出版社，2014.

93. 孟焕新 . 临床牙周病学 . 第 2 版 . 北京：北京大学医学出版社，2014，7-25.

94. 曹采芳 . 临床牙周病学 . 北京：北京大学医学出版社，2006，303-329.

95. Stephen Chu.Fundamentals of Color：Shade Matching and Communication in Esthetic Dentistry.2nd ed.Quintessence，2011.

96. Baratieri, Luiz Narciso. Inspiration：People, Teeth, and Restorations. Quintessence, 2012.

97. Dawson PE. Functional Occlusion：From TMJ to Smile Design. St.Louis：Mosby，2007.

98. Fradeani M.Esthetic Rehabilitation in Fixed Prosthodotics：Prosthetic treatment：a Systematic Approach to Esthetic，Biologic，and Functional Integration.Berlin：Quintessence，2008.

99. Moörmann H.The evolution of the CEREC system.JADA，2006，137：7S-13S.

100. Coachman C, Calamita M.Digital Smile Design：A Tool for Treatment Planning and Communication in Esthetic Dentistry.Quintessence of Dental Technology，2012，35：103-107.

101. Lamp T, Bourriau J（eds）.Colour：Art and science.Cambrige，UK：Cambrige University Press，1995.

102. Leinfelder K.Porcelain esthestics for the 21st century. J Am Dent Assoc，2000，131（suppl）：47S-51S.

103. S Dunne.The Science and Art of Porcelain Laminate Veneers.Chicago：Quintessence，2003，195（9）：543.

104. Magne P, Magne M, Magne I.Porcelain jacket crowns：Back to the future through bonding.Quintessence Dent Technol，2010，33：89-96.

105. Magne P, Belser U.Bonded Porcelain Restorations in the Anterior Dentition：A Biomimetic Approach.Chicago：Quintessence，2002，58-66.

106. Fradeni M. Esthetic Rehabilitation in Fixed Prosthodontics.Vol 1：Esthetic Analysis：A Systematic Approach to Prosthetic Treatment. Chicago：Quintessence，2004，104-115.

107. Fradeni M. Esthetic Rehabilitation in Fixed Prosthodontics.Vol 2：Prosthetic Treatment：A Systematic Approach to Esthetic，Biologic，and Functional Integration. Chicago：Quintessence，2008，323-333.

108. Magne P，Beiser UC.Novel porcelain laminate preparation approach driven by a diagnostic mock-up.J Esthet Restor Dent，2004，16：7-16.

109. Mount GJ，Hume WR.Cavity classification.Aust Dent J，1997，42（3）：210-211.

110. Nagasiri R，Chitmongkolsuk S.Long-term survival of endodontically treated molars without crown coverage：a retrospective cohort study.J Prosthet Dent，2005，93（93）：164-170.

111. Edelhoff D，Sorensen JA. Tooth structure removal associated with various preparation designs for posterior teeth.Int J Periodontics Restorative Dent.2002，22（3）：241-249.

112. Ender A，Mehl A.Full arch scans：conventional versus digital impressions--an in-vitro study.International Journal of Computerized Dentistry，2011，14（1）：11-21.

图书在版编目（CIP）数据

椅旁数字化修复实战：从入门到精通 / 刘峰主编. —北京：
人民卫生出版社，2017

ISBN 978-7-117-24393-3

I.①椅…　II.①刘…　III.①牙－美容术　IV.①R783

中国版本图书馆 CIP 数据核字（2017）第 075891 号

人卫智网	www.ipmph.com	医学教育、学术、考试、健康， 购书智慧智能综合服务平台
人卫官网	www.pmph.com	人卫官方资讯发布平台

椅旁数字化修复实战——从入门到精通

主　　编：刘　峰
出版发行：人民卫生出版社（中继线 010-59780011）
地　　址：北京市朝阳区潘家园南里 19 号
邮　　编：100021
E - mail：pmph @ pmph.com
购书热线：010-59787592　010-59787584　010-65264830
印　　刷：北京盛通印刷股份有限公司
经　　销：新华书店
开　　本：889×1194　1/16　印张：29
字　　数：683 千字
版　　次：2017 年 5 月第 1 版　2017 年 5 月第 1 版第 1 次印刷
标准书号：ISBN 978-7-117-24393-3/R·24394
定　　价：318.00 元

打击盗版举报电话：010-59787491　E-mail：WQ @ pmph.com
（凡属印装质量问题请与本社市场营销中心联系退换）